Ewald Eisen - Das beste Wasser trinken

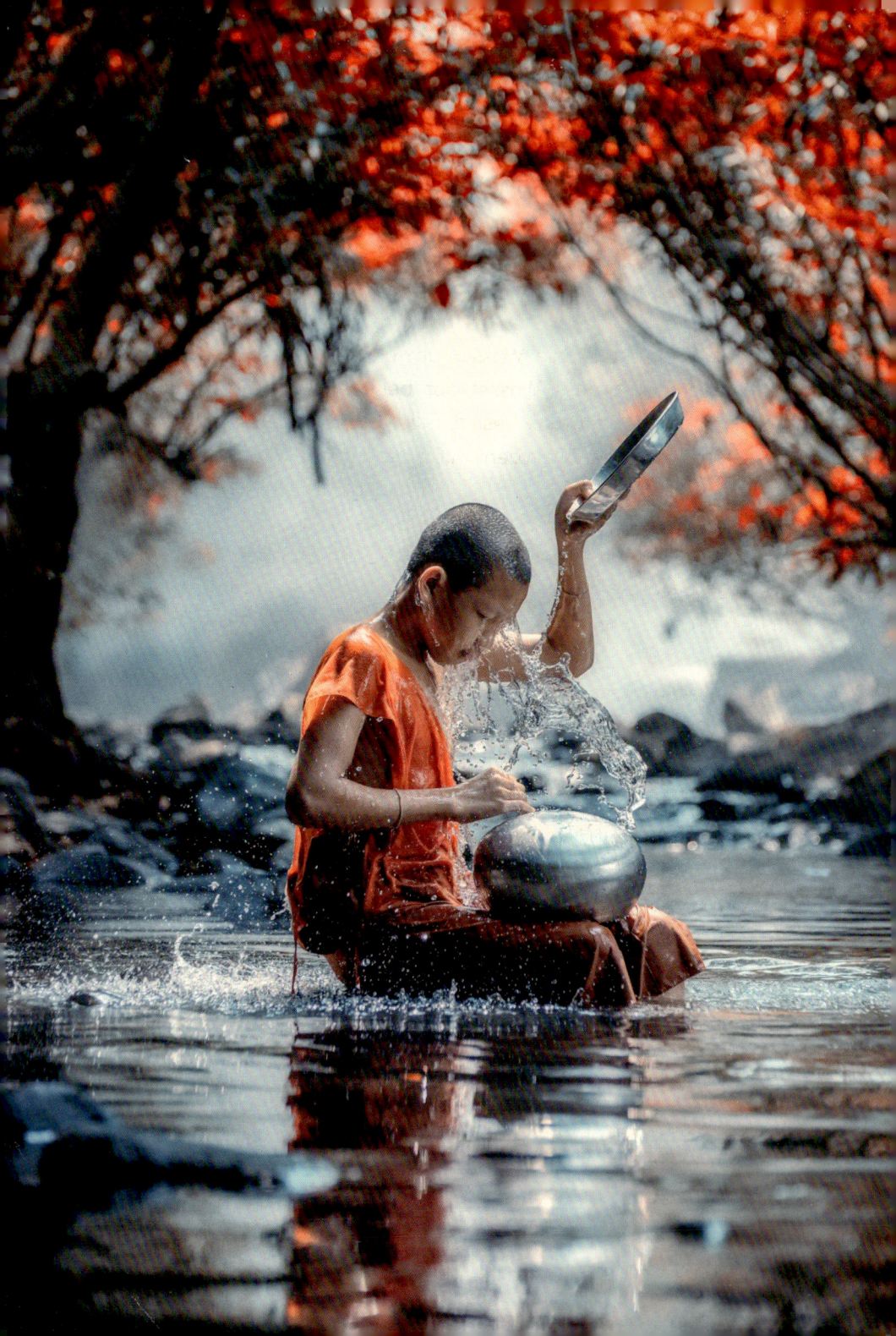

Viele Menschen fragen sich täglich, wie sie gesünder leben und ihr Wohlbefinden steigern können. Hierzu kann Wasser eine entscheidende Antwort geben.

Wir trinken in erster Linie Wasser, um unseren Durst zu löschen. Dabei wissen wir, dass Wasser der beherrschende Teil unseres Körpers ist. Jeder von uns besitzt Billionen von Körperzellen und jede davon ist zu über 70 Prozent mit Wasser gefüllt.

Aufgrund dieser Tatsache wird uns bewusst, welch mächtigen Einfluss Wasser auf unsere körperliche Verfassung hat, und man kann sich berechtigt die Frage stellen, welche Bedeutung Wasser für unsere Gesundheit und unser Alter hat.

Kann gutes Wasser unser Wohlbefinden steigern und schlechtes Wasser unseren körperlichen und geistigen Zustand beeinträchtigen? Sobald wir eine Antwort auf diese Frage haben, sollten wir uns auf die Suche nach dem besten Wasser machen. Dieses Buch kann ein sehr wertvoller Leitfaden sein, das beste Wasser zu finden. Es beleuchtet alle Facetten rund um gesundes Wasser, hinterfragt alle Geheimnisse zu diesem Thema und gibt wertvolle Antworten.

Jeder, der Wert auf ein langes Leben in Gesundheit und Wohlbefinden legt, ist mit gesundem Wasser auf dem besten Wege. Nichts ist einfacher und wirkungsvoller als die Wahl, das richtige Wasser zu trinken.

INHALT

Vorwort: Die Gesetze der Natur 8
Danke 12
Die Wunder der Natur 14
Wasser und Steine 22

WASSER

Wasser, das außergewöhnlichste Element 26
Weltweiter Wassermangel 34
Wasser und Klima 40
Verschiedene Trinkwasserarten 44
Lebendiges Wasser – gesundes Wasser 52
Wann ist Wasser gesund und unbedenklich? 58
Methoden zur häuslichen Wasseraufbereitung 64
Institute zur Wasseranalyse 72
Bedeutende Wasserforscher 74
Masaru Emoto 77
Dr. Fereydoon Batmanghelidj 83
Wasser schenkt uns einen gesunden Körper 86
Wasser – ein Segen für unseren Körper 90
Trinkregeln 101
Wasser und Bewusstsein 104
Sobonfu Somé 108

STEINE

Steine: Urelement der Natur 116
Die 85 wichtigsten Heilsteine 124
Hilfreiche Edelsteine (körperlich) 213
Hilfreiche Edelsteine (psychisch) 217

EDELSTEINWASSER

Die größte Wasseraufbereitung der Erde 222
Edelsteinwasser – eine Chance für unsere Gesundheit 227
Laborergebnisse zu Edelsteinwasser 232
Wein und Edelsteine 236
Pflanzen und Edelsteinwasser 240
Der „siebte Sinn" der Tiere 244
Zubereitung von Edelsteinwasser 248
Anwendungssymbole 258
Chakra-Energiezentren 258
Spezielle Edelsteinwasser-Rezepturen 260
Individuelles Edelsteinwasser 286
Edelsteinmischungen für INU-Flaschen 290
Edelsteinwasser – das Getränk der Zukunft 298
Dr. Peter Kastner, Dr. Gabnus Iheanacho Okafor 300
Zusammenfassung 302
Quellennachweis 306

EDELSTEIN VERZEICHNIS

Achat 128	Edelschungit 150
Amazonit 129	Epidot 151
Amethyst 130	Feueropal 152
Ametrin 131	Fluorit 153
Angelit 132	Fuchsit 154
Apatit 133	Gagat 155
Aquamarin 134	Granat 156
Aventurin 135	Halit 157
Azurit 136	Howlith 158
Bergkristall 137	Jade 159
Bernstein 138	Jaspis rot 160
Blutstein 139	Karneol 161
Calcit 140	Koralle 162
Chalcedon 141	Kunzit 163
Chrysokoll 142	Labradorit 164
Chrysopras 143	Lapislazuli 165
Citrin 144	Larimar 166
Coelistin 145	Leopardenjaspis 167
Diamant 146	Lepidolith 168
Disthen 147	Magnesit 169
Dolomit 148	Magnetit 170
Dumortierit 149	Malachit 171

Milchopal 172	Selenit 194
Moldavit 173	Serpentin 195
Mondstein 174	Smaragd 196
Mookait 175	Sodalith 197
Moosachat. 176	Sonnenstein 198
Morganit 177	Sugilth 199
Nephrit 178	Tansanit 200
Obsidian 179	Tigerauge 201
Onyx 180	Topas 202
Opal 181	Türkis 203
Ozeanachat 182	Tourmalin, schwarz 204
Peridot 183	Tourmalin, violett 205
Perle 184	Tourmalin, grün 206
Pyrit 185	Tourmalin, rot 207
Rauchquarz 186	Wassermelonenturmalin 208
Regenbogenobsidian . . . 187	Versteinertes Holz 209
Rhodochrosit 188	Zirkon 210
Rhodonit 189	Zitronencalcit 211
Rosenquarz 190	Zoisit 212
Rubin 191	
Rutilquarz 192	
Saphir 193	

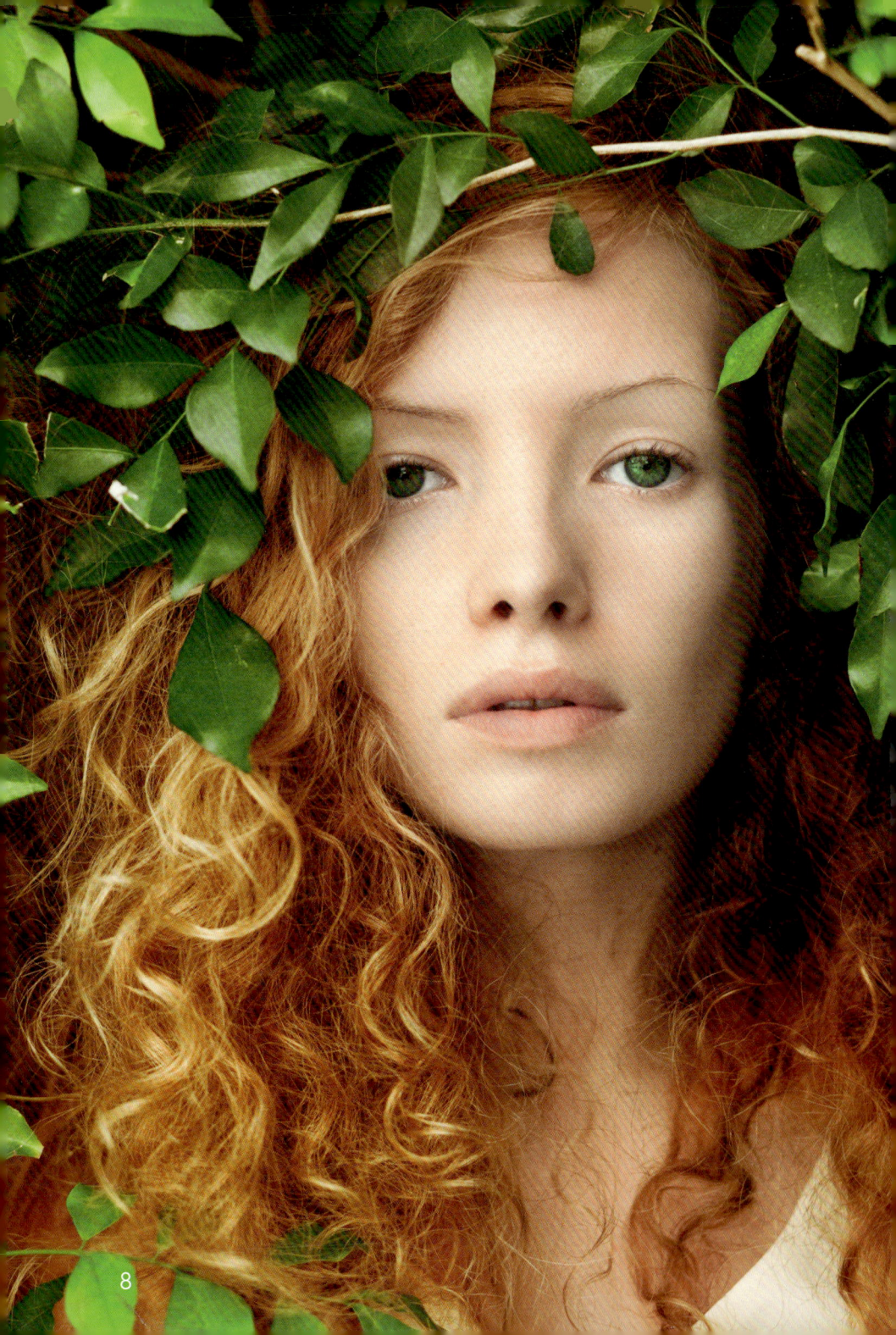

EDELSTEINWASSER
DAS GETRÄNK DER ZUKUNFT

Ob eine Innovation von der Bevölkerung dauerhaft angenommen wird, hängt häufig nicht von ihrer Genialität ab, sondern ob mit dieser neuen Erfindung auch eine Verbesserung alter Methoden und eine Veränderung starrer Denkmuster einhergeht. Sie wird dann zum Allgemeingut, wenn ein elementarer Nutzen entsteht. Hier ein Beispiel: Anfang des 17. Jahrhunderts verwendeten Europäer immer häufiger eine Gabel, was anfänglich jedoch als albern galt. Heute ist das Essen mit Messer und Gabel der Inbegriff der modernen westlichen Esskultur.

Wasser ist das fundamental wichtigste Element für den Menschen. Wasser ist Leben – gesundes Wasser ist gesundes Leben. Nichts beeinflusst unseren Organismus mehr, als die Qualität des Wassers, das wir trinken. Immer mehr Menschen fragen sich deshalb heute, ob Wasser weiterhin mit chemischen Zusätzen trinkbar gemacht werden sollte oder ob nicht die natürliche Energie edler Steine die gleiche Wirkung erzielt.

Frisches, gesundes Quellwasser fließt ebenfalls über Steine, die seit Jahrmillionen eine gleichbleibend hohe energetische Qualität besitzen. Es beginnt wie in vielen Lebensbereichen eine Rückbesinnung auf die Ressourcen der Natur.

Manche Erfindungen waren im Nachhinein betrachtet der Impuls für den Beginn einer neuen Epoche, weil neue Denkweisen die Entwicklung der Menschheit beschleunigten. Für mich ist es nur folgerichtig, dass Edelsteinwasser deshalb in der Zukunft in allen Haushalten immer mehr an Bedeutung gewinnen wird. Weil es einfach besser schmeckt und dabei auch noch wirkt. Auch wenn die Zusammenhänge dahinter von der Wissenschaft noch nicht gänzlich erklärt werden können – so wie unendlich viele weitere Phänomene, die auf unserem Planeten existieren.

EDELSTEINWASSER ÜBERZEUGT DURCH GESCHMACK UND WIRKUNG.

DR. PETER KASTNER

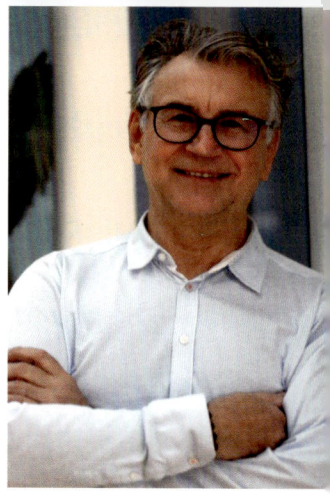

Als Mediziner ist mir natürlich bewusst, welchen mächtigen Einfluss Wasser auf meinen Körper und meine Gesundheit hat. Seit mehr als 25 Jahren nutze ich verschiedene Umkehrosmose-Systeme. Als ich dann bei Tieren beobachten konnte, wie gerne sie, fast schon gierig, Edelsteinwasser tranken und ich auch positive Wirkungen feststellen konnte, war es für mich selbstverständlich, selbst Edelsteinwasser zu trinken.

Bei einem Blick auf ein Regal in meinem Keller wird mir jedes Mal bewusst, wie viel Geld ich in meinem Leben schon für Dinge ausgegeben habe, die mir ehemals wichtig waren und heute in diesem Regal stehen. Sie stehen in dem Regal, weil ich mich noch nicht endgültig entscheiden konnte, sie zu entsorgen. Auf der anderen Seite gibt es Dinge, die ich seit Jahren täglich mit der gleichen Begeisterung nutzte wie mein Edelsteinwasser. Selbst zur morgendlichen Nasenspülung verwende ich ausschließlich Edelsteinwasser. Die wunderschön gestalteten Edelsteingefäße lassen mich in meinem Wohnambiente besonders wohlfühlen und ich genieße es täglich, zwischen den verschiedenen Edelsteinmischungen zu wählen.

Wenn es für mich etwas gibt, dass nie zur Banalität wird, dann ist es das Trinken von Edelsteinwasser. Ja, Edelsteinwasser festigt nicht nur meine Gesundheit und die meiner Familie, sondern es bereichert mein ganzes Leben. selbstverständlich, selbst Edelsteinwasser zu trinken.

Peter Kastner

DR. GABNUS IHEANACHO OKAFOR

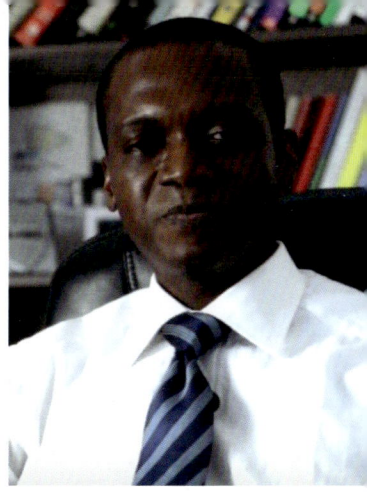

Lieber Ewald Eisen,

mein Name ist Gabi Okafor und ich lebe in Lagos, Nigeria. Ich bin praktizierender Arzt und Ausbilder für authentische, lebendige biologische Methoden zur Heilung von Krankheiten.

Mein Heilungsprinzip basiert darauf, sowohl innerlich als auch äußerlich ein Milieu zu schaffen, das es dem Körper ermöglicht, alle Zustände selbst zu heilen.

Dabei kommen natürliche Systeme und Biotechnologien zur Anwendung, um das Gleichgewicht und die Dynamik der Weisheit unseres eigenen Körpers zu aktivieren.

Ich konzentriere mich auf ein ganzheitliches Heilungsprinzip für alle Menschen. Ihr Konzept von lebendigem Wasser spielt in dieser Hinsicht für mich eine Schlüsselrolle.

Vielen Dank an Sie, Ewald, für die Liebe, mit der Sie unsere Welt durch Ihr gesundheitsförderndes Wasserwissen so exzellent bereichern. Ein großes Lob an Sie und Ihre Mission, das globale Bewusstsein für die Bedeutung des Trinkens von gesundem, lebendigem Wasser zu schärfen. Das ist in einer Welt, in der der größte Teil des verfügbaren Wassers biologisch tot ist, sehr einflussreich.

Ich habe Ihre Methode an mir selbst und bei meinen Patienten sehr erfolgreich angewandt. Nochmals herzlichen Dank für Ihre richtungsweisende Idee. Ich bin sicher, dass sie die Welt erobern wird.

Herzlichst
Gabi Okafor

RESÜMEE

Unsere Natur ist die mächtigste Institution auf unserer Erde. Nachhaltigkeit ist heute eines der häufigsten Begriffe in Politik und Wirtschaft, jeder sprict über Nachhaltigkeit. Alles was wir unter dem Begriff Nachhaltigkeit in unserer Lebernsführung suchen, finden wir in der Natur.

SEITEN 8-21

Sie benötigt uns nicht aber wir sie.

Alles was wir Menschen erfinden und entwickeln um die Natur zu simmulieren ist nicht nur annähernd so genial wie es die Natur kann.

Es gibt Millionen von Kläranlagen die wir weltweit entwickelten um die Gifte vom Wasser zu trennen, aber nur die Natur schafft es auf eine einfache aber geniale Art gesundes und energiereiches Quellwasser herzustellen.

Alles was wir gegen die Natur unternehmen, bekommen wir von der Natur wieder zurück.

Wenn wir die Natur schädigen, schädigen wir letzendlich uns selbst.

Informationen formen das Wasser.

SEITEN 52-57

Es gibt kein Medium, dass Informationen so „Gierig" aufnimmt wie Wasser.

Informationen verarbeitet Wasser in dem es Molekülbündel sog. Cluster mit den Wasserstoff- und Sauerstoffmolekülen bildet, die dann wiederum Informationen abgeben, z.B. auf unsere Zellen.

Diese Informationen können neagtiv (Krank) oder positiv (gesund) geprägt sein.

Wasser ist unser wichtigstes Lebensmittel (Mittel zum Überleben und vor allem für ein gesundes Leben).

SEITEN 86-100

70 % unserer Billionen von Körperzellen sind gefüllt mit Wasser.

Mit gesundem Wasser werden unsere Zellen kräftiger, widerstandsfähiger und gesünder.

Nichts kann meine Gesundheit intensiver beeinflussen als Wasser, mit einem Heilpotential von 70%.

Unser jetziges Bewusstsein zu Wasser.

Wasser ist für uns nichts Besonderes und banal.

Wasser ist für uns immer und überall vorhanden, wir müssen uns um Wasser nicht bemühen.

Wir verwenden es für Alles mögliche.

Es sieht nach Nichts aus, riecht und schmeckt nach nichts.

Wir fallen nicht sofort tot um, wenn wir kontaminiertes Wasser trinken, Schäden äußern sich immer erst in einer Langzeitwirkung.

Unser NEUES Bewusstsein zu Wasser

SEITEN 104 - 115

Masaru Emoto, der berümteste Wasserforscher, hat herausgefunden, dass die Wirkung des Wassers zur einen Hälfte die Qualität bestimmt und zur anderen Hälfte mit welchen Bewusstsein wir Wasser trinken.

Trinke Wasser mit Gedanken der Heilung und des Wohlbefindens.

Stelle dir bei jedem Schluck vor, wie er deine Zellen kräftigt und heilt.

Wenn wir immer erst Wasser trinken, wenn wir Durst verspüren, sind wir immer in der Unterversorgung. Wie ein Auto, dass wir immer erst auftanken wenn die Anzeige Reserve anzeigt und wir dann nur ein wenig nachtanken.

30 ml Wasser pro Kilogramm Körpergesicht über den Tag verteilt trinken, gewährleist eine optimale Versorgung.

Trinke nach dem Motto „Love what you drink!"

Das beste Wasser.

SEITEN 116-123

In der Natur sehen wir, dass der Schlüssel für gesundes Wasser Steine sind.

Urelement Stein regeneriert Urelement Wasser.

Steine formen mit Frequenzen elektromagnetischer Klangwellen das beste Wasser.

SEITEN 124-212

Jeder Stein hat mit seiner signifikanten Frequenz eine entsprechende Wirkung.

SEITEN 220-235

„Steinewasser" ist das beste und gesündeste Wasser, mit einer Qualität wie Quellwasser.

Edle Steine bringen edles Wasser hervor mit einer unübertroffenen Wirkung. Alle die Edelsteinwasser trinken berichten dass es besser schmeckt und sie bemerken vor allem eine enorme Steigerung ihrer Gesundheit und ihrer Lebensqualtiät.

SEITE 300

Dr. Peter Kastner: „Wenn es für mich etwas gibt, dass nie zur Banalität wird, dann ist es das Trinken von Edelsteinwasser. Ja, Edelsteinwasser festigt nicht nur meine Gesundheit und die meiner Familie, sondern es bereichert mein ganzes Leben!"

VORWORT
DIE GESETZE DER NATUR

Wir leben auf einem der großartigsten Planeten in unserem Universum, unserer „MUTTER ERDE".

Es gibt sicher keinen treffenderen Begriff für unseren Erdball als „Mutter", denn nichts verbindet mit man mit Mutter mehr als Fürsorge – Zuneigung – Liebe – Heilung – Sicherheit – Vertrauen – Mitgefühl.

Ebenso verbinden wir die gleiche Charakterisierung mit unserer Natur. Für unsere Natur gelten in vollem Umfang dieselben Attribute:

- Sie sorgt für gesundes Klima und genügend Sauerstoff.
- Sie produziert sämtliche Heilkräuter und -pflanzen für unsere Gesunderhaltung.
- Es fließt genügend Wasser.
- Unsere Tiere werden geboren, wachsen auf, ernähren und vermehren sich wie selbstverständlich.
- Es ist von allem im Überfluss vorhanden, weil unsere Pflanzen in einer großartigen Fülle immer neue Samen für Früchte hervorbringen.
- Sie bietet uns die absolute Sicherheit für ein sorgenfreies Leben.
- Alles funktioniert scheinbar wie von selbst, weil die Gesetze unserer Natur so genial aufeinander abgestimmt sind und exzellent ineinandergreifen.

So leben wir auf unserem Planeten in unserer wundervollen Natur mit all ihren Gesetzen und genialen Regeln, wo eigentlich alle Voraussetzungen für ein wunderbares Leben vorhanden sind. Jedoch gibt es genügend Beispiele, wo wir Menschen Entscheidungen und Maßnahmen gegen die Natur treffen. Unserer Natur ist das egal, sie reagiert nur auf einschneidende Veränderungen. Diese Reaktionen beinträchtigen oder bedrohen oft sogar unser Leben. Der aktuelle Klimawandel, ist ein sehr bedrohliches Beispiel wo wir mit unserem Optimierungswahn und unserem Gewinnmaximierungsdenken das Gleichgewicht in der Natur dermaßen aus den Angeln heben, dass wir dies schon jetzt in vielen Katastrophen spüren. Für viele von uns ist dies heute schon lebensbedrohlich. Oder der Anteil an verbauten und versiegelten Flächen auf unserer Erde beträgt zur Zeit 20,9 %, die Folge ist, dass mittlerweile auf einem Fünftel unserer Erdoberfläche das Wasser nicht mehr im Boden versickern kann und an Quellen wieder gesund hervortritt, sondern uns nur noch, mit Giften vermischt, über das Kanalsystem und über Kläranlagen wieder zur Verfügung steht.

Du kannst natürlich alle Phänomene der Natur hinterfragen, manchmal wirst du auch moderne Messtechniken benötigen, du wirst aber keine Naturerscheinung entdecken, dass nicht sehr einfach und genial und ohne Regeln aufgebaut ist. Gesetze und Regeln beherrschen und steuern unsere gesamte Natur.

Wir haben in unserem Leben fast unbegrenzte Möglichkeiten und Optionen, nur eine Wahlmöglichkeit haben wir nicht – in irgendeiner Weise gegen die Naturgesetze zu verstoßen. Deshalb ist es ratsam, sich immer im Einklang mit den Naturgesetzen zu bewegen.

Ich werde mich in diesem Buch sehr ausführlich und intensiv mit den beiden Urelementen Wasser und Steine auseinandersetzen, denn je mehr wir über diese essenziellen Elemente wissen, desto besser können wir sie für uns nutzen. Mit der natürlichen Kraft von Wasser und Steinen können wir unser Leben in vollen Zügen genießen und dürfen uns auf ein langes, aktives Leben freuen.

DIE BEDEUTENDSTEN ELEMENTE UNSERER NATUR SIND WASSER UND STEINE

„Die größte Sehenswürdigkeit, die es gibt, ist die Welt – sieh sie dir an."
— Kurt Tucholsky

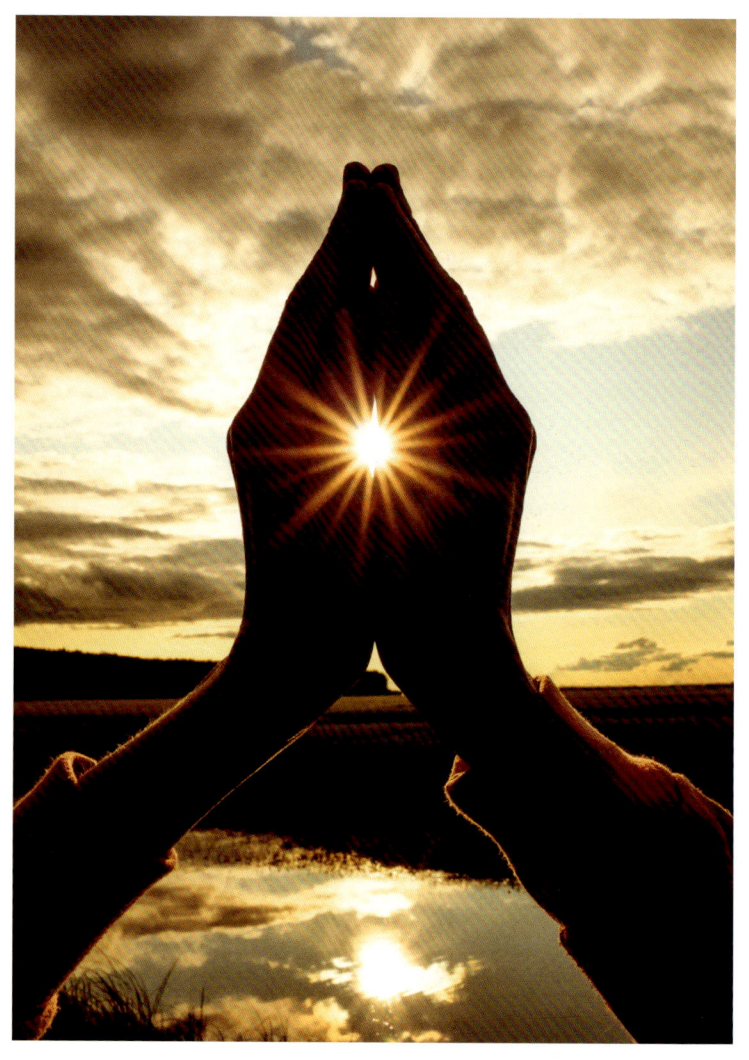

DANKE

Seit meinem 20. Lebensjahr bemühe ich mich, immer das gesündeste Wasser zu trinken. In dieser gesamten Zeit, bis heute, begegnete ich vielen Menschen, die eine ähnliche Motivation hatten wie ich. Oft Freunde, aber auch Wissenschaftler, die sich dezidiert mit dem Thema Wasser beschäftigten. Ich besuchte Seminare, Kongresse und Vorträge und las viele Bücher zu diesem Thema. Von allen konnte ich etwas mitnehmen und lernen. Dafür möchte ich ihnen sehr herzlich danken.

Auf diesem Wege begann ich auch meine Leidenschaft zu Steinen zu entwickeln. Wiederum lernte ich wunderbare Menschen kennen, warmherzig, mit einem sehr tiefen Wissen über eines unserer wichtigsten Naturelemente. Auch diesen Freunden danke ich für die zahllosen Stunden, in denen sie mir vieles über Steine und deren Wirkung beigebracht haben.

Nicht zuletzt danke ich meiner Familie, die mittlerweile meine Leidenschaft ähnlich intensiv teilt wie ich.

An alle meinen tiefsten, herzlichen Dank

Ewald Eisen

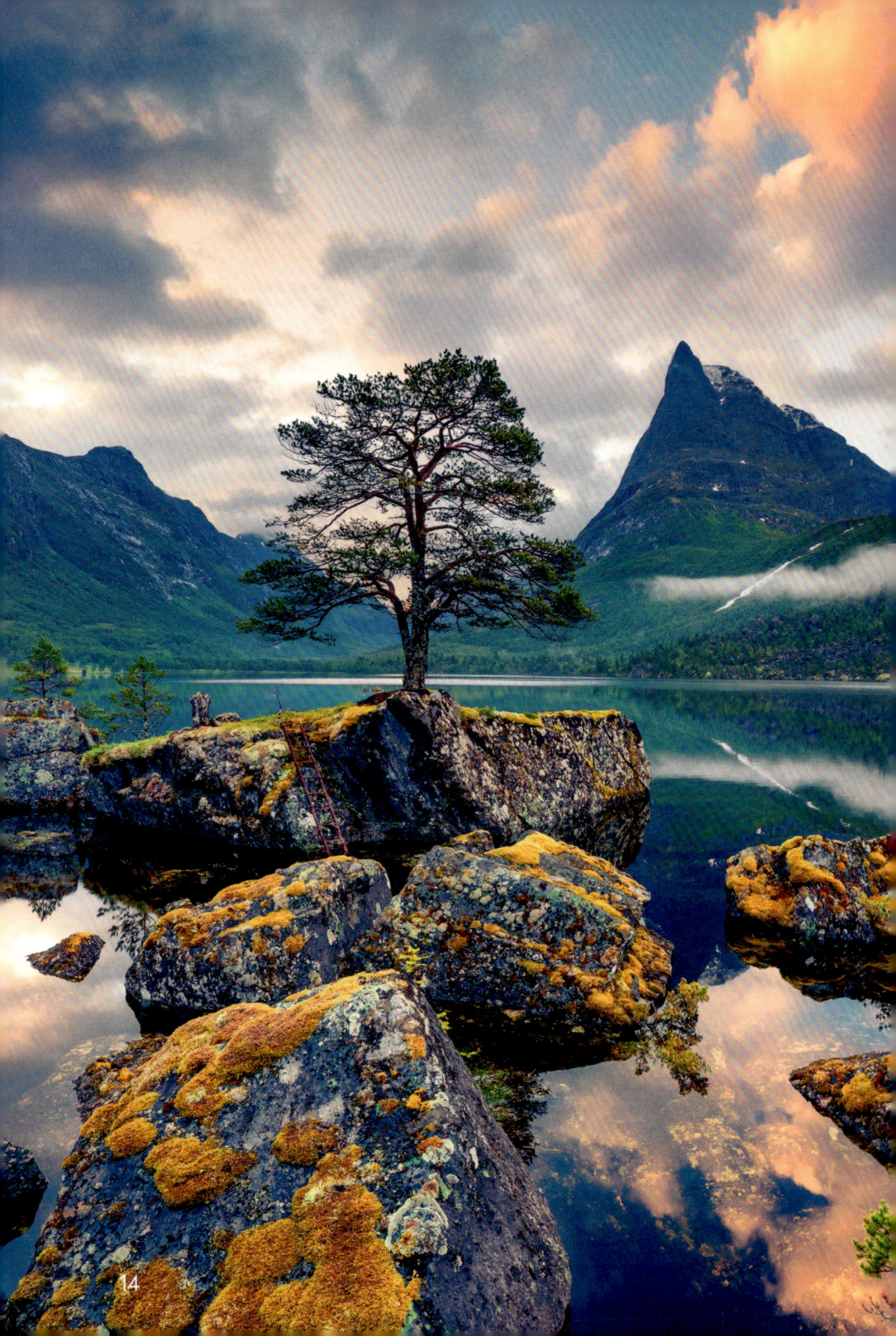

DIE WUNDER DER NATUR

Heutzutage sind wir fasziniert von den ständigen Erfindungen und Errungenschaften im digitalen Bereich, die unser großartiger Geist entwickelt. Künstliche Intelligenz ist der Motor unserer neuen Zeit: Milliarden von Rechenprozessen in Sekundenschnelle, Algorithmen, die intelligente Regeln befolgen, Millionen Verknüpfungen von einzelnen wissenschaftlichen Erkenntnissen zum Netzwerk einer modernen Vollkommenheit. Dennoch ist unsere großartige Wissenschaft weit davon entfernt, die unzähligen Phänomene unserer Natur erforscht zu haben oder gar mit einer gigantischen Software zu ersetzen.

Das Wunder unserer Natur zeigt sich beispielhaft in einer einfachen Frage: Woher weiß eine Tulpenzwiebel, dass sie Anfang März austreiben, wachsen und blühen darf?

Neben äußeren Faktoren wie der Tageslänge und der Umgebungstemperatur können auch innere Faktoren wie Pflanzenhormone und Gene beeinflussen, ob und wann die Pflanze blüht. Viele Pflanzen besitzen sogar eine Art inneren Wärmezähler: Sie können warme Tage aufsummieren und so recht genau ermitteln, ob der Zeitpunkt für das Wachstum erreicht ist. Erst wenn eine bestimmte Anzahl wärmerer Tage verstrichen ist, beginnen die Pflanzen, auszutreiben.

An diesem Beispiel sehen wir, welch ausgefeilte Regeln und Signale unsere Natur schon bei einer simplen Pflanze etabliert hat. Wie komplex muss dementsprechend das Zusammenspiel von Millionen Abhängigkeiten bei uns hoch entwickelten Lebewesen sein?

Allein der Artenreichtum unseres Planeten ist unendlich groß. Es wird von einer Vielfalt von knapp neun Millionen Tier- und Pflanzenarten ausgegangen. Knapp Dreiviertel davon sind Landlebewesen, ein gutes Viertel Meereslebewesen. Kein Computer, keine Software ist annähernd in der Lage, derartig komplexe Abhängigkeiten abzubilden. Denn all die Millionen Arten leben in einem ausgeglichenen Miteinander, das jeder Art ihre Nische und ihren Platz lässt. Daran sehen wir die Genialität unserer Natur.

Dennoch nehmen wir unsere Natur als Selbstverständlichkeit wahr und machen uns wenig Gedanken, welche Zusammenhänge und komplizierten Abhängigkeiten unser gesamtes Leben bestimmen. Doch tatsächlich ist es überlebenswichtig, die Gesetze der Natur anzuerkennen und nach ihnen zu leben. Jede Missachtung führt zwangsläufig – wenn auch über längere Zeit – zu folgenreichen Veränderungen. Niemand wird abstreiten können, dass der Mensch die Natur bereits bis hin zur totalen Zerstörung missachtet hat: Die Explosion von Atomkraftwerken, Ölunfälle auf allen Weltmeeren, die durch Klimawandel immer stärker auftretenden Dürreperioden sprechen eine deutliche Sprache.

Wir sollten uns bewusst sein: Letzten Endes sind wir Gäste dieser Erde. Die Natur sitzt immer „am längeren Hebel", denn wir sind voll und ganz von ihr abhängig. Wenn wir jedoch in Einklang mit unserem Heimatplaneten leben und ihn fürsorglich behandeln, ist das unsere Garantie für ein gesundes und glückliches Leben – und auch für die Generationen, die nach uns kommen.

DIE NATUR DULDET KEINE VERLETZUNGEN DER GESETZE.

Auf unserem Planeten faszinieren uns gigantische Naturphänomene wie zum Beispiel:
- Geysire
- Aurora borealis & Aurora australis
- Vulkanismus
- Meeresleuchten
- Perito-Moreno-Gletscher
- mysteriöse Lichtsäulen in Kanada
- Cueva de los Cristales (Höhle der Kristalle) von Chihuahua
- und viele mehr

DIE SCHÄTZE DER NATUR BEEINHALTEN UNZÄHLIGE APPS.

Es sind aber die unsichtbaren Wunder, die wir als Selbstverständlichkeiten wahrnehmen, die unsere Natur so kolossal machen. Dazu gehört auch, wie Wasser Informationen aufnimmt und speichert, wie die Bündelung von Wasser- und Sauerstoffmolekülen Informationen weitergibt, die gesund oder krank machen können. So nimmt das Wasser, von Steinen geprägt, einen mächtigen Einfluss auf unseren Körper. Es fasziniert mich, wie die Entstehung von Steinen ausschlaggebend für ihre Wirkung auf uns Menschen ist, wie Steine über elektromagnetische Frequenzen ihre Umwelt und dadurch unser Leben beeinflussen, beinträchtigen oder bereichern.

Smartphones und die zahllosen möglichen Apps darauf bestimmen mittlerweile unser tägliches Leben. Apps können uns rasch wichtige Informationen geben, helfen dabei, sich besser zu organisieren, unterstützen uns in vielen Lebensbereichen, zählen Schritte oder Kalorien, machen Vorschläge zu unserer Ernährung und Gesundheit und vieles mehr. Die Natur bietet uns aber schon seit Tausenden von Jahren Millionen von Apps an, die unser Leben lebenswerter machen.

Hier einige Beispiele.

Wusstest Du, ...

... dass eine Brennnessel-App:

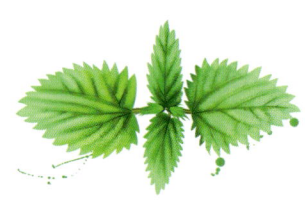

- blutreinigend, blutstillend und blutbildend wirkt
- unseren Stoffwechsel fördert
- Harnwegserkrankungen heilt
- Rheumatismus und Gicht lindert
- Appetitlosigkeit behandelt
- Durchfall kuriert
- die Heilung von Magen- und Nierenschwäche unterstützt
- Bluthochdruck mildert
- Menstruationsbeschwerden lindert

... dass eine Kümmel-App:

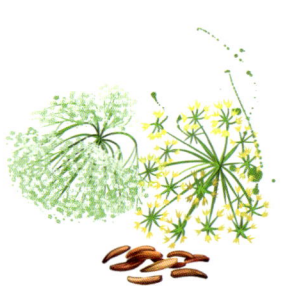

- antibakteriell wirkt
- appetitanregend ist
- Blähungen eindämmt
- die Durchblutung fördert
- keimhemmend ist
- verdauungsfördernd wirkt
- erfrischend und fungizid ist

... dass eine Rosmarin-App:

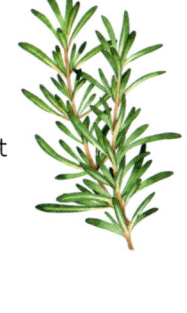

- antibakteriell, entspannend, krampflösend wirkt
- Pilze tötet und Entzündungen hemmt
- schmerzstillende Eigenschaften besitzt
- Atembeschwerden lindert
- Durchfall eindämmt
- Rheuma und Gicht lindert
- Kopfschmerzen und Migräne lindert
- gegen nervöse Unruhe und Erschöpfungszustände wirkt
- hartnäckige Hautausschläge, Ekzeme und Hämorrhoiden heilt
- Blähungen und Verdauungsstörungen beseitigt
- niedrigen Blutdruck, nervöse Herzbeschwerden und Herzschwäche behandelt

... dass eine Aquamarin-App:

- sich positiv auf Körper und Psyche auswirkt
- Asthma lindert
- die Sehkraft stärkt
- die Konzentration fördert
- Alterserscheinungen vorbeugt
- das Immunsystem und die Ausdauer stärkt
- sich positiv auf die Schilddrüse und regulierend auf den Hormonhaushalt auswirkt
- hilfreich bei Allergien ist und die Atemwege stärkt
- Depressionen und Wetterfühligkeit lindert

Wusstest Du, ...

... dass eine Bergkristall-App:

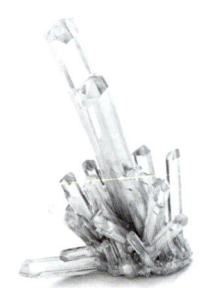

- körperliche Schmerzen und Unwohlsein allgemeiner Art lindert
- gegen Schwindel wirkt
- Nervosität und Verspannungen dämpft
- Wetterfühligkeit mildert
- Magen- und Darmprobleme erfolgreich behandelt
- Frauen gerade in der Menopause hilft
- Tiere auf die Edelsteintherapie mit dem Bergkristall besonders gut ansprechen

Die Äbtissin Hildegard von Bingen (1098–1179) hat schon vor knapp tausend Jahren in zahlreichen Behandlungen die Wirkung von Steinen und Kräutern erfolgreich angewandt und dokumentiert.

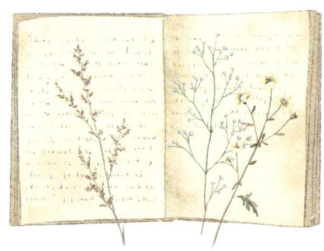

Alle ihre Schriften sind heute so aktuell wie damals. So verdeutlicht allein die Vielfalt der „Natur-Apps", welchen erstaunlichen Reichtum unsere Natur ständig bereithält.

„Aber so wie Gott den Adam wieder zu einer besseren Beziehung zurückgewann, so hat auch Gott nicht zugelassen, dass weder die Schönheit noch die Kraft dieser wertvollen Edelsteine zugrunde gehen, sondern er wollte, dass sie auf der Erde in Ehren gehalten werden sollten zur Segnung und als Heilmittel." (Physica)

DIE VIELFALT DER NATUR-APPS ZEIGT DEN UNBESCHREIBLICHEN REICHTUM, DEN DIE NATUR FÜR UNS BEREIT HÄLT, WENN WIR BEREIT SIND, UNS IHR ZU ÖFFNEN.

> *„Alles, was die Natur selbst anordnet, ist zu irgendeiner Absicht gut. Die ganze Natur überhaupt ist eigentlich nichts anderes als ein Zusammenhang von Erscheinungen nach Regeln; und es gibt überall keine Regellosigkeit."*
> — Immanuel Kant

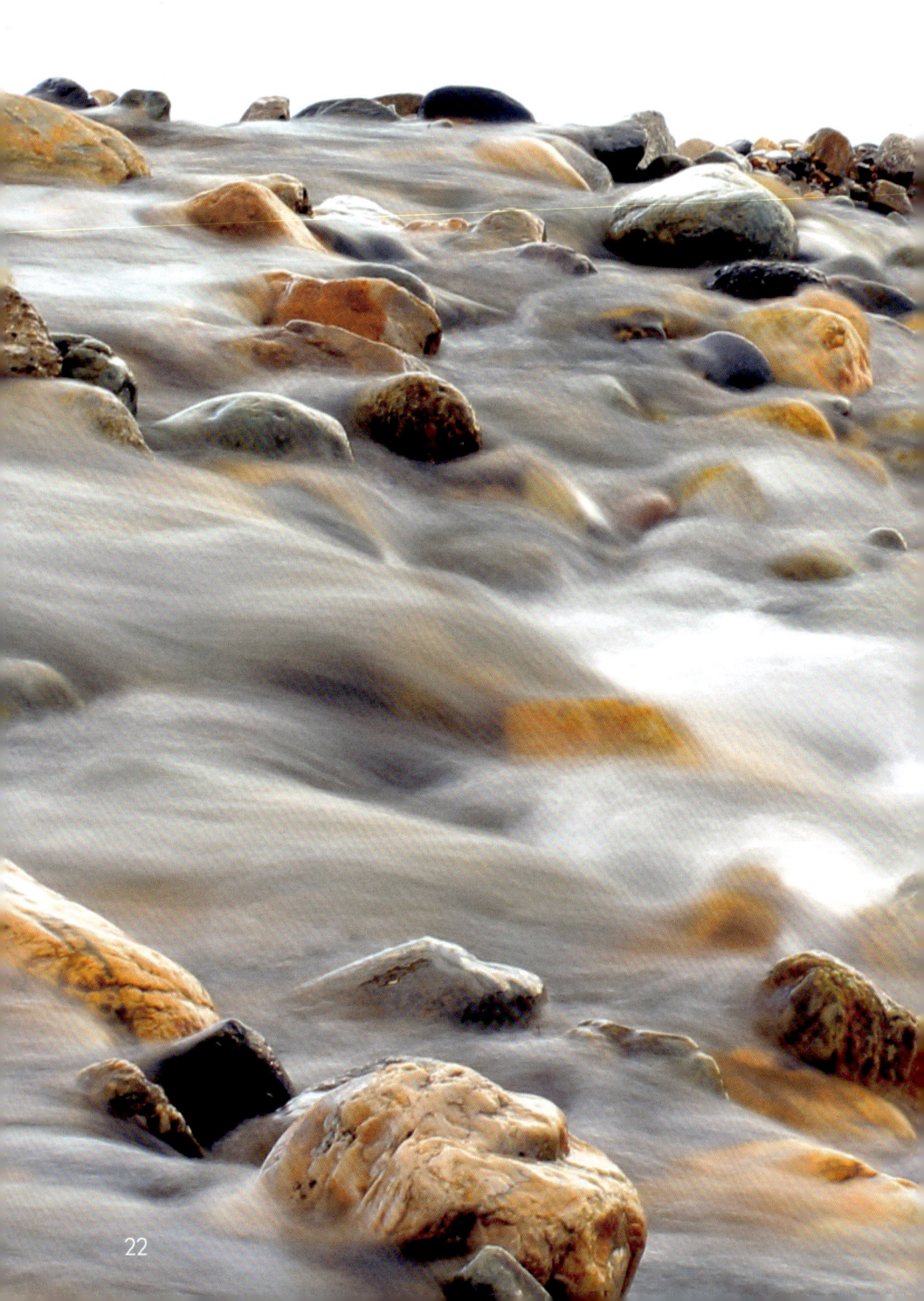

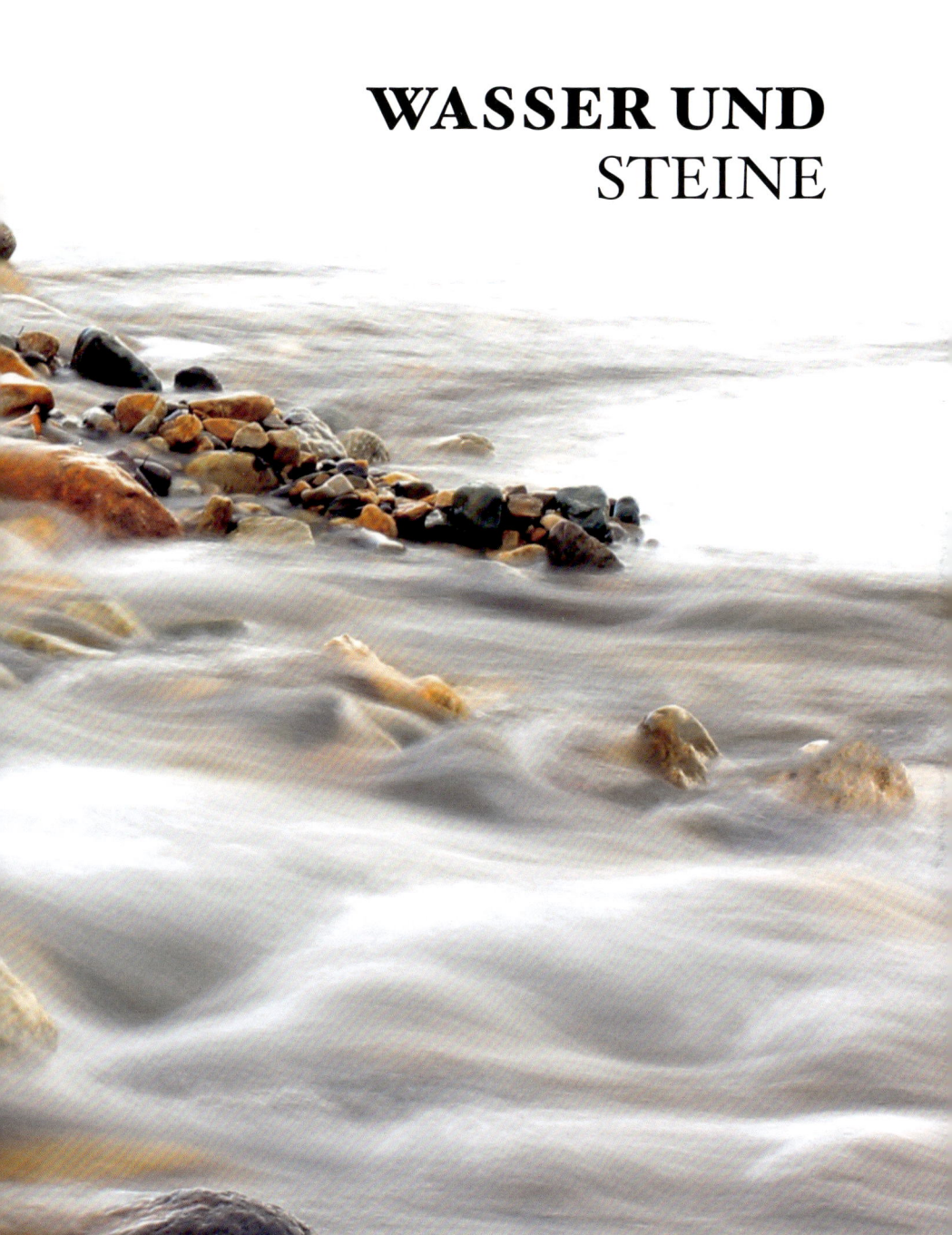

WASSER UND STEINE

WASSER
das außergewöhnlichste Element

Wasser ist das kostbarste Element, das unsere Erde zu bieten hat. Ohne Wasser würden Menschen, Pflanzen und Tiere nicht überleben und unser grünblauer Planet wäre nicht existent. Ohne Wasser wäre unsere Erde ein staubiger, lebloser Planet wie viele andere in unserem Universum, die wir bis jetzt entdeckt haben.

Wasser ist die einzige chemische Verbindung auf der Erde, die in der Natur als Flüssigkeit, als Festkörper und als Gas vorkommt. Die Bezeichnung Wasser wird dabei für den flüssigen Aggregatzustand verwendet. Im festen Zustand spricht man von Eis, im gasförmigen Zustand von Wasserdampf.

Wenn Astronomen im Universum nach Planeten suchen, auf denen ein Leben möglich wäre, suchen sie immer zuallererst, ob dieser Planet Spuren von Wasser aufweist. Es ist das einzige Element, das höher entwickelte Lebewesen ohne Alternative benötigen. Wasser ist elementar für Leben, Wachstum und Arterhaltung auf unserer Erde.

Wasser kann nicht produziert oder vervielfältigt werden: Wir trinken seit Bestehen unserer Erde immer das gleiche Wasser

STEINE
Urkraft unseres Planeten

Steine – so werden die festen, unbelebten Bestandteile der Erdkruste genannt. Die Entstehung von Steinen benötigt sehr viel Zeit – mitunter Millionen von Jahren! Sie bestehen vor allem aus sogenannten Mineralien, einzelnen Elementen oder chemischen Verbindungen, die sich durch geologische Prozesse verändert haben. Bezüglich Farbe und Größe ist die Vielfalt enorm: Je nachdem, wie widerstandsfähig sie sind und wie sehr sie von Wind, Wasser und anderen Faktoren bearbeitet wurden, können Steine alle Farben des Regenbogens annehmen. Auch ihre Form reicht von zerklüftet über kubisch bis amorph. Für die Entstehung der unterschiedlichen Gesteinstypen kommen verschiedene Prozesse infrage: Manchmal geht ihre Herkunft auf einen Vulkanausbruch zurück, andere Gesteine sind im Wasser entstanden – genauer gesagt dadurch, dass sich am Meeresgrund Mineralien, aber auch Überreste von Pflanzen und Tieren sowie andere Schwebstoffe aufeinander abgelagert haben. Im Verlauf der Zeit sammelten sich dann mehrere solcher Schichten übereinander und wurden immer fester zusammengepresst. Diese Gesteinsarten aus dem Meer sind bei uns vor etwa 150 bis 250 Millionen Jahren entstanden, wiederum andere Gesteinsarten entstehen durch Umwandlungsprozesse – etwa bei starkem Druck und hohen Temperaturen im Innern der Erdkruste.

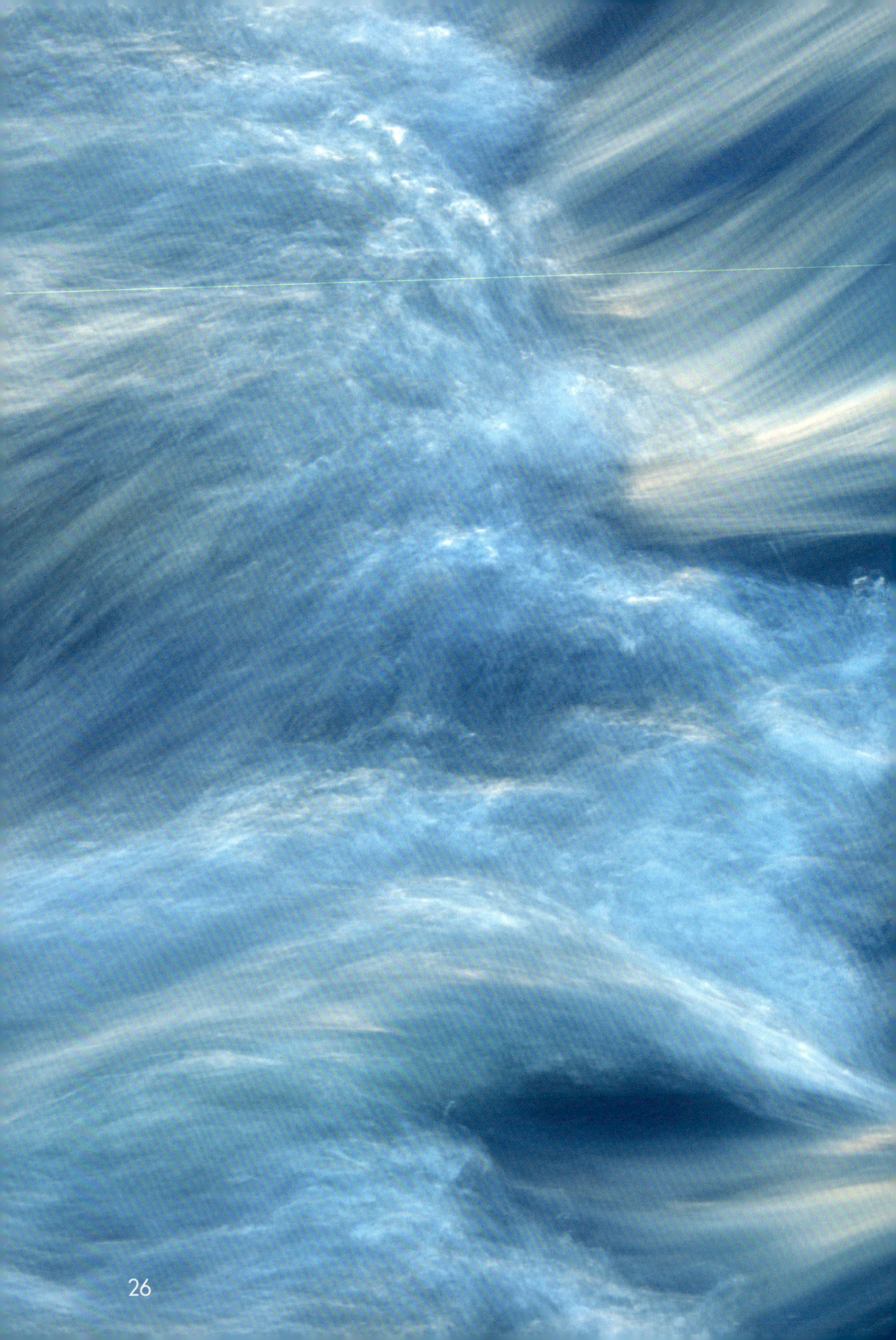

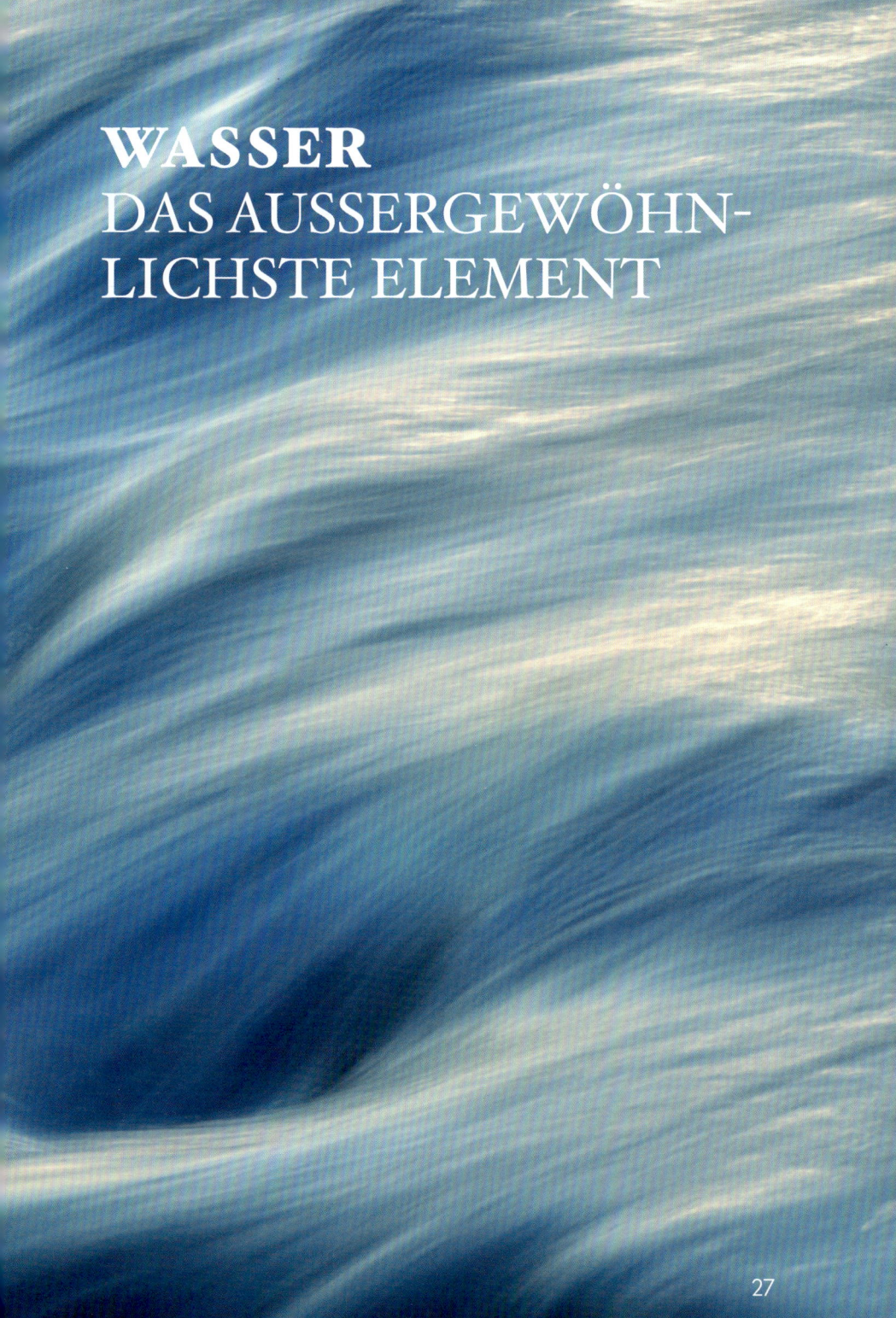

WASSER
DAS AUSSERGEWÖHN-LICHSTE ELEMENT

Die Eigenschaften des Wassers haben grundlegende Bedeutungen für das Leben auf der Erde.

Seine physikalischen, chemischen Eigenschaften beruhen auf der Struktur des Wassermoleküls und den daraus resultierenden Verkettungen und Wechselwirkungen der Wassermoleküle untereinander. Die beiden Elemente im Wasser sind Wasserstoff und Sauerstoff. Sie bilden Verbindungen, sogenannte Molekülcluster, mithilfe elektrischer Dipolkräfte. Diese unregelmäßig angeordneten Molekülbündel bilden sich je nachdem, welche Informationen das Wasser in diesem Moment erhält oder sich holt.

In der Natur kommt Wasser nicht als Reinstoff vor, es enthält praktisch immer gelöste Stoffe (vorwiegend Ionen von Salzen), wenn auch möglicherweise in kaum messbaren Konzentrationen. Durch solche gelösten Stoffe verändern sich die Eigenschaften des Wassers.

WIR TRINKEN SEIT JAHRTAUSENDEN IMMER DASSELBE WASSER.

Die Herkunft des Wassers auf der Erde, insbesondere die Frage, warum auf der Erde deutlich mehr Wasser vorkommt als auf den anderen Planeten, ist bis heute nicht ausreichend geklärt. Ein Teil des Wassers gelangte zweifellos durch das Ausgasen von Magma in die Atmosphäre, stammt also letztlich aus dem Erdinneren. Ob dadurch aber die Menge an Wasser erklärt werden kann, wird stark angezweifelt. Das Element Wasserstoff ist das häufigste Element im Universum, und auch Sauerstoff kommt in großen Mengen vor, allerdings normalerweise gebunden in Silikaten und Metalloxiden.

Der dominierende Anteil der Erdoberfläche (70 Prozent) ist von Wasser bedeckt – dasselbe Verhältnis weist der menschliche Kör-per auf. Die Wasservorkommen der Erde belaufen sich auf circa 1,4 Milliarden Kubikkilometer, wovon der allergrößte Teil auf das Salzwasser der Weltmeere entfällt. Nur 48 Millionen Kubikkilometer (3,5 Prozent) des irdischen Wassers liegen als Süßwasser vor.

WASSER KOMMT AUS DEM ERDINNEREN.

Die Aufteilung des Wassers auf unserer Erde gliedert sich wie folgt:

Meere	83,51 %
nicht förderbares Grundwasser (zu tief)	15,45 %
Polareis	1,007 %
Flüsse	0,015 %
förderbares Grundwasser	0,015 %
Atmosphäre	0,0008 %

Demnach stehen nur 0,03 Prozent als Süßwasser zur Verfügung, die verfügbaren Trinkwasserreserven sind also sehr begrenzt. Rein rechnerisch existieren 495 Billiarden Liter weltweit, die als Trinkwasser genutzt werden könnten. Diese Menge wird weder mehr noch weniger: Wasser wird nicht verbraucht, sondern befindet sich im Kreislauf und wird immer neu recycelt.

Der Wasserkreislauf der Erde hält das Wasser auf unserem Planeten: Das gebrauchte Wasser strömt in Flüssen zum Meer und wird durch Verdunstung zu Wolken. Es gelangt als Regen wieder auf die Erde, wo es wieder neues Grundwasser bildet und Flüsse und Seen speist. Es gibt also kein „neues Wasser". Seit Bestehen unserer Erde und seit es Leben auf der Erde gibt, trinken wir immer das gleiche Wasser.

AUCH DAS WASSER, DAS JESUS CHRISTUS VOR MEHR ALS 2000 JAHREN BEI EINER HOCHZEIT IN WEIN VERWANDELT HATTE, GENIESEN WIR NOCH HEUTE.

Mit dem Wasserkreislauf wird wieder einmal deutlich, wie brillant „Mutter Natur" unser Leben auf dem Planeten Erde sicherstellt. Wasser, das wir täglich trinken und über den Körper ausscheiden, auch dasjenige, welches wir zur Hygiene benötigen, fließt wieder zurück in den großen Kreislauf. Auch Wasser aus der industriellen Nutzung, stark verunreinigt, wird wieder zurückgeführt.

Prinzipiell wird sämtliches gebrauchtes Wasser, indem wir es verwenden, verunreinigt: durch Gifte und Chemikalien aus der Industrie oder Rückstände von Medikamenten und Körperpflegemitteln, die sich im Wasser lösen. Diese gelösten Verunreinigungen müssen wieder vom klaren Wasser getrennt werden. Das übernehmen in jeder Gemeinde Kläranlagen, die Wasser recyceln.

Die weltweit mit Abstand größte Recyclingeinrichtung für unser Wasser ist jedoch unsere Natur. Sie regeneriert Wasser über den globalen Wasserkreislauf:

- Verunreinigtes Wasser verdunstet und bildet Wolken.
- Wolken regnen zu Boden.
- Das Wasser sickert in die Erde.
- In der Erde befinden sich Milliarden von Tonnen an Steinen.
- Steine regenerieren unser Wasser vollkommen und energiereich.

An Quellen tritt das Wasser wieder gesund und energiereich hervor. Oder es sammelt sich in Grundwasserreservoirs, wo es uns wieder zur Verfügung steht.

URELEMENT STEIN REGENERIERT URELEMENT WASSER.

Verantwortlich für unser „WETTER", ob wir uns darüber freuen oder uns beschweren, ist der Wasserkreislauf.

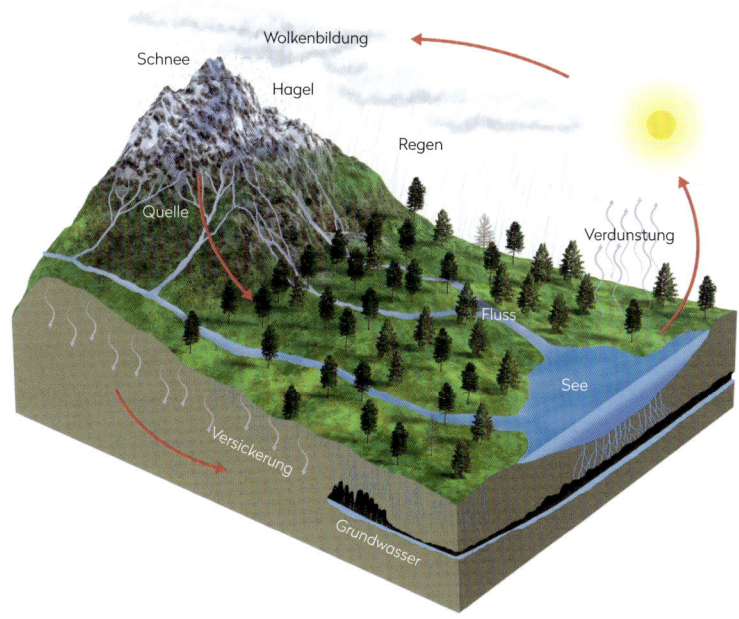

Jedes Land stellt den Bürgern Trinkwasser zur Nutzung bereit. Es stammt zum Teil aus Niederschlagswasser, Oberflächenwasser in Flüssen, Seen, Talsperren, aus Grundwasser, Mineralwasser und Quellwasser. Die Nutzung der Gewässer wird in den Ländern gesetzlich geregelt. In Mitteleuropa gibt es eine zuverlässige, weitgehend kostendeckende und hochwertige Trinkwasserversorgung. Diese wird meist durch öffentliche Anbieter (kommunale Versorger) gewährleistet, die die ökologische Verantwortung für das Reinigen des Wassers übernehmen und es als Leitungswasser zur Verfügung stellen.

Der weltweite Wassermarkt hat ein Wachstum wie kaum eine andere Branche. Deshalb haben private Anbieter großes Interesse daran, Wasser als Handelsware auszubeuten. Die bislang noch fehlende bzw. unzureichende Versorgung eines großen Teils der Weltbevölkerung mit hygienischem und toxikologisch unbedenklichem Trinkwasser sowie mit einer ausreichenden Menge Nutzwasser stellt eine der größten Herausforderungen der Menschheit in den nächsten Jahrzehnten dar. Seit 1990 haben rund 2,6 Milliarden weitere Menschen Zugang zu einer sicheren Wasserversorgung erhalten, zum Beispiel mithilfe von Pumpbrunnen oder einem Leitungssystem. Aber immer noch trinken 663 Millionen Menschen jeden Tag Wasser, das verunreinigt oder kontaminiert ist oder haben überhaupt keinen Zugang zu Wasser. Für diese Menschen, besonders für die Kinder, ist dieser Zustand gesundheits-, oft sogar lebensbedrohlich.

Tausende Menschen sterben täglich grausam, verdursten oder infizieren sich, weil ihnen kein gesundes Wasser zur Verfügung steht.

TAUSENDE MENSCHEN STERBEN TÄGLICH WEGEN WASSER-MANGEL.

> *„Das Trinken von Wasser ist entscheidend für eine gesunde Lebensweise."*
>
> — Stephen Curry —

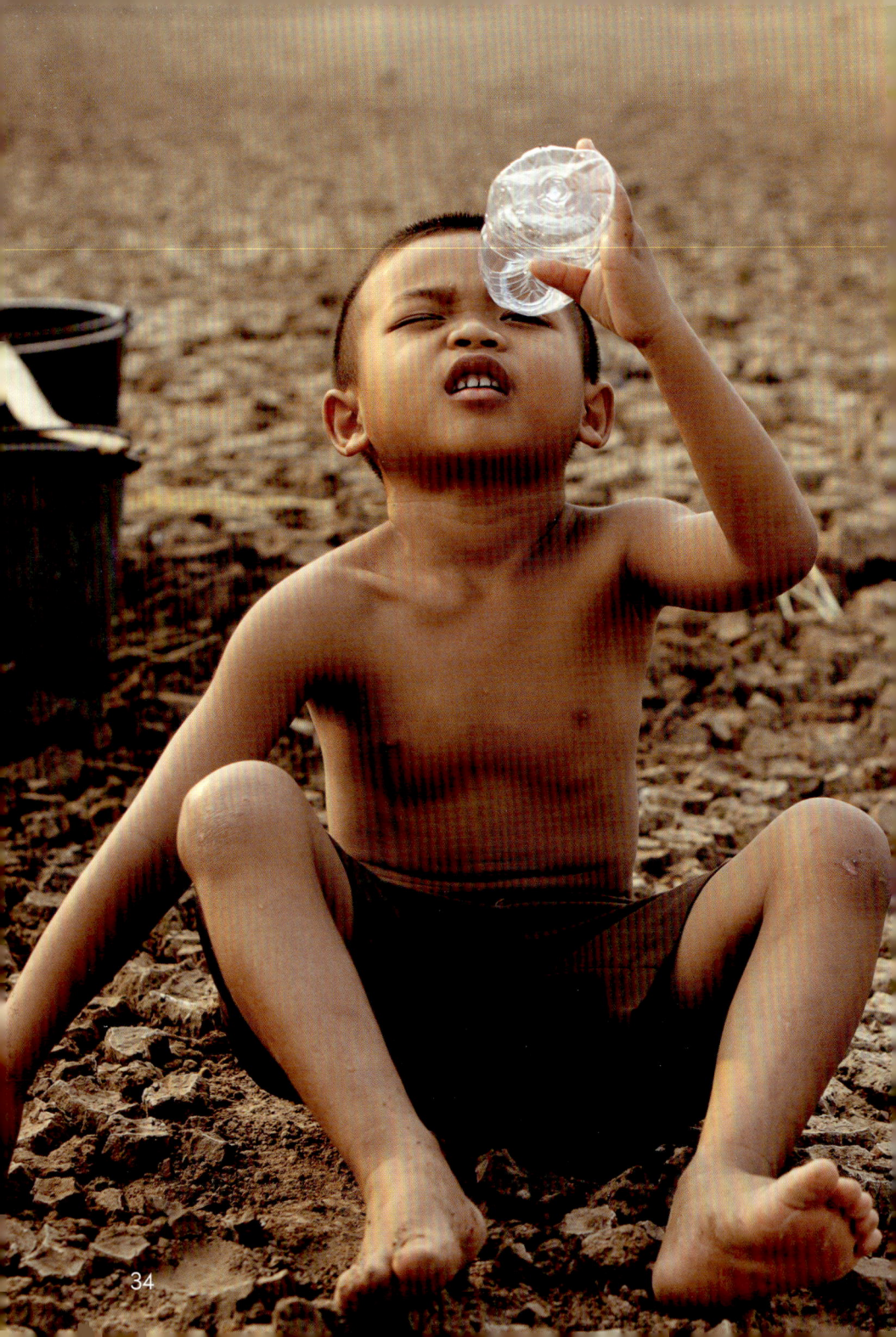

WELTWEITER WASSERMANGEL

Der größte Teil der Erde ist mit Wasser bedeckt, allerdings sind nur 0,3 Prozent davon trinkbar. Dieses Trinkwasser ist zudem sehr ungleich verteilt. Besonders in Afrika, Lateinamerika und Asien herrscht vielerorts dramatische Wasserknappheit. 2,1 Milliarden Menschen weltweit haben keinen Zugang zu sauberem Wasser. Eine unfassbare Zahl. Rund 884 Millionen Menschen haben noch nicht einmal eine Grundversorgung mit Wasser.

Betroffen sind vor allem Menschen oder Familien in den ärmeren Regionen der Welt – und dort vor allem in den ländlichen Gebieten. Wasser muss aber nicht nur sauber, es muss „sicher" sein. Bei UNICEF wird von „sicherem" Wasser gesprochen, wenn es für die Menschen in der Nähe ihres Zuhauses zugänglich, bei Bedarf verfügbar und natürlich frei von Verunreinigungen ist. Nur dann können sich Familien darauf verlassen, dass ihre Gesundheit nicht gefährdet ist. Was nützt es, wenn es zwar Wasser in der Nähe gibt, es aber aus einem verschmutzten Fluss kommt und voller Krankheitserreger steckt?

WASSER MUSS NICHT NUR SAUBER, ES MUSS SICHER SEIN.

Verschmutztes Wasser ist ein Problem – ein weiteres ist mangelnde Hygiene. Rund zwei Milliarden Menschen nutzen keine sicheren Sanitäranlagen. Dazu gehört etwa eine Toilette, die dafür sorgt, dass Menschen nicht in Kontakt mit den Ausscheidungen kommen oder in der ein System vorhanden ist, das die Ausscheidungen sicher entsorgt. Der Kontakt mit Krankheitserregern im Kot ist die Hauptursache für die hohe Sterblichkeitsrate in diesen Regionen – besonders bei kleinen Kindern. Hier ist der Südsudan ein mahnendes Beispiel: Ein Cholera-Ausbruch hatte dort seit dem Sommer 2016 über 400 Todesopfer gefordert.

Jedes Jahr sterben mehr 360.000 Kinder an vermeidbaren Durchfallerkrankungen, die durch verunreinigtes Wasser oder mangelnde Hygiene hervorgerufen wurden

OHNE WASSER UND HYGIENE VERBREITEN SICH KRANKHEITEN BESONDERS SCHNELL.

Millionen Menschen schleppen oft stundenlang einige Liter, um sich notdürftig mit Wasser zu versorgen. Oft ist es die einzige Ar-beit des Tages, den Bedarf an Trinkwasser heranzuschaffen. Probiere einmal, dir beim nächsten Glas Wasser vorzustellen, dass du für dieses Glas einen ganzen Tag hast laufen müssen. Du wirst jeden Schluck ganz anders wahrnehmen. In vielen Ländern unweit nördlich des Äquators ist der Wasserstress extrem hoch – ein Viertel der Weltbevölkerung ist davon betroffen. Das gilt besonders für:

- Nord- und Südafrika
- Saudi-Arabien und anliegende Kleinstaaten in dem Sudan
- Nord- und Südamerika
- Afghanistan
- Irak
- Iran
- Kasachstan
- Mongolei
- Teile von China und Korea
- Chile

DIE WASSERKNAPPHEIT IN DEN ÄRMSTEN REGIONEN DER WELT SOLLTE UNS EIN NEUES BEWUSSTSEIN FÜR DEN WERT VON WASSER GEBEN.

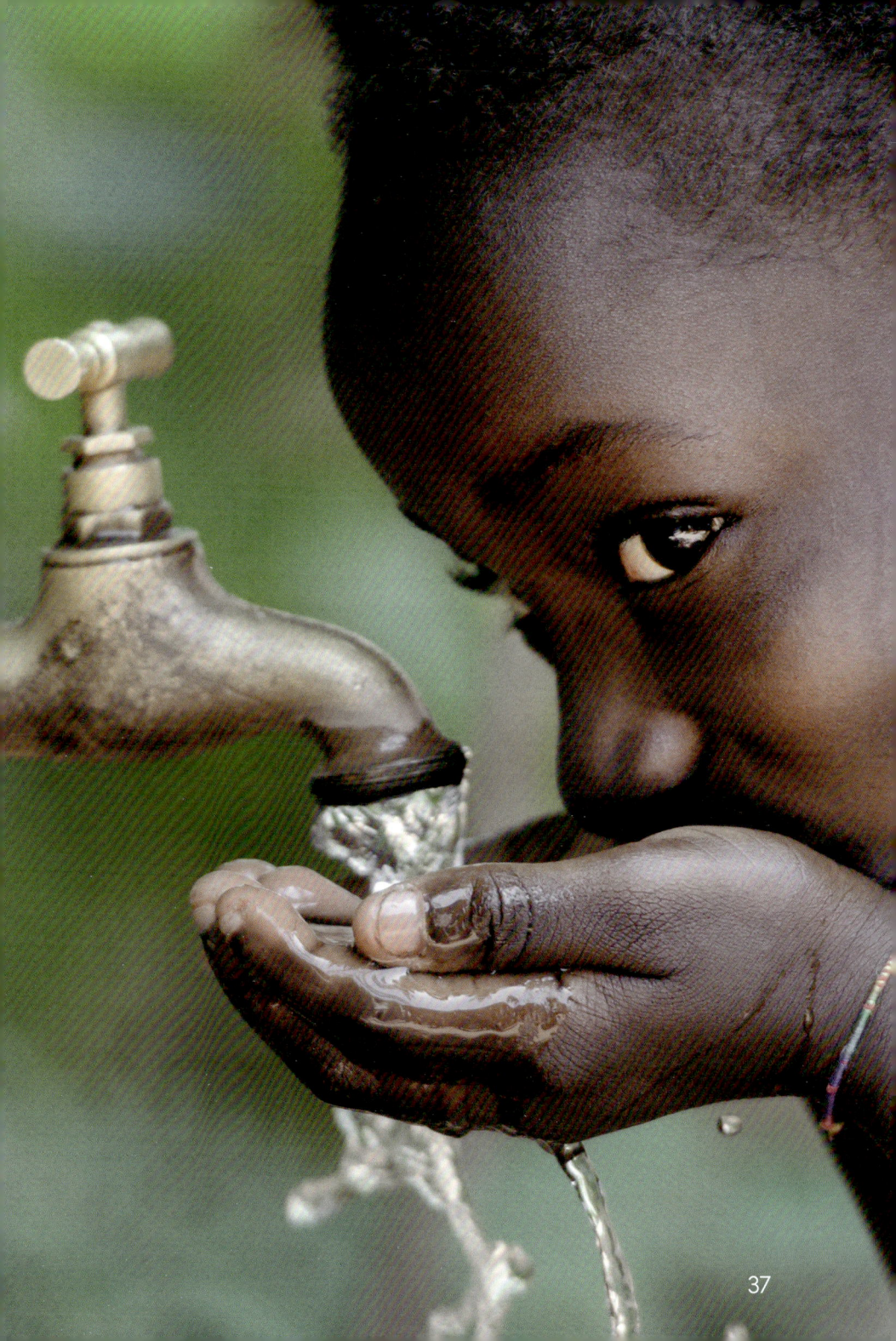

In diesen Ländern werden schon in einem normalen Jahr 80 Prozent der verfügbaren Wasserressourcen verbraucht. Kommt dann jedoch eine Hitzewelle oder längere Trockenzeit hinzu, droht ein dramatischer Wassermangel mit lebensbedrohlichen Folgen für Menschen und Tiere. Diese Situation ist so verheerend, dass wir vielleicht doch eine neue Einstellung zu unserem Wasser bekommen sollten. Mittlerweile gibt es sehr effiziente internationale Hilfsorganisationen, die vor Ort den betroffenen Menschen enorme Hilfe zuteilwerden lassen und täglich viele Menschenleben retten. Sauberes Trinkwasser und Hygiene sind überlebenswichtig – und tragen oft dazu bei, das gesamte Leben zu verbessern: Denn mit einem eigenen Brunnen im Dorf haben gerade die Mädchen mehr Zeit für die Schule. Das Wasserholen aus weit entfernten Quellen kostet sie oft viel Kraft. UNICEF baut Brunnen und repariert Leitungen. In Kriegs- und Katastrophengebieten versorgt UNICEF die Familien per Tankwagen mit sauberem Trinkwasser. Wenn Sie sich ebenfalls für Menschen in wasserarmen Lebensgebieten einsetzen wollen, finden Sie hier die Spendenadresse:
www.unicef.org

Viva con Agua hat – zusammen mit seinen Projektpartnern – rund drei Millionen Menschen (Stand: April 2019) weltweit mit WASH-Projekten erreicht. Dadurch wurde ihnen ein Zugang zu sauberem Trinkwasser, sanitären Anlagen, Hygieneeinrichtungen sowie Schulungen und Ausbildungen ermöglicht. „Ohne Brunnen ist alles nichts, doch Brunnen sind nicht alles!" Das ist die Devise der Hilfsorganisation. Sie legt Wert auf ganzheitliche Projektansätze, die über das reine Bereitstellen von Hardware (neben Brunnen auch Toiletten, Handwascheinrichtungen etc.) hinausgehen und dazu beitragen, dass diese Anlagen auch langfristig funktionieren.
www.vivaconagua.org

„Life needs Water" LNW e. V. ist eine internationale Hilfsorganisation, die sich auf die Errichtung von Trinkwasserbrunnen in wasserarmen Ländern spezialisiert hat. Das Team des Vereins stellt sich der Herausforderung, in den Gebieten, in denen extreme Wassernot herrscht, Wasserprojekte mit Solarpumpenanlagen umzusetzen. „Wenn wir Menschen zeigen, wie der einfache und nachhaltige Zugang zu Wasser ihr Leben positiv verändern kann, motivieren wir sie, auch anderen zu helfen, ein besseres Leben aufzubauen!" Die Spendenadresse:

www.lifeneedswater.org

Allein in 2016 stellte World Vision in seinen Projekten weltweit für mehr als 4,6 Millionen Menschen sauberes Wasser bereit. Alle zehn Sekunden erhielt ein Mensch so Zugang zu sauberem Trinkwasser. World Vision beschreibt seine Arbeit folgendermaßen: „Wassergewinnung ist unser wichtigstes Arbeitsgebiet. Gemeinsam mit der Bevölkerung bohren oder sanieren wir Brunnen, bauen geschützte Wasserentnahmestellen, Sammelbehälter und Filteranlagen. In Schulungen lernen die Menschen, wie man Pumpen und Brunnen instand hält." Die Spendenadresse:

www.worldvision.de

Nachdem ich mich mit diesem Thema sehr detailliert beschäftigt habe, sind meiner Meinung nach diese vier Organisationen so seriös, dass auch ich selbst in diese Organisationen spende.

> *„Die Liebe allein versteht das Geheimnis, andere zu beschenken und dabei selbst reich zu werden."*
>
> — Clemens Brentano

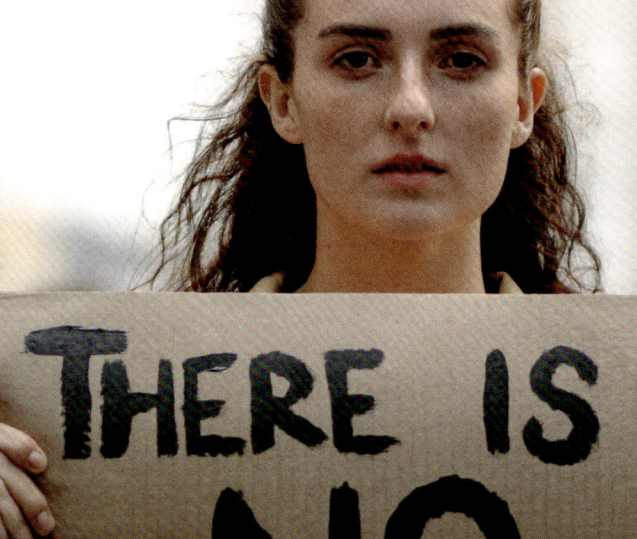

WASSER UND KLIMA

Unsere Erde wird nicht umsonst „der blaue Planet" genannt. Der Wasserkreislauf ist ein wichtiger Teil des Klimasystems, das Leben auf der Erde ermöglicht. Wasser- und Eisflächen reflektieren zum Beispiel Sonnenstrahlen und sorgen so dafür, dass die Erdtemperatur angenehm bleibt. Wasserdampf in der Atmosphäre reguliert ebenfalls die Temperatur. Und der Golfstrom ist die größte Heizanlage für Europa: Seine Wassermassen bringen die Wärme des Äquators bis hinauf nach Norwegen. In Form von Niederschlag ist Wasser ein besonderes Klimaelement, das jedoch sehr stark von der vorherrschenden Temperatur abhängt. Wenn sich die Erde nur minimal erwärmt, führt das zu einer erhöhten Verdunstung von Wasser auf den Weltmeeren und dadurch zu deutlich höheren Niederschlägen. Diese erhöhten Niederschläge in Form von Stürmen, Starkregen, Schneefällen usw. beherrschen schon heute das weltweite Klima.

ERDERWÄRMUNG BEDINGT WASSERKNAPPHEIT.

Wasser ist Leben – und für Menschen, Tiere, Pflanzen sowie jede Art von gesellschaftlicher und wirtschaftlicher Entwicklung unerlässlich. Bereits heute leiden etwa vier Milliarden Menschen mindestens einen Monat im Jahr unter schwerer Wasserknappheit. Dass bei der Erderwärmung jedes Grad zählt, bestätigt der 1,5-Grad-Sonderbericht des Weltklimarats (Intergovernmental Panel on Climate Change, IPCC) aus dem Jahr 2018.

Demnach wird sich die Anzahl der Menschen, die unter zusätzlicher Wasserknappheit durch den Klimawandel leiden, voraussichtlich verdoppeln, wenn die globale Temperatur nicht um 1,5 Grad, sondern um zwei Grad Celsius steigt.

Bis 2050 könnte die Nachfrage nach Wasser um 55 Prozent steigen und so den Druck auf die Ressource noch weiter erhöhen. Besonders Städte werden betroffen sein, denn ihnen werden zwei Drittel des heute noch verfügbaren Wassers fehlen.

Gleichzeitig leiden Teile von Mittelamerika und Asien bereits heute unter extrem starken Regenfällen. Der Klimawandel wird diese Probleme vielerorts weiter verschärfen – sei es durch zu viel, zu wenig oder durch verschmutztes Wasser.

Die Ressource Wasser trägt aber auch selbst zum Ausstoß von Treibhausgasen bei. Die Aufbereitung und die Versorgung mit Trinkwasser sowie die Klärung von Abwasser benötigen viel Energie und setzen große Mengen an Treibhausgasen frei. Jedoch kann durch energieeffizientere Versorgungsnetze und einen umwelt- und klimaschonenden Umgang mit Abwasser und Klärschlamm der Ausstoß von Kohlendioxid und Methan erheblich eingeschränkt werden.

INTELLIGENTE WASSERAUFBEREITUNG SCHONT DAS KLIMA.

Auch Feuchtgebiete, die auf die ständige Versorgung mit sauberem Wasser angewiesen sind, müssen für den Schutz des Klimas unbedingt erhalten werden: Es wird geschätzt, dass Moore weltweit doppelt so viel Kohlenstoff speichern wie alle Wälder der Erde zusammen.

Wasser wird jedoch nicht nur getrunken oder für die Energiegewinnung benötigt, auch für die Industrie ist Wasser bei verschiedenen Prozessen notwendig. Ob in der Landwirtschaft oder der Energiewirtschaft, Wasser wird hier Tag für Tag in großen Massen verbraucht – durchschnittlich 700 Liter pro Tag und Person. Das sind umgerechnet fünf Badewannen für jede Person an wirklich jedem Tag! Dieses Beispiel zeigt klar, wie wichtig es ist, den Einsatz von Wasser möglichst gering zu halten. Jeder Einzelne kann hierzu seinen Beitrag leisten.

> *„Die Welt braucht entschiedene Führung, um den Klimawandel zu bekämpfen."*
> — Leonardo DiCaprio

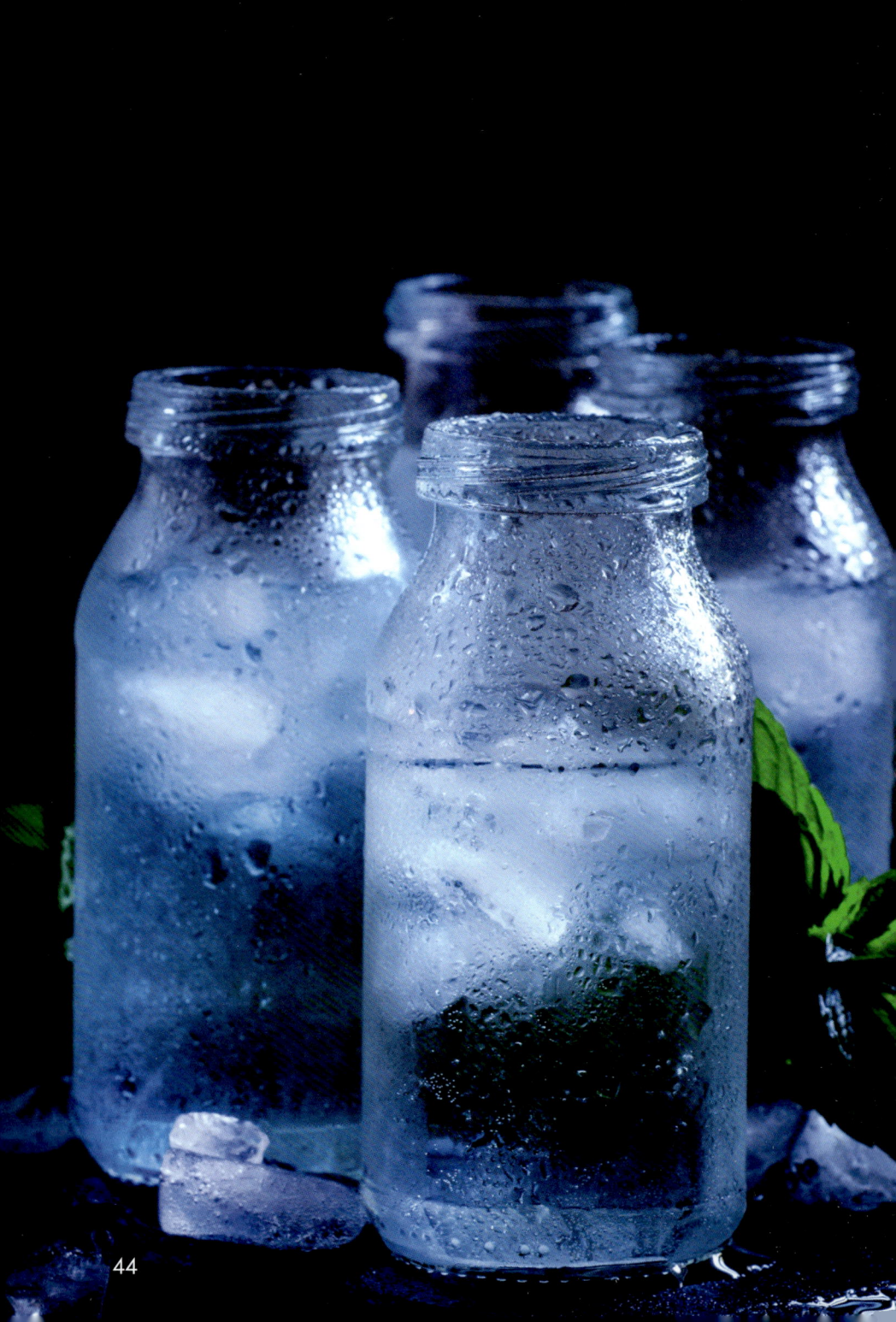

VERSCHIEDENE TRINKWASSERARTEN

Grundsätzlich gelten folgende Regeln: Trinkwässer können aus Grund-, Oberflächen-, Niederschlags- oder Meerwasser stammen. Sie können entweder unbehandelt oder nach Aufbereitung getrunken werden, müssen jedoch den hygienischen und mikrobiologischen Mindestanforderungen entsprechen. Die Grenzwerte sind hinsichtlich unerwünschter Stoffe wie Blei, Nitrit und Sulfit in einer Trinkwasserverordnung festgelegt. Ein sogenanntes Trinkwasser soll eine Mindestmenge an Mineralstoffen enthalten, darf aber keine gesundheitsschädlichen Mikroorganismen aufweisen.

Tafelwasser

Tafelwasser kann aus Leitungswasser oder natürlichem Mineralwasser hergestellt werden und muss den Trinkwasser-Richtlinien entsprechen. Möglich sind auch nachgeahmte Mischungen, für die Leitungswasser und andere Zutaten wie Salzwasser oder Mineralwasser verwendet werden dürfen. Tafelwasser kann eine oder mehrere der folgenden Zutaten enthalten: Sole, Salze bzw. Salzlösungen, Kohlensäure. Der Gehalt an gelösten festen Stoffen darf 2 g/l nicht überschreiten. Bei einem Kohlensäuregehalt über 4 g/l kann Tafelwasser auch als Sodawasser bezeichnet werden. Es ist nicht an eine bestimme Quelle gebunden und darf an jedem Ort hergestellt und abgefüllt werden. Tafelwasser kann über Zapfanlagen angeboten und in größeren Behältern transportiert werden. Im Gegensatz zu Mineralwasser braucht es keine amtliche Anerkennung.

TAFELWASSER BENÖTIGT KEINE AMTLICHE ANERKENNUNG.

Mineralwasser

Natürliches Mineralwasser stammt typischerweise aus einer unterirdischen, geschützten Quelle und ist von ursprünglicher Reinheit. Diese muss sowohl mikrobiologisch nachgewiesen, chemisch unbedenklich und ernährungsphysiologisch wirksam sein. Mineralwasser muss entweder direkt am Quellort oder in unmittelbarer Nähe in Flaschen abgefüllt werden. Es dürfen keine weiteren Stoffe zugesetzt werden, ausschließlich der natürliche Gehalt an Mineralien ist erlaubt. Viele Mineralienmoleküle sind jedoch zu groß, um die Zellmembran zu passieren, sie werden im Zellvorgewebe aufgehalten und verstopfen eher den Zellzugang. So sind die Angaben von Anteilen an Mineralien nicht gleichzusetzen mit einer gesundheitlichen Wirkung. Es darf zusätzlich nicht behandelt werden. Liegt der natürliche Gehalt an Kohlensäure über 250 mg/l, bezeichnet man das amtlich anerkannte Wasser aus unterirdischem Vorkommen als Säuerling.

QUELLEN VON MINERALWÄSSERN LIEGEN IMMER IN GESTEINSREICHEN GEBIETEN.

Leitungswasser

Das Wasser aus der Leitung wird dezentral in einem lokalen Wasserwerk aus Grundwasser oder Oberflächenwasser gewonnen und aufbereitet. Die Zusammensetzung von Leitungswasser wird ständig kontrolliert, unterscheidet sich jedoch von Region zu Region. Werte wie zum Beispiel die Wasserhärte können im Internet nachgelesen oder beim Wasserversorger erfragt werden. Die Institute werben mit dem Slogan: „Leitungswasser ist das bestkontrollierte Lebensmittel, es wird täglich geprüft."

Verschwiegen wird jedoch, dass von 1700 gelösten Stoffen im Wasser nur ca. 50 geprüft werden , keine Medikamentenrückstände, keine Hormone etc. Gleichzeitig wird bei einer Überschreitung der Grenzwerte nur das Gesundheitsamt informiert – enthalten sind die schädlichen Stoffe trotzdem im Leitungswasser.

Der größte Anteil in den Trinkwasserspeichern ist „umlaufendes Wasser", d. h. Wasser; das bei uns in den Abfluss fließt, in den Kläranlagen wieder aufbereitet wird und zurück in die Trinkwasserspeicher fließt. Selten ist es frisches Wasser aus einer Quelle. Dazu gehört Abwasser, das nach häuslichem, gewerblichem, industriellem oder landwirtschaftlichem Gebrauch verunreinigt ist, also Schmutzwasser aus WCs, Küchen, Kliniken oder Betrieben sowie mit Staub oder Schadstoffen verdrecktes Regenwasser.

Besonders belastete Industrieabwässer werden in der Regel in betriebseigenen Anlagen behandelt oder vorbehandelt. Kläranlagen arbeiten mit biologischen und chemischen Behandlungsverfahren, darunter auch mit mechanischen Sedimentfiltern, die ungelöste Stoffe herausfiltern. Bewährt hat sich dabei die Behandlung mit Ozon und Aktivkohle. Fachleute sagen, es sei eine Illusion, zu glauben, dass alle Stoffe im Wasser ausnahmslos erfasst werden könnten, schon allein wegen ständig neuer Arzneistoffe. Probleme bereitet eine hohe Nitratbelastung im Grundwasser durch übermäßigen Einsatz von Gülle und stickstoffhaltigem Dünger auf Äckern.

Die Belastung des Trinkwassers mit Arzneistoffen hat Folgen: In Deutschland können Wissenschaftler insbesondere in der Nähe von Klärwerken beobachten, dass der Fischbestand verweiblicht.

Als Ursache gelten Hormone, die in der Anti-Baby-Pille enthalten sind, welche ungefiltert durch die Kläranlagen in die Gewässer gelangen. Der Gesetzgeber schreibt bisher in der Trinkwasserverordnung keinen Grenzwert für Hormone im Leitungswasser vor.

Es gibt keine regelmäßigen Überprüfungen der Gewässer und des Trinkwassers auf Hormonrückstände. Messungen belegen jedoch, dass sich regelmäßig Hormone und Arzneimittel in unseren Gewässern nachweisen lassen. 2011 hat das Umweltbundesamt 23 Wirkstoffe im Trinkwasser entdeckt, 55 im Grundwasser.

Bei Stichproben von Trinkwasser in 69 deutschen Städten wurden oft Rückstände von Gadolinium gefunden, das als Kontrastmittel in der Magnetresonanztomografie (MRT) angewendet wird. Doch nicht nur dieses Metall tummelt sich im deutschen Trinkwasser. Mitunter wird das Wasser auch durch Pestizide und Antibiotika belastet. Daher kann man nicht ausschließen, dass diese Mikroschadstoffe langfristig auch ein Problem für das Trinkwasser und damit für Menschen darstellen.

Die Leitungswasserqualität wird von den Behörden, wegen mittlerweile veralteter Leitungen in den Gebäuden, nur bis zum Hausanschluss garantiert. Bei einem durchschnittlichen Literpreis von unter 0,2 Cent ist Leitungswasser das mit Abstand günstigste Trinkwasser.

LEITUNGSWASSER – DAS BESTGEPRÜFTE LEBENSMITTEL?

Flavoured & Near Water

Mineralwässer, denen natürliche Aromastoffe, Fruchtsaftanteile oder Extrakte zugesetzt werden, nennen sich „flavoured water". Lebensmittelrechtlich zählen diese Produkte zu den Limonaden, da natürliches Mineralwasser keine Zusätze außer Kohlensäure enthalten darf. Man kann dem Trinkwasser aber auch ganz natürlich Ingwer, Minzblätter, Limonen, Limetten etc. beifügen, um dem Wasser einen Geschmack zu verleihen. Mittlerweile bietet der Markt auch natürliche Aromen zur Geschmacksveränderung unseres Trinkwassers an. Hier sei zu beachten, dass diese keine Farb- oder Konservierungsstoffe enthalten sollten, zuckerfrei und kalorienarm sind. Wichtig zu wissen ist, dass man darauf achten sollte, nur natürliche statt synthetischer Aromen zu gebrauchen.

FLAVOURED WATER – WASSER MIT GESCHMACK

Quellwasser

Ähnlich wie Mineralwasser entspringt Quellwasser aus unterirdischen Wasservorkommen. Im Gegensatz zu Mineralwasser wird jedoch keine amtliche Anerkennung für Quellwasser benötigt. Es bestehen keine Anforderungen an die Nachweisbarkeit von positiven Auswirkungen auf die Gesundheit und der Gehalt an enthaltenen Mineralstoffen in Quellwasser darf schwanken. Man kann jedoch sicher sein, dass Quellwasser mindestens den Qualitätsanforderungen entspricht, die an Leitungswasser gestellt werden. Es unterliegt den gleichen hygienischen Anforderungen wie natürliches Mineralwasser. Hinsichtlich der chemischen Zusammensetzung muss es jedoch Trinkwasser entsprechen. Eine Behandlung ist ebenso wie beim natürlichen Mineralwasser unzulässig.

QUELLWASSER – WASSER MIT HOHER QUALITÄT

Heilwasser

An Heilwässer werden die höchsten Erwartungen gestellt. Zusätzlich zu den Anforderungen an natürliches Mineralwasser unterliegt es dem Arzneimittelgesetz. Es wird durch das Bundesinstitut für Arzneimittel und Medizinprodukte zugelassen. Als Heilwasser darf nur natürliches Wasser bezeichnet werden, das nachweislich therapeutischen Nutzen besitzt. Aufgrund der Zusammensetzung von Mineralien kann sich Heilwasser positiv auf die Gesundheit auswirken und insbesondere Mangelerscheinungen vorbeugen. Verschiedene Heilwassersorten unterscheiden sich dabei in ihrer Wirkung und den möglichen Anwendungsbereichen. Heilwasser kann ohne Bedenken täglich getrunken werden. Es darf ausschließlich an der Quelle abgefüllt werden.

HEILWASSER – WASSER MIT THERAPEUTISCHEM NUTZEN

Heilige Quellen

Auf dem gesamten Erdball befinden sich Quellen, die meist religiös verehrt werden. Vier dieser Quellen sind in Fátima (Portugal), Santiago de Compostela (Spanien), Lourdes (Frankreich) und Medjugorje (Bosnien). Den Wässern werden überirdische Kräfte zugeschrieben, sie sollen Gelähmte wieder gehend, Blinde wieder sehend machen etc. Meist werden diese Quellen spirituell verehrt, Tausende pilgern zu diesen Orten und erbitten Heilung von ihren Leiden. Tatsächlich hatte ich aber vor Jahren ebenfalls ein erstaunliches Erlebnis mit Lourdes-Wasser. Ein Freund hatte mir das Wasser angeboten und behauptete, es vor 30 Jahren abgefüllt zu haben. Es schmeckte frisch und energiereich wie direkt aus der Quelle. Außerdem zeigte das Wasser trotz der langen Lagerung keine Keimbelastung.

HEILIGE QUELLEN – BESONDERES WASSER?

> „Wenn eine Regierung das Trinken von Wasser verbieten würde, wäre das Wasser beliebter als Whisky."
> — Oscar Wilde

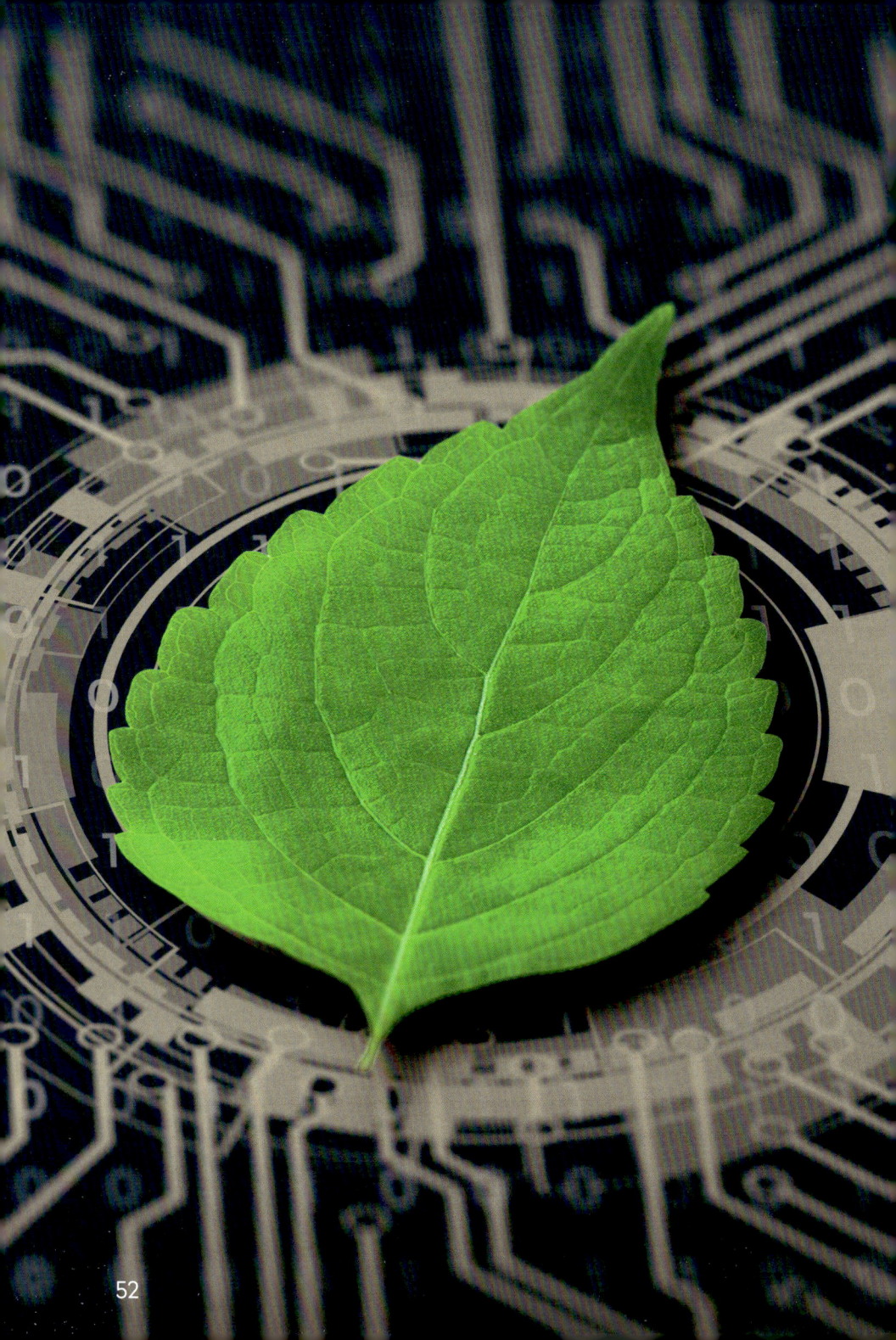

LEBENDIGES WASSER
GESUNDES WASSER

Wie erhält Wasser gesunde Informationen?

Wasser hat neben vielen großartigen Eigenschaften eine sehr ausgeprägte Fähigkeit, nämlich Informationen von außen aufzunehmen und zu speichern. Bei dem Begriff Information kann man sehr leicht eine Brücke zu „Informatik" schlagen. Die wichtigste Basis in der Informatik sind in erster Linie zwei Elemente – die 1 und die 0. Sämtliche Informationen, die ich am Computer erhalte, sind eigentlich eine Anreihung von Einsen und Nullen. Dabei steht 1 für „richtig", 0 für „falsch", was sich beispielsweise durch elektrische Spannung übertragen lässt. Eine komplexe Information kann dann nur mittels dieser beiden Basiselemente dargestellt werden.

Ein Beispiel:
0100110001101001011001010110001001100101
bedeutet die Information "Liebe".

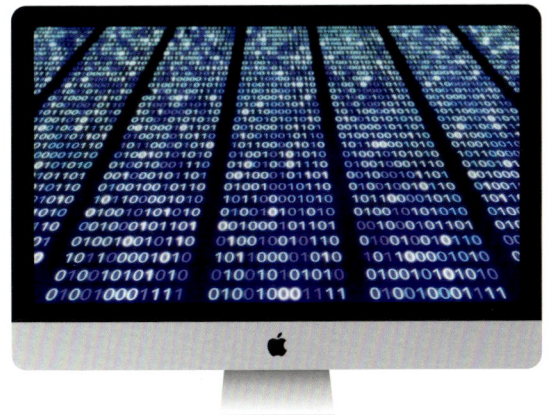

Auch Wasser besteht aus zwei Elementen, nämlich aus dem Molekül Wasserstoff und dem Molekül Sauerstoff. Diese beiden Moleküle verbinden sich nicht in einer exakten Ordnung, sondern bilden unregelmäßige Molekülbündel (Cluster). Diese Cluster (Aneinanderreihung von Molekülen) bilden sich durch Informationen von außen und geben diese Information weiter (wie beim Computer) und diese Informationen werden über das Trinken des Wassers vom Körper und den Zellen aufgenommen, wobei sie entsprechend wirken. Die Anordnung der Moleküle als Cluster kann von außen beeinflusst werden. Sie fügen sich entsprechend einer äußeren Informationsquelle zusammen und ergeben eine eigene Information oder Identität, z. B. „krank" oder „gesund". Informationen können optisch, akustisch oder über Frequenzen in das Wasser fließen. So kann man Wasser mit Texten besprechen, mit Melodien beschallen, mit Bildern beeinflussen, mit elektromagnetischen Klangwellen informieren. Sobald das Wasser Informationen vollständig aufgenommen hat, trägt es die Prägung in sich und gibt diese an seine Umgebung, auch in jede Körperzelle, weiter.

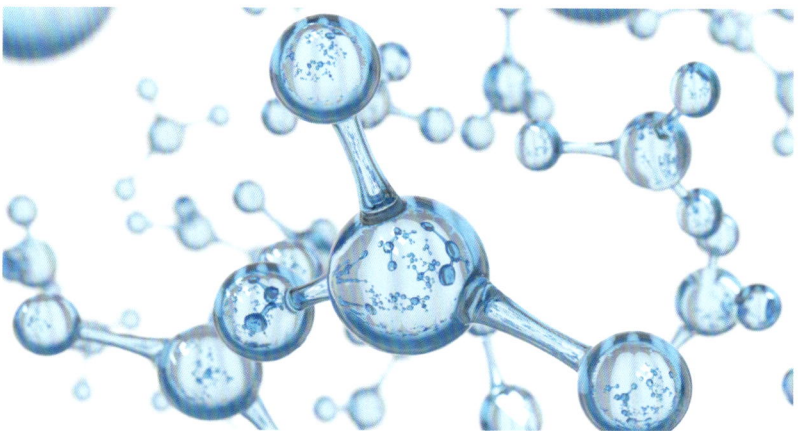

Wir trinken dieses informierte Wasser (übrigens hat jedes Wasser eine Information in sich, die Frage ist nur, ob positiv oder negativ), das in unseren Körper und in alle Körperzellen dringt und seine Prägung weitergibt. So beeinflusst Wasser wie kein anderes Element unsere Immunität und Gesundheit. Zudem ist der Großteil unseres Körpers eben dieses informierte Wasser.

So könnte die Anordnung der Wasser-Sauerstoff-Molekülcluster in der unteren Abbildung die Prägung „Gesundheit" besitzen.

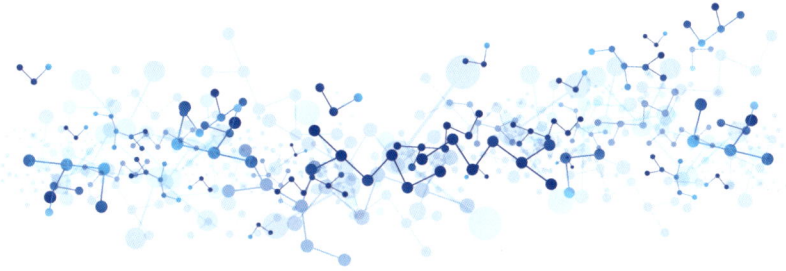

In der Natur wird Wasser mit einer signifikanten elektromagnetischen Frequenz der Steine oder anderen Informationsquellen informiert.

Ein Beispiel: Mineralwässer werden an ihren Quellen abgefüllt, dann aber oft über Tausende von Kilometern transportiert. Mittlerweile stehen entlang der Autobahnen Handymasten, überall sind Mautbrücken installiert, welche natürlich auch Frequenzen an ihre unmittelbare Umgebung abgeben. Dass sie dabei auch die Mineralwasserflaschen auf den LKWs erreichen, ist denkbar.

Was sind Frequenzen?

Frequenzen, Strahlen, Funkwellen sind unsichtbar. Deshalb fällt es uns schwer, an ihre Wirkung zu glauben. Erst wenn wir unser Mobiltelefon in die Hand nehmen und einen Anruf tätigen, egal wohin, sprechen wir innerhalb von Sekunden, rund um den Globus, mit unserem gewünschten Ansprechpartner. Wenn wir den Fernseher anschalten und in Bruchteilen von Sekunden Millionen von Lichtpunkten am Monitor ein bewegtes Bild erzeugen, werden hier Frequenzen über Satellit in unser Haus übertragen. Selbst wenn wir die Wirkung von unsichtbaren Frequenzen wie UV-Strahlen ignorieren – sobald wir länger ungeschützt in der Sonne liegen, können wir sie nicht mehr anzweifeln.

FREQUENZEN SIEHT MAN NICHT - ABER SIE WIRKEN.

Woher wissen wir jetzt, dass Steine eine elektromagnetische Frequenz abgeben?

Vor ca. 20 Jahren kollabierte die Schweizer Uhrenindustrie, weil in Japan eine Uhr der Firma Seiko auf den Markt kam, die das gesamte Uhrenwissen revolutionierte. Eine Uhr, die über Wochen, Monate, ja sogar über Jahre die Uhrzeit sekundengenau anzeigte. Dies hatte bisher keine mechanische Uhr zustande gebracht!

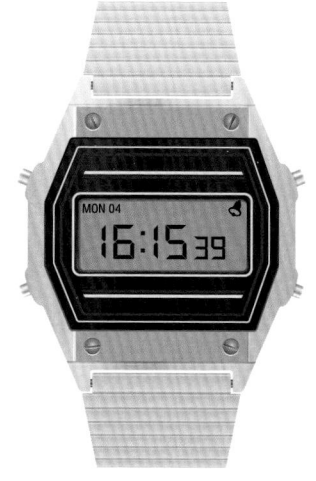

Das Geheimnis war ein kleiner Quarzkristall: Er hatte eine derart genaue Schwingung, dass die Uhr unter einer Sekunde pro Tag von ihrer Ganggenauigkeit abwich. So zeigte die Uhr über einen sehr langen Zeitraum die Zeit äußerst genau an. Spätestens nach diesem technischen Wunderwerk sind Frequenzwellen von Steinen realistisch und müssen nicht mehr gesondert wissenschaftlich bewiesen werden. Natürlich haben sehr viele Steinwissenschaftler über Tausende von Jahren die Wirkung von Steinen erforscht und dokumentiert, allen voran die Äbtissin Hildegard von Bingen. Die signifikante Wirkung von Steinen war bekannt und wurde von Generation zu Generation überliefert. In der Literatur finden wir Tausende von Dokumentationen, die sich nur mit der Wirkung von Steinen beschäftigen. Besonders betonen möchte ich hier meinen verstorbenen Freund Michael Gienger, der über Jahrzehnte Steine empirisch erforscht und mehr als 30 Bücher veröffentlicht hat. Er hat zum Beispiel über mehrere Jahre, in diversen Abständen, an mehr als 500 Probanden Edelsteine und Mineralien verschickt. Diese erhielten einen Testbogen, den sie wieder an Michael Gienger zurücksandten. Aus diesen Testreihen konnte er die signifikanten Eigenschaften von Edelsteinen zusammenfassen.

WENN MAN DAS BESTE WASSER TRINKEN WILL, TRINKT MAN „STEINEWASSER".

Dieses Beispiel beweist für mich, dass Schwingungen der Steine dem Wasser eine natürliche, gesunde Information verleihen können und die Molekülcluster so umformen, dass sie unserem Körper Energie und Gesundheit verleihen.

„Wenn du Wasser trinkst, denke an die Quelle."
— Chinesische Weisheit —

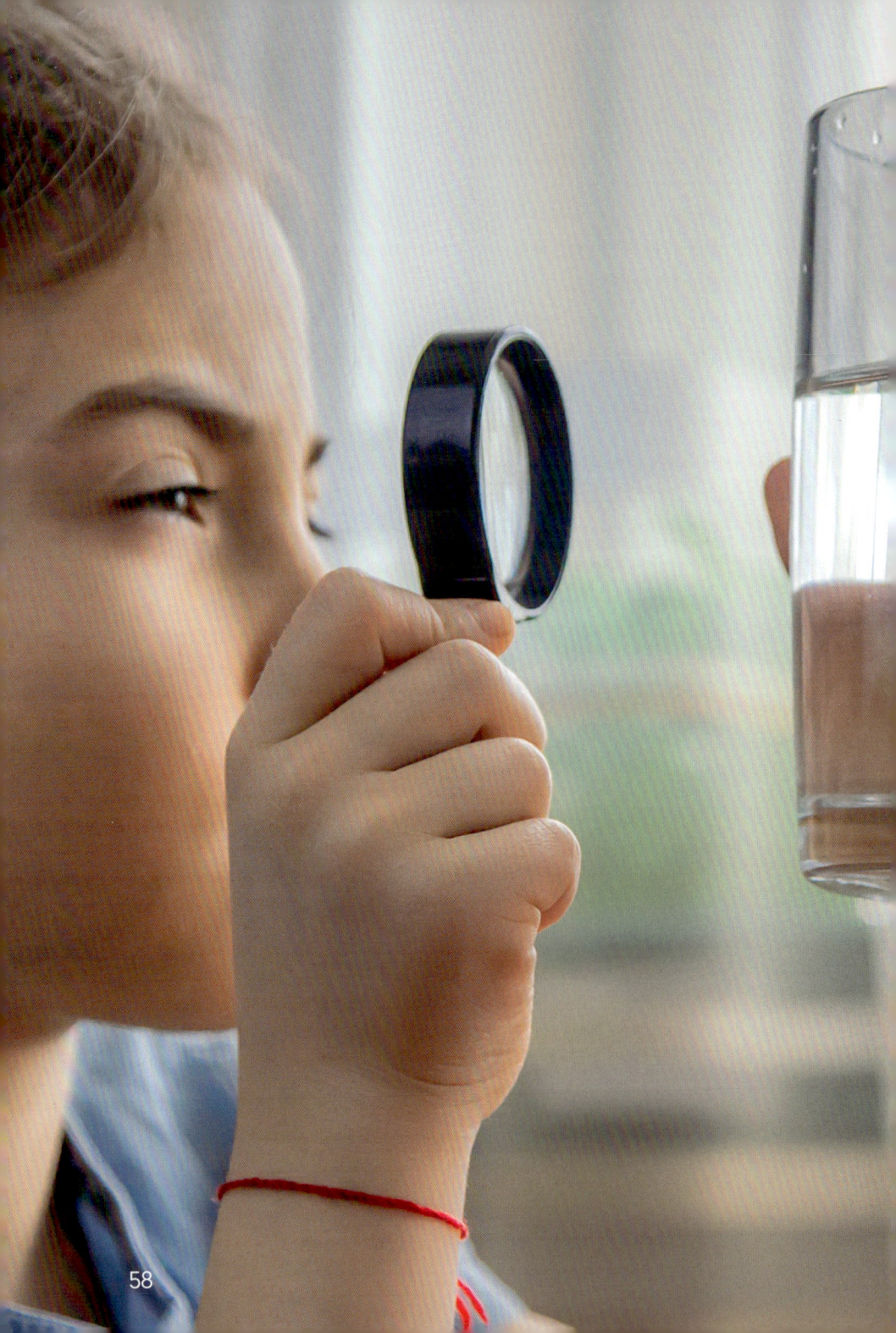

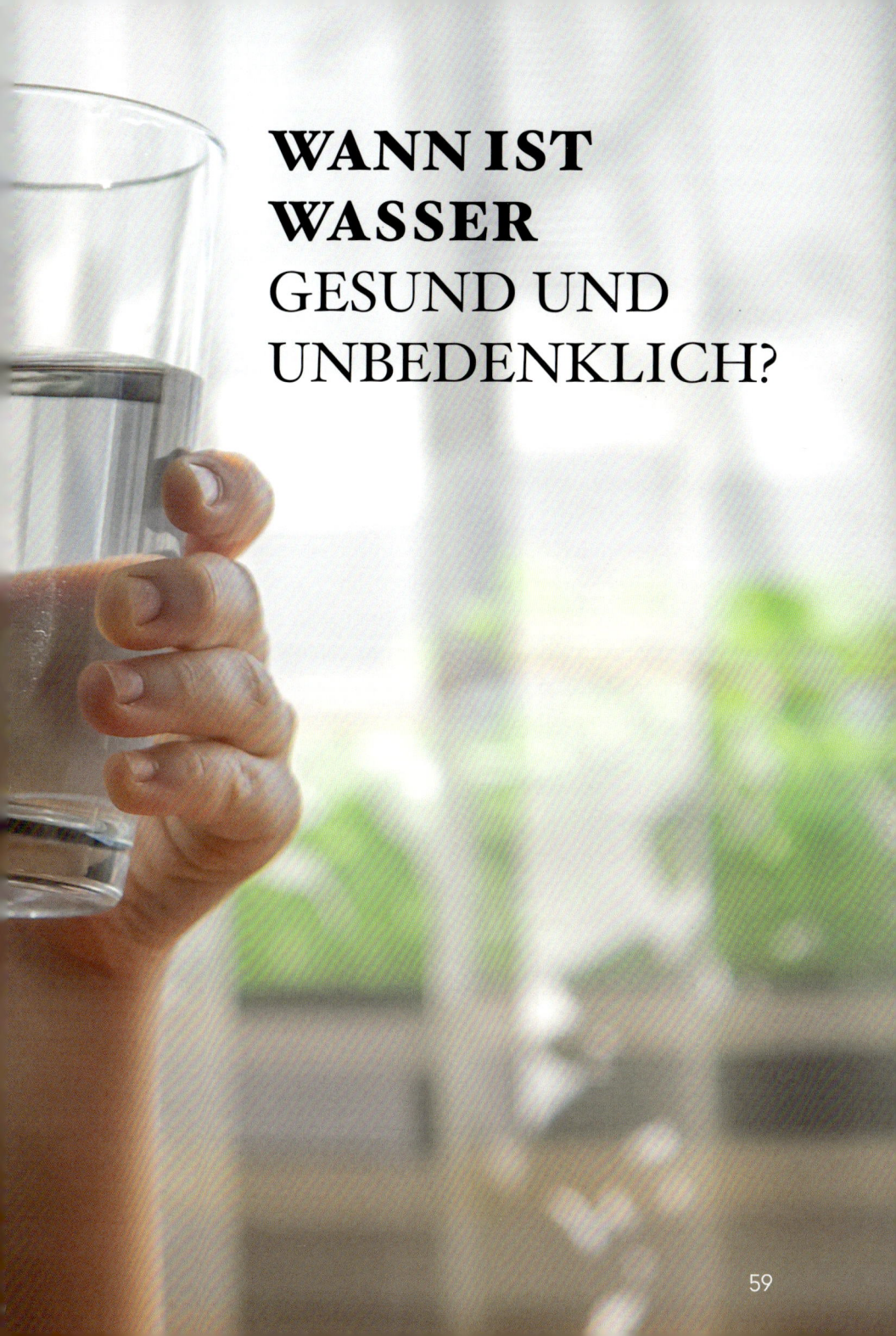

WANN IST WASSER GESUND UND UNBEDENKLICH?

Wasser wirkt je nach Beschaffenheit heilend oder pathogen auf uns Menschen. Entscheidend dafür sind Merkmale des Wassers, die über einen langen Zeitraum erforscht wurden.

Dr. Louis Claude Vincent (Universität Paris) bekam von der französischen Regierung einen Forschungsauftrag, um herauszufinden, welche Eigenschaften Wasser besitzen muss, um gesund und wohltuend auf uns Menschen zu wirken. Von 1950 bis 1974, 24 lange Jahre, tourte Professor Vincent durch ganz Frankreich und entnahm Trinkwasserproben sowohl in ganz kleinen Städten als auch in den großen Metropolen. Im Rahmen seiner Forschungsarbeiten führte Vincent zahlreiche Studien zu den Eigenschaften des Trinkwassers und deren Auswirkungen auf die menschliche Gesundheit durch. Er verglich die Analysen mit den Statistiken der Gesundheitsämter und bezog unzählige Werte und Parameter in seine Forschung mit ein. So fand er beispielsweise entlang der Côte d'Azur neben einer außerordentlich hohen Sterblichkeitsrate von 13,4 Promille extrem kalkhaltiges, d. h. mineralreiches Wasser – während Grenoble seinen Bewohnern sehr reines, weiches Trinkwasser lieferte. Die Sterblichkeit lag dort nur bei 8,5 Promille. In Marsat bei Clermont-Ferrand wurde das Leitungswasser beispielsweise nicht gechlort – Krebs und Herz-Kreislauf-Erkrankungen waren dort kaum zu finden.

Nachdem Prof. Vincent jahrelang die verschiedensten Eigenschaften von Trinkwasser (inkl. vieler Mineralwässer) untersucht hatte, konnte er am Ende auch genau definieren, welche Auswirkungen auf unsere Gesundheit die Qualität des Wassers hat. Er verfasste quasi ein Lehrbuch, wie gesundes Wasser beschaffen sein muss.

Die Analysen seiner Langzeitstudien ergaben, dass der r-Wert oder der elektrische Widerstand des Wassers und der pH-Wert die wichtigsten Parameter zur Qualitätsbestimmung von Trinkwasser sind.

METHODEN ZUR HÄUSLICHEN WASSERAUFBEREITUNG

Destillation:

Ein Destilliergerät produziert weiches, sauberes Trinkwasser, welches durch das Dampfdestillationsverfahren gewonnen wird. Wasser wird zum Sieden gebracht, der aufsteigende Wasserdampf kondensiert in einer Kühlschlange. Das Wasser wird anschließend durch einen Aktivkohlefilter von jeglichen Schadstoffen und Rückständen wie zum Beispiel Schwermetallen, Medikamentenrückständen und Kalk befreit. Ein Destillationszyklus dauert etwa vier Stunden. Das Destillationsverfahren garantiert jederzeit unbedenkliches, kristallklares, weiches Trinkwasser mit stets gleichbleibender, höchster Reinheit. Das Gerät bietet einige Vorteile:

- entfernt alle Schadstoffe aus dem Leitungswasser
- entfernt Rückstände wie Kalk und Rost
- kein Leistungsverlust durch verstopfende Filter
- unbeaufsichtigter Betrieb möglich (zum Beispiel nachts)
- keine Installation, kein Anschluss, kein Bohren notwendig
- geringe Betriebskosten

DESTILLATION PRODUZIERT GARANTIERT REINSTES WASSER.

Desinfektion mit Ozon

Eine Ozonanlage kann problemlos in eine bestehende Wasseraufbereitungsanlage oder in die Hauptleitung integriert werden. Ozon ist bei der Inaktivierung von Viren und Bakterien erfolgreicher als jede andere Desinfektionsbehandlung und benötigt gleichzeitig sehr wenig Kontaktzeit, wodurch die Behandlung verkürzt und auf chemische Mittel verzichtet werden kann.

Aufgrund des hohen Oxidationspotenzials baut Ozon Mikroben und Viren effektiv ab. Ozon kann zur Oxidation von Kohlenwasserstoffen in zellulären Lipiddoppelschichten verwendet werden, was kontaminierende Mikroben abtötet.

Die Ozonbehandlung verhindert auch das Nachwachsen von Mikroorganismen. Ozonierung bietet Schutz vor praktisch allen unerwünschten Mikroben. Nach der Behandlung wird das Ozon im Wasser natürlich abgebaut.

OZON BAUT MIKROBEN UND VIREN EFFEKTIV AB UND VERHINDERT DAS NACHWACHSEN SCHÄDLICHER MIKROORGANISMEN.

Umkehrosmose

Diese Wasserfilteranlage kann entweder unter der Spüle montiert oder als attraktiver Blickfang aufgestellt werden. Die Anlagen verwenden zur Wasseraufbereitung das Prinzip der Umkehrosmose. Diese natürliche Art der Wasseraufbereitung beschert reinstes Wasser.

Das Prinzip der Umkehrosmose wurde von der NASA schon in den 60er-Jahren entwickelt, um den Urin der Astronauten wieder trinkbar zu machen.

- Belastetes Wasser, sogenanntes Konzentrat, wird durch eine Membran gedrückt. Das Wasser, das die kleinen Löcher passiert hat, wird Permeat genannt und ist frei von jeglichen Schadstoffen. Die Membran hat mikroskopisch kleine Löcher, die mit einem Laser gebrannt werden.

- Der Durchmesser der Löcher ist gerade einmal so groß, dass ein Wassermolekül durchpasst. Nachdem das Wassermolekül den kleinsten Durchmesser aufweist, bleiben alle anderen Moleküle, eben auch Schadstoffmoleküle, in der Membran zurück.

Von der Wasserreinheit ist Umkehrosmose-Wasser mit destilliertem Wasser vergleichbar.

Nachdem das Wasser an der Membran vorbeigedrückt wird, fließt das belastete Wasser wieder zurück in das Abwasser. Mittlerweile ist das Verhältnis von Reinwasser zu Abwasser bei diesen Anlagen nahezu bei 2:1. Das heißt, um einen Liter reines Wasser herstellen zu können, benötigt man zwei Liter Leitungswasser.

UMKEHROSMOSE FILTERT ALLE MOLEKÜLE, DIE GRÖSSER ALS WASSERMOLEKÜLE SIND, AUS DEM LEITUNGSWASSER.

Aktivkohle-Filtration mittels Carbonfilter

Charakteristisch für diesen Prozess der Wasserfilterung ist, dass das Wasser durch eine granulierte Schicht von Kohlepartikeln hindurchfließt. Wahlweise kann das Wasser auch durch mehrere Schichten gefiltert werden. Weil die Aktivkohle mit Sauerstoff behandelt wird, bilden sich zwischen den Kohle-(Karbon-)Atomen Millionen kleiner Poren. Durch die Größe der Oberfläche von Aktivkohle werden somit unzählige Bindungsstellen gebildet. Mit diesem Prinzip wird das Wasser von Chemikalien und Unreinheiten gesäubert. Wenn die Schadstoffe des Wassers an die Kohlepartikel gelangen, werden diese dort gebunden und können nicht mit dem Wasser weiterfließen. Bei einem Aktivkohlefilter handelt es sich um einen chemischen Absorbierungsprozess. Derartige Systeme sind preiswert, weil sie, abgesehen vom Wasserdruck, keine Energiequelle benötigen. Solange der Konsument die optimale Funktionalität durch regelmäßigen Filterwechsel und die Aufrechterhaltung des Wasserdrucks kontrolliert, sind diese Filtersysteme wirkungsvoll zur Wasseraufbereitung.

- Aktivkohlefilter arbeiten ohne Strom und verschwenden kein Wasser.

- Sie verbessern nicht nur den Geschmack und den Geruch des gefilterten Wassers, sondern entfernen sämtliche groben und feinen Schadstoffe wie Chlor und andere Fremdstoffe aus dem Wasser.

- Durch die lose Anordnung des granulierten Kohlematerials wird der Wasserdurchfluss nicht behindert. Ein Kohlefilter kann deshalb in jedem Wasseraufbereitungssystem des Hauses eingesetzt werden.

- Diese Filteranlage belässt essenzielle Spurenmineralien und andere gesunde Mineralien wie z. B. Magnesium, Calcium oder Kalium im Wasser.
- Die Entfernung von konzentrierten Chemikalien wie Chlor, Trihalomethane, Fluorid, groben Verunreinigungen mit z. B. organischem Material wie Humus oder Algen und mikroskopisch kleinsten Schadstoffen wie Herbiziden und Pestiziden ist hiermit kein Problem.

Man sollte allerdings wissen, dass die Kohle mit den Schadstoffen nur so lange eine chemische Reaktion eingeht, bis die Kohlemoleküle gesättigt sind. Ist der Kohlefilter gesättigt, fließt das Wasser ungefiltert an den Kohlepartikeln vorbei und alle Schadstoffe gelangen wieder in das Trinkwasser. Dementsprechend ist es wichtig, die Kohlefilter regelmäßig zu wechseln. Leider sind die Herstellerangaben zur Haltbarkeitsdauer der Kohlefilter sehr optimistisch. Ich rate deshalb dazu, die Kohlefilter schon wesentlich früher als vom Hersteller empfohlen zu wechseln. Es ist zwar kostspieliger, aber sicherer.

AKTIVKOHLE BINDET SÄMTLICHE SCHADSTOFFE.

Levitate water:

Der Wasserforscher Wilfried Hacheney (1924–2010) entwickelte das Verfahren, Wasser „levitieren" zu können. Damit meinte er nicht, dass er es zum Schweben bringen konnte.

Er wollte die „Levitation" als Gegenteil der Gravitation verstanden wissen, da das Wasser bei dem Verfahren durch die einwirkenden Kräfte auseinandergezogen und nicht wie sonst durch die Gravitation zusammengepresst würde. Allerdings gibt es keine Studien, die die Wirkung seines Verfahrens belegen. Levitiertes Wasser wird verwirbelt und soll dadurch gesünder sein als normales Leitungswasser. Um die besondere Eigenschaft von levitiertem Wasser zu verstehen, muss man eine chemische Eigenschaft der Wassermoleküle kennen: Sie besitzen jeweils ein Sauerstoffatom und zwei Wasserstoffatome. Die beiden Wasserstoffatome eines Wassermoleküls wirken jeweils anziehend auf das Sauerstoffatom eines anderen, benachbarten Wassermoleküls. Aufgrund dieser Anziehungskraft verbinden sich die Moleküle miteinander. Die Befürworter von levitiertem Wasser glauben, dass Wassermoleküle sich auch im flüssigen Zustand zu festen Verbindungen, sogenannten Clustern, zusammenschließen. Dies werde besonders gefördert, wenn Wasser mit hohem Druck, bis zu 40 bar, durch Leitungen gepresst wird. Das Problem ist, dass die Cluster negative Informationen weitergeben können. Durch die Levitation soll es nach Hacheneys Methode möglich sein, die Cluster im Leitungswasser zu zerstören. Das macht levitiertes Wasser besonders gesund – wenn man den Anhängern dieser Theorie glaubt.

LEVITIEREN SOLL UNGESUNDE CLUSTERINFORMATIONEN IM WASSER AUFLÖSEN.

Edelsteinwasser

Ob verheerende Dürreperioden oder entsetzliche Flutkatastrophen, die Natur ist die mächtigste und gewaltigste Tatsache auf unserer Erde und wirkt sich umfassend auf unser Leben aus. Ständig zeigt sie uns die beeindruckenden Auswirkungen ihrer Kraft – so auch in der Regeneration und Vitalisierung von Wasser. Jetzt müssen wir uns einmal nur dieses grandiose System genauer anschauen: Wasser fällt als Regen auf die Erde, versickert im Boden, läuft an oder über Steine und fließt an der Quelle wieder prächtig hervor. Wir erkennen ein sehr wichtiges Prinzip: „Urelement Stein regeneriert Urelement Wasser." Kein Wasser ist gesünder und energiereicher als Quellwasser.

Aber wie funktioniert dieses Phänomen der Revitalisierung in der Natur? Dazu wissen wir mittlerweile, dass jeder Stein Schwingungen an die Umwelt abgibt. Das klingt zwar sehr mystisch, aber seit der Erfindung der Quarzuhr haben wir die Gewissheit, dass Steine oder Quarze Schwingungen erzeugen. Natürlich wissen wir auch aus der Steinheilkunde durch zahlreiche Studien, dass seit Jahrtausenden Steine eine Wirkung auf ihre Umgebung haben.

Dieses beispiellose Naturprinzip machen sich VitaJuwel-Produkte zunutze: „Urelement Stein regeneriert Urelement Wasser"! Jetzt mag mancher fragen, wie denn die Schwingungen durch das Glas hindurch wirken. Die Antwort ist sehr einfach: Jede Schwingung oder Frequenz, seien es Funkwellen oder UV-Strahlen, durchdringt Barrieren, zudem ist ja Glas geschmolzener Stein.

Untersuchungen im Labor haben ergeben, dass diese Frequenzen ca. sieben Minuten benötigen, um das Wasser vollständig und auf natürliche Weise umzustrukturieren. Nun werden ja keine gewöhnlichen Steine verwendet, sondern Edelsteine. Deshalb ist die Vermutung berechtigt, dass man nicht nur regeneriertes, sondern das am besten regenerierte Wasser der Welt trinkt.

Im Jahre 2008 gewann VitaJuwel den begehrten Förderpreis „Gastronomische Innovation des Jahres". Als Preis erhielt VitaJuwel eine kostenintensive Laboruntersuchung erstattet, die die Verkeimung von Wasser täglich überprüfte. Bei diesem Labortest entstanden innerhalb von 12 Monaten keinerlei Keime im Edelsteinwasser – es war so frisch und unbelastet wie am ersten Tag. Ein exzellenter Beweis für die Qualität dieser Wasseraufbereitung!

EDELSTEINWASSER IST DIE NATÜRLICHSTE ART DER WASSERAUFBEREITUNG.

> *„Alles ist aus dem Wasser entsprungen!*
> *Alles wird durch Wasser erhalten!"*
>
> — Johann Wolfgang von Goethe

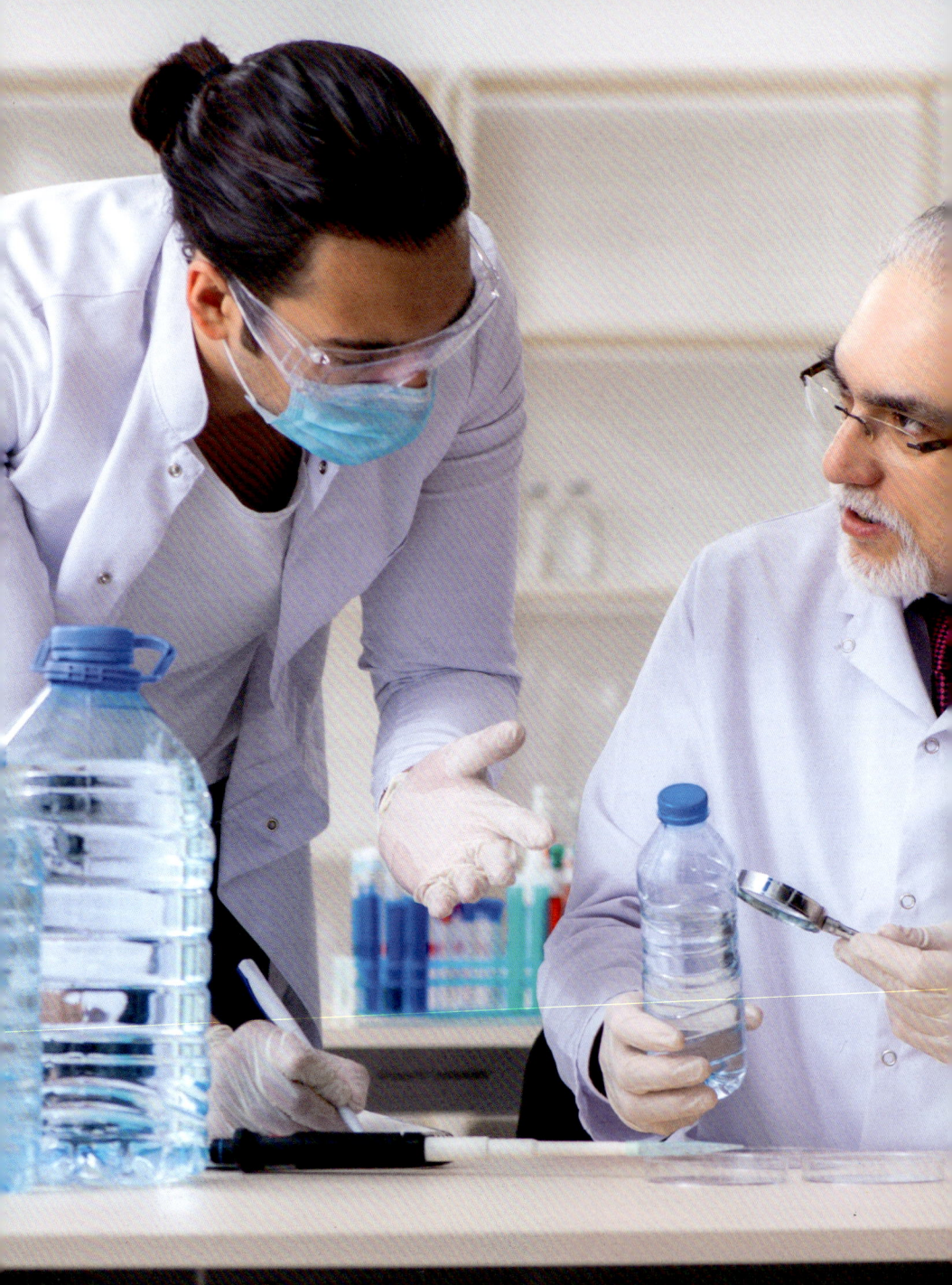

INSTITUE ZUR WASSERANALYSE

Es gibt einige Institute, die auf Anfrage die Qualität des Leitungswassers prüfen. So kann man sich Sicherheit holen, um guten Gewissens Leitungswasser zu trinken:

https://www.wasserschnelltest.de/
Dieses Institut hat über ein Dutzend verschiedene Wasseranalysen im Angebot, von der Untersuchung auf Blei im Wasser für 25 Euro bis hin zu einer hochwertigen Analyse auf Pestizide bzw. Pflanzenschutzmittel im Trinkwasser, die über 460 verschiedene Wirkstoffe nachweist.

https://www.igb.fraunhofer.de/
Das Fraunhofer-Institut für Grenzflächen- und Bioverfahrenstechnik IGB entwickelt und optimiert Verfahren und Produkte für die Geschäftsfelder Gesundheit, Chemie und Prozessindustrie sowie Umwelt und Energie. Es analysiert Trinkwasser mittels modernster Methoden und ermöglicht eine umfassende, seriöse und qualitätsgesicherte Aussage über Wasser.

https://www.institut-fresenius.de/de/
Das SGS INSTITUT FRESENIUS prüft, analysiert und bewertet Wasser auf signifikante Inhaltsstoffe.

https://www.eurofins.de/umwelt/
Die Eurofins Institut Jäger GmbH ist ein spezialisiertes Umweltlaboratorium mit Hauptsitz in Tübingen. Die Arbeitsschwerpunkte liegen in der Analytik und Bewertung von Trinkwasser, Mineralwasser, Grundwasser und Abwasser.

https://www.wassertest-online.de/
In diesem Institut kann Wasser auf Schadstoffe geprüft werden. Es bietet ein Wasseranalyse-Set für Verbraucher an, mit dem Wasser gesammelt und untersucht werden kann. Einfache Probeentnahme inkl. Anleitung, keine Vorkenntnisse nötig, Wasseranalyse im akkreditierten Wasserlabor nach DIN-EN-ISO 17025.

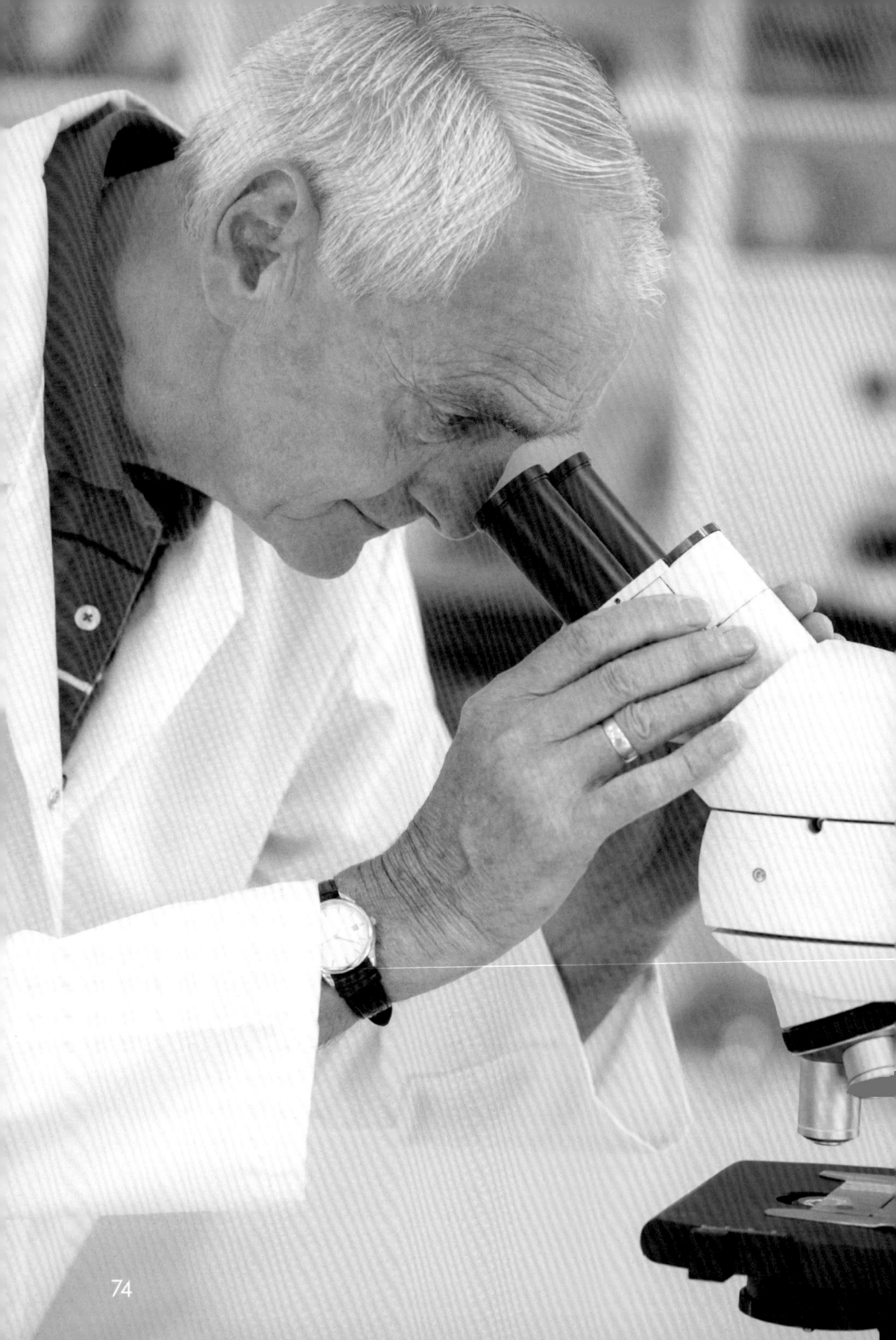

BEDEUTENDE WASSERFORSCHER

Wasser ist unser wichtigstes Lebensmittel, deshalb ist es konsequent, dass sich Kapazitäten auf der gesamten Welt mit dem Phänomen „Wasser" beschäftigten und beschäftigen. Einige Forscher, die dem Wasser neue Geheimnisse entlockt haben, möchte ich vorstellen.

Masaru Emoto
Masaru Emoto hat erstmals die Kristalle von gefrorenem Wasser fotografiert. Unter schwierigsten Bedingungen entstanden atemberaubende Aufnahmen von Wasser aus der ganzen Welt – faszinierende Impressionen, die uns die Sinne und Herzen öffnen für die tiefgreifenden äußeren Einflüsse auf unser Wasser. In seinem Bestseller „Die Botschaft des Wassers" erklärt er neue revolutionäre Thesen zu den Geheimnissen des Wassers. Ich war mit ihm befreundet, viele unserer Einsichten zu Wasser waren deckungsgleich.

Viktor Schauberger
Der österreichische Förster und Erfinder Viktor Schauberger (1885–1958) hatte die seltene Begabung, der Natur in die Karten zu sehen. Allerdings bedarf es einer kaum geringer zu bewertenden Begabung, ihm selber in die Karten zu blicken, sind seine schriftlichen Hinterlassenschaften doch oft schwer nachvollziehbar. Er gilt heute als Pionier der modernen Wasserforschung und der ganzheitlichen Naturbeobachtung. Seine Entdeckung war die Selbstreinigung und Vitalisierung des Wassers durch Verwirbelung mittels spezieller Trichter oder Spiralrohre. Schauberger formulierte schon in der ersten Hälfte des 20. Jahrhunderts sein „k&k-Prinzip": Man müsse die Natur erst kapieren und dann kopieren.

Fereydoon Batmanghelidj

„Sie sind nicht krank – Sie sind durstig!" So lautet die eindringliche Botschaft des iranischen Arztes F. Batmanghelidj, der am Paradigma der westlichen Medizin rüttelt und das Wasser selber in den Mittelpunkt der Selbstheilung stellt. Zehntausende von Menschen heilte er in seinem Leben ausschließlich mit Wasser. Zahlreiche Bücher dokumentieren seine einzigartigen Forschungen zur Heilkraft des Wassers. Als politischer Gefangener saß er einige Zeit im Gefängnis, dort hat er aufgrund mangelnder Medikamente die Heilkraft des Wassers entdeckt.

Prof. Gerald H. Pollack

Er wird als bedeutendster Wasserforscher der Neuzeit anerkannt und revolutionierte das Wasserwissen mit der Erkenntnis, dass Wasser nicht nur die drei bekannten Aggregatzustände flüssig, fest und gasförmig aufweisen kann, sondern dass es noch einen vierten Aggregatzustand gibt. Das Wasser erreicht dabei einen absolut reinen Zustand mit negativer elektrischer Ladung . Er ist der führende Experte auf dem Gebiet der Wasserstrukturforschung. Er wurde zahlreich ausgezeichnet und hat diverse Titel für seine umfangreichen Forschungen erhalten. Als Professor für Bioengineering an der Universität in Washington leitet er das dortige „Pollack Laboratory".

An der Faszination Wasser und seinen Geheimnissen haben in unserer mehrtausendjährigen Geschichte schon viele Koryphäen geforscht und einige Einsichten gewonnen. Jedoch bleibt das Phänomen Wasser in vielen Bereichen immer noch ein Mysterium.

> *„Wissen und Wissenschaft sind nicht identisch.*
> *Wissen ist das Ganze, Wissenschaft ist ein Teil."*
>
> — Count Leo Nikolajewitsch Tolstoi

MASARU EMOTO

Masaru Emoto war ein japanischer Parawissenschaftler und Alternativmediziner, er zählt zu den großen berühmten Wasserwissenschaftlern der Welt.

Er beschäftigte sich seit Anfang der 1990er-Jahre mit Wasser. Seinen Forschungen zufolge kann Wasser die Einflüsse von Gedanken, Gefühlen, Tönen und Frequenzen aufnehmen und speichern. Zu dieser Auffassung gelangte er durch Experimente mit Wasser in Flaschen, die er entweder mit positiven Botschaften wie „Danke" oder negativen Botschaften wie „Krieg" beschriftete und anschließend bei minus 30 Grad Celsius gefror und beim Auftauen mit einem Elektronenmikroskop fotografierte. So stellte er einen optisch erkennbaren Zusammenhang zwischen dem Aussehen des Eiskristalls und der Qualität bzw. dem Zustand des Wassers her. Emotos Erkenntnisse revolutionierten die Art, wie Wasser wahrgenommen wird. Zum Ausdruck brachte er seine Einsichten in dem weltweiten Bestseller „Die Botschaft des Wassers". Dieses Buch war jahrelang auf Platz Nummer eins der Bestsellerliste der New York Times. Anfang 2009 hat sein Büro in Japan bei uns angefragt, ob er uns besuchen könnte. Wir sagten zu und schon eine Woche später besuchte er uns in unserem Unternehmen. Wir hatten einen sehr interessanten Tag zusammen und konnten uns in allen gewonnenen Erfahrungen gegenseitig bestätigen. Drei wesentliche Erkenntnisse hat unser gemeinsames Gespräch ergeben:

1. Water voraciously absorbs information of all kinds and reshapes its own molecular structure according to these new instructions and passes them on to the environment.

2. Wasser kann in keiner Doppelblindstudie erforscht werden, weil das Wasser in den Gläsern im Labor ständig neuen Beeinflussungen ausgesetzt ist und es sich ständig verändert. Wenn sich die Mitarbeiter im Labor unterhalten, gehen umgehend diese neuen Informationen auf das Wasser über und es formiert sich neu.

3. Ausschlaggebend für die Wirkung des Trinkwassers auf den Körper ist nicht nur die biologische Qualität des Wassers, sondern im selben Maße das Bewusstsein, mit dem der Mensch das Wasser trinkt.

Aufsehenerregend sind Emotos viele Fotoaufnahmen, wo er gefrorene Wassertropfen fotografierte, die er vorher individuell informierte. Er beschriftete das Wassergefäß oder das Wasser mit Begriffen, besprach es mit Worten oder Sätzen oder beschallte es mit Musik. Hier einige seiner epochalen Wasserfotografien:

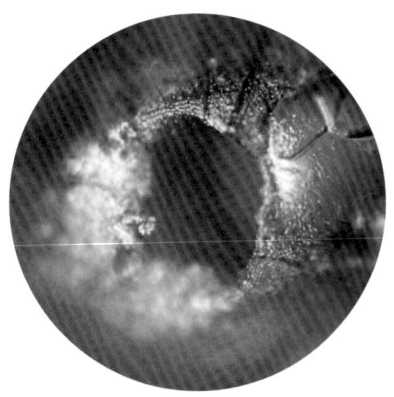

Leitungswasser
aus Scheidegg, Germany

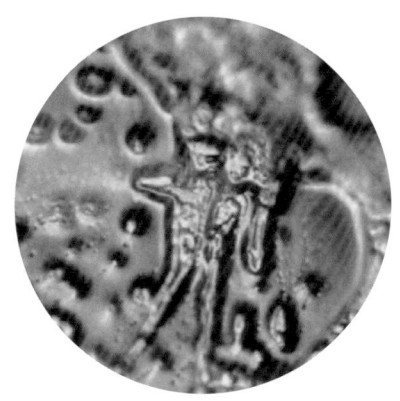

Wasser
besprochen mit den Worten
„Du machst mich krank!"

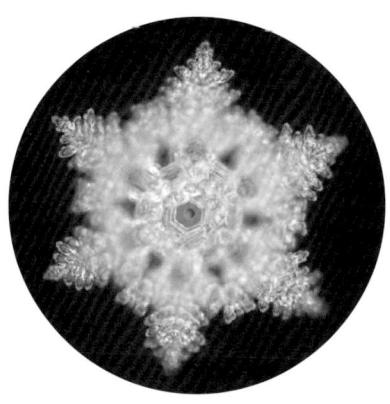

Wasser
besprochen mit den Worten
„Optimale Gesundheit"

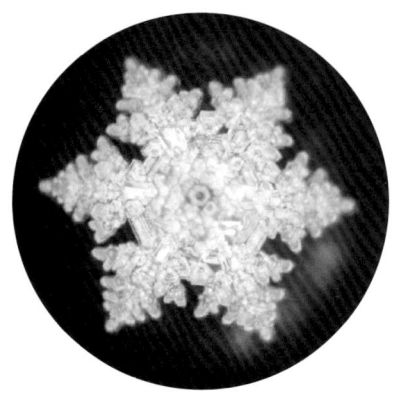

Wasser
beschallt mit
Mozart's Symphonien

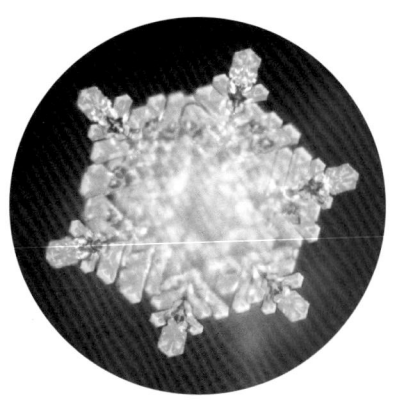

Wasser
besprochen mit dem Wort
„Diamant"

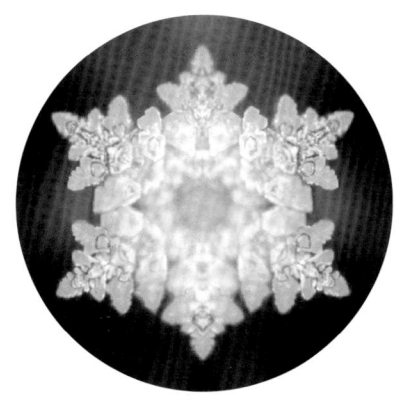

Wasser
besprochen mit den Worten
„Liebe und Friede"

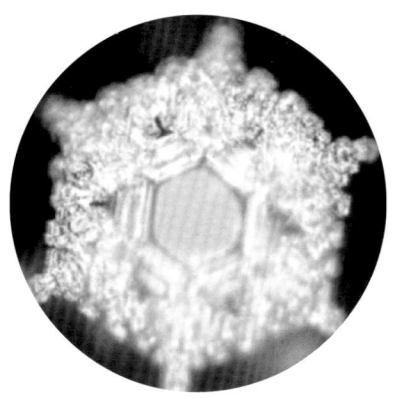

Wasser
besprochen mit den Worten
„Liebe und Dankbarkeit"

WASSER NIMMT SEHR EFFEKTIV INFORMATIONEN AUF, SPEICHERT SIE UND GIBT SIE WIEDER AN DIE UMGEBUNG AB.

Was mich aber nachhaltig extrem beeindruckte, war, dass er mich bei seinem Besuch bat, ihm einen Zettel mit meiner Unterschrift mitzugeben. Wochen später bekam ich eine E-Mail von ihm, wo er mir eröffnete, dass er den Zettel mit meiner Unterschrift 24 Stunden auf ein Glas mit Wasser geklebt hatte, um dann einen Wassertropfen aus diesem Glas einzufrieren. Im Anschluss fotografierte er den Wassertropfen, wie dieser auftaute. Das Bild meines eigenen Wasserkristalls fügte er im Anhang bei. Folgend analysierte er meinen Wasserkristall und konnte Dinge über mich erklären, von denen nur meine engste Familie, bei manchen sogar nur ich selbst Kenntnis hatte. Narben am Körper, Erlebnisse von meiner Geburt und meiner Vergangenheit und Weiteres las er aus meinem Kristallbild.

„Das Herz ist ein kristallener Tempel."
— Japanisches Sprichwort —

DR. FEREYDOON BATMANGHELIDJ

Seine medizinische Ausbildung absolvierte Batmanghelidj am St. Mary's Hospital der London University. Er kehrte in den Iran zurück und wurde dort von der iranischen Revolutionsregierung verhaftet. Im Gefängnis entdeckte er nach eigenem Bekunden die „Heilkraft von Wasser". Nachdem es im Gefängnis schnell bekannt wurde, dass er Arzt ist und natürlich auch Gefangene erkrankten, baten sie den Arzt, ihnen zu helfen. Weil es damals in den Gefängnissen keine medizinische Versorgung gab und auch keine Medikamente zur Verfügung standen, behandelte Dr. Fereydoon Batmanghelidj die Mitgefangenen nur mit Wasser – mit beachtlichen Erfolgen.

Nach Ansicht von Batmanghelidj soll Wassermangel (Dehydrierung) weit mehr Einfluss auf die Gesundheit haben als bisher angenommen und Ursache vieler Erkrankungen (z. B. Krebs, Schlaganfälle, Depressionen, koronare Herzkrankheiten, Osteoporose, Gicht oder Übergewicht) sein. 1982 emigrierte Batmanghelidj aus dem Iran in die USA. Hier hielt er Vorträge und schrieb mehrere Bücher zu diesem Thema. Seine wichtigste Botschaft war: „Du bist nicht krank, du bist durstig!". Er empfiehlt keine Medikamente und fordert nicht dazu auf, verordnete Medikamente gegen den Rat des behandelnden Arztes abzusetzen – weder direkt noch indirekt. Die Absicht von Dr. Fereydoon Batmanghelidj besteht einzig darin, auf der Grundlage der neuesten Erkenntnisse der Mikroanatomie und der molekularen Physiologie über die Bedeutung des Wassers für das Wohlbefinden aufzuklären.

Chronischer Wassermangel ist für ihn die Hauptursache für viele Krankheiten. Manche sagen, diese Erkenntnis sei die größte Errungenschaft der modernen Medizin. Begreift man die Bedeutung chronischen Wassermangels, wird der Weg frei für die Entwicklung eines menschenfreundlicheren Gesundheitssystems.

CHRONISCHER WASSERMANGEL IST DIE HAUPTURSACHE FÜR VIELE KRANKHEITEN.

Nach seiner Einschätzung können die Menschen in Zukunft entschieden gesünder und produktiver sein – und das mit einem Aufwand, der nur 30 Prozent der heutigen Kosten im Gesundheitswesen ausmacht. Die Geschichte lehrt uns, dass wir oft wichtige Entwicklungssprünge machen, wenn wir die grundlegenden Techniken erkennen, derer sich die Natur bedient. Die Natur hat einfach vorgesehen, dass der menschliche Körper zu mehr als 70 Prozent aus Wasser besteht. Ist das natürliche Gleichgewicht vorhanden, besteht eine große Wahrscheinlichkeit, dass der Mensch gesund und aktiv ist, bei einem Ungleichgewicht, z. B. Dehydration (Wassermangel), treten Beschwerden auf, die sich als Krankheit manifestieren können. Bei länger andauerndem Wassermangel können sogar chronische Leiden entstehen. Hier Berichte des Arztes aus seinem Buch „Sie sind nicht krank, Sie sind durstig!" zum Thema Wassermangel im Körper und über Heilerfolge mit Wassertrinken:

„Vor zwanzig Jahren begann ich, Magengeschwüre mit Wasser zu behandeln. Im Laufe von zwei Jahren und sieben Monaten behandelte ich erfolgreich mehr als 3000 Fälle. Aus dieser Erfahrung lernte ich, dass die betreffenden Menschen in Wirklichkeit Durst hatten und dass wir Mediziner eine Ausdrucksform von Durst im menschlichen Organismus als Krankheit abgestempelt hatten. Zu dieser Schlussfolgerung kam ich auch deshalb, weil eine Reihe anderer Erkrankungen ebenfalls auf erhöhte Wasseraufnahme ansprach. Die Behandlungen erfolgten mit nichts anderem als mit einfachem Leitungswasser. Ich deckte das Phänomen auf, dass „Schmerzen" im Organismus oft einfach nur Zeichen für Durst sind. Ich habe mich darangemacht, den wissenschaftlichen Beweis für meine Entdeckung zu erbringen, dass Schmerzen Zeichen für Wassermangel im Organismus sind. Zunächst verbrachte ich vier Jahre damit, manchmal bis zu achtzehn Stunden täglich wissenschaftliche Artikel sowie Kongressberichte über Neurotransmitter oder Bücher über Biophysik zu lesen, um die Beziehung zwischen Wasser und Leben zu verstehen. Ich war davon überzeugt, dass sich die Antworten nur in diesen Veröffentlichungen finden ließen, nicht aber in den medizinischen Fachzeitschriften. Und ich sollte recht behalten.

Ich stellte einen schwerwiegenden Fehler im medizinischen Verständnis des menschlichen Organismus fest: Es sind nicht die festen Bestandteile, die sämtliche Funktionen des Organismus regulieren; es ist vielmehr das Wasser, das all die festen Bestandteile, die im Blut zirkulieren, auflöst und die Energie für die chemischen Reaktionen sämtlicher Funktionen des Organismus stellt. Kurz gefasst ist Wasser der wesentliche Regulator. Alles andere ist ihm untergeordnet.

Durstgefühl: Das Durstgefühl ist ein unzuverlässiger Indikator für den Zustand eines chronischen Wassermangels in den Zellen des menschlichen Organismus. Chronische Schmerzen können als Indikatoren für einen unausgeglichenen Wasserhaushalt betrachtet werden. In jedem Fall äußert sich Wassermangel nicht in einem einzigen Symptom, sondern in einer Reihe gleichzeitig auftretender Probleme, die sich bei Verfügbarkeit von ausreichend Wasser wieder zurückbilden. Es sieht nicht nur so aus, als ob meine Forschung die primäre Ursache von Schmerzen und degenerativen Erkrankungen ans Licht gebracht hätte, sondern es ist auch klargeworden, auf welche unkomplizierte Weise letztere sich vermeiden lassen: Dem Wassermangel vorbeugen, um Krankheiten vorzubeugen!"

WASSER KANN KRANKHEITEN HEILEN, DIE GESUNDHEIT FESTIGEN UND DAS AKTIVE LEBEN VERLÄNGERN.

Die Deutsche Gesellschaft für Ernährung e. V. empfiehlt eine gesunde Trinkmenge an Wasser von 30 bis 40 Milliliter pro Kilogramm Körpergewicht. Für eine 55 Kilogramm schwere Dame bedeutet dies eine Trinkmenge von zwei Litern und für einen 70 Kilogramm schweren Herrn von drei Litern gesundem Wasser. Wir müssen uns somit nicht mehr auf unser unzuverlässiges Durstgefühl verlassen, sondern beleben unseren Körper mit kontinuierlichem, über den Tag verteiltem Trinken. So ist eine optimale Versorgung aller Organe und eine Vorbeugung von Krankheiten und vorzeitigem Altern gewährleistet. Deshalb ist eine gute Versorgung des Körpers mit gesundem Wasser die beste Gesundheitsvorsorge, die jeder Einzelne für sich ohne große Mühen und Kosten leisten kann. In einem weiteren Kapitel gebe ich 14 Tipps, um eine optimale Wasseraufnahme, über den Tag verteilt, sicherzustellen.

„Wasser schmeckt gut – tut gut – ist gut!"

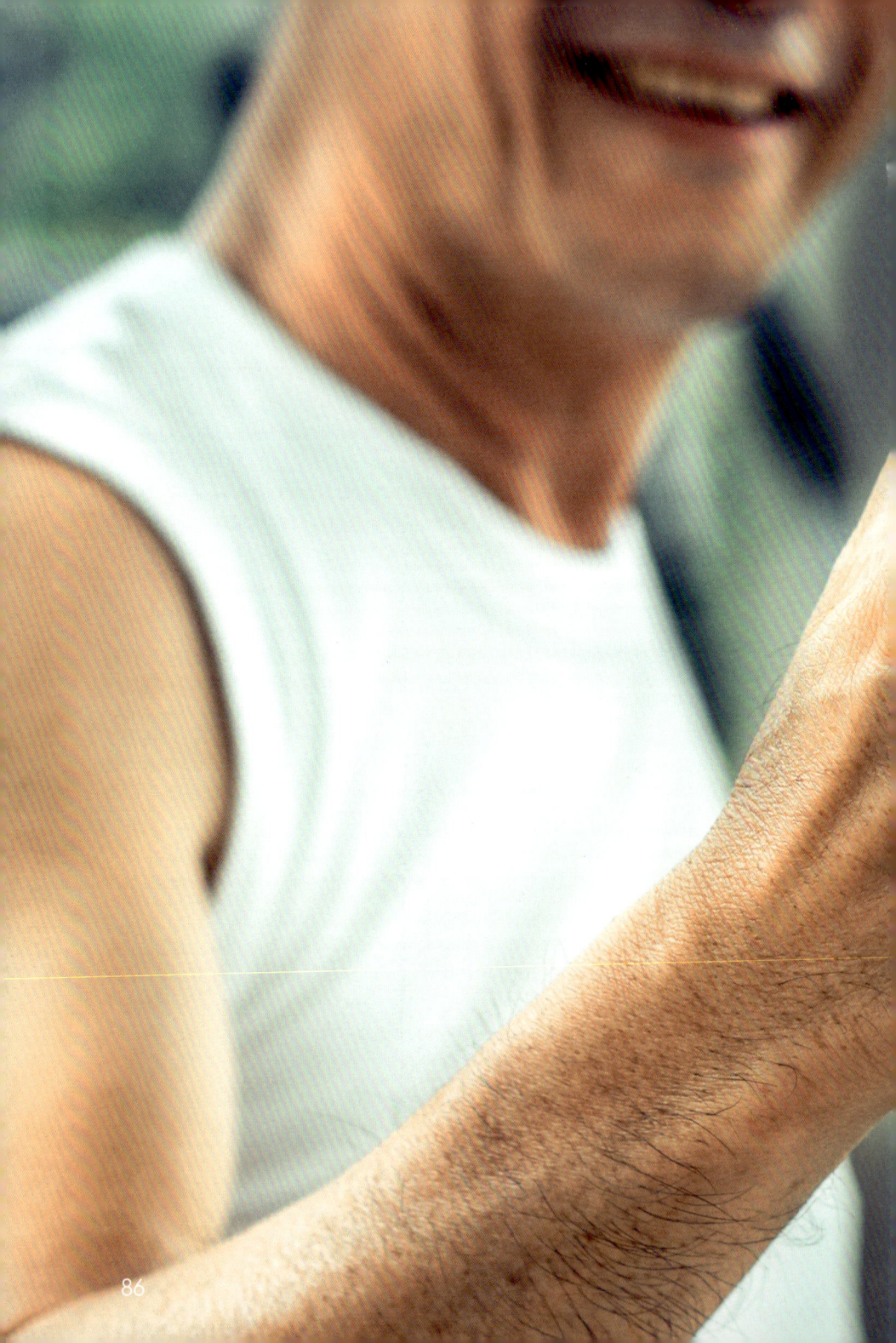

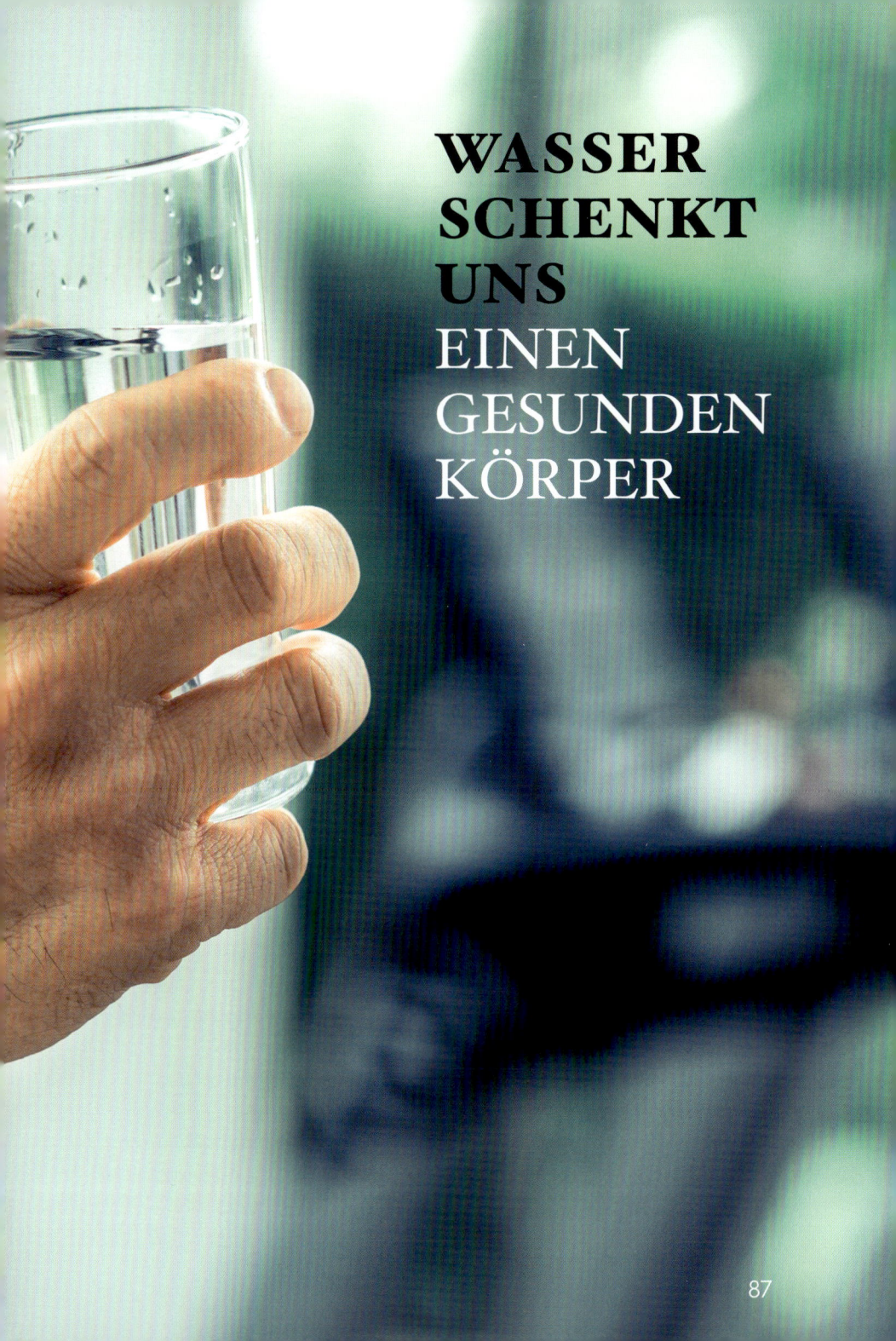

WASSER SCHENKT UNS EINEN GESUNDEN KÖRPER

Wasser garantiert eine blendende Gesundheit und ein langes, aktives Leben. Genügend Wasser zu trinken kann helfen, bestimmte Krankheiten zu lindern oder zu verhindern.

Geht über Nieren, Lunge, Haut, Atmung und Stuhlgang (Fäzes) allerdings mehr Wasser verloren, als dem Körper zugeführt wird, kommt es zu einem Wassermangel im Körper (Dehydration). Ein Durstgefühl bekommen wir bereits dann, wenn unser Gesamtkörperwasser um 0,5 Prozent vermindert ist. Je mehr der Wassergehalt des Körpers abnimmt, desto stärker wird nicht nur unser Durst, sondern desto mehr wird auch die Fließeigenschaft unseres Blutes beeinträchtigt. Auch harnpflichtige Substanzen werden dann nicht mehr in ausreichendem Maß ausgeschieden. Verlieren wir drei Prozent unseres Körperwassers, lässt unsere geistige und körperliche Leistung nach, vor allem unser Konzentrations- und Reaktionsvermögen sind davon betroffen. Verlieren wir fünf Prozent unseres Gesamtkörperwassers und gleichen das nicht rechtzeitig aus, kann dies zu einem beschleunigten Puls, erhöhter Körpertemperatur und Kreislaufschwäche führen. Bei einem Verlust von zehn Prozent können außerdem Verwirrtheitszustände auftreten. Ein Verlust von mehr als 20 Prozent der Körperflüssigkeit schließlich führt durch Kreislauf- und Nierenversagen zu einem lebensbedrohlichen Zustand.

SCHON EIN VERLUST VON DREI PROZENT KÖRPERWASSER SCHRÄNKT DIE KÖRPERLICHE UND GEISTIGE LEISTUNGSFÄHIGKEIT BETRÄCHTLICH EIN.

Gesundes Wasser hat dementsprechend auch einen direkten positiven Einfluss auf körperliche Beeinträchtigungen.

Hier drei Beispiele:
Obstipation (Verstopfung): Verstopfung ist keine Krankheit, sondern ein Symptom – ein Zeichen dafür, dass im Körper irgendetwas nicht stimmt.

Sie kann die Lebensqualität der Betroffenen stark beeinträchtigen: Die Stuhlentleerung ist erschwert und schmerzhaft. Neben ausreichender Bewegung, ballaststoffreicher Ernährung, Ruhe beim Essen ist gesundes Wasser in ausreichender Menge, z. B. morgens ein Glas Wasser auf nüchternen Magen, ein probates Mittel, Verstopfung zu lindern oder zu vermeiden.

Harnwegsinfektion: Vor allem Frauen leiden häufig unter Blasenentzündungen, aber auch ältere Männer sind vielfach betroffen. Blasenentzündungen machen sich meistens durch brennende Schmerzen beim Wasserlassen bemerkbar. Ausgelöst werden Harnwegsinfekte durch Bakterien, die meistens aus dem Darm kommen. Sie verursachen Entzündungen in Harnröhre und Blase. Je nach Art der Keime kann gesundes Wasser den Bakterien das Leben schwermachen und die Keime ausspülen. Meine Empfehlung: bei chronischen Harnwegsinfekten täglich bis zu 2,5 Liter energiereiches Wasser trinken. Diese Menge am besten gleichmäßig über den Tag verteilen und die letzte Portion direkt vor dem Schlafengehen zu sich nehmen. Wer nachts aufwacht, kann nochmals ein Glas trinken.

Sinkende Sehkraft: Wer täglich mehr als zwei Liter gesundes Wasser trinkt, der verbessert seine Sehkraft. Das Scharfsehen in Nähe und Ferne wird dadurch messbar um bis zu 0,5 Dioptrien gesteigert. Viel Flüssigkeit verbessert nämlich die Fließkraft des Blutes und damit auch die Durchblutung der Netzhaut und des Sehnerv-Gewebes. Bei zuckerhaltigen Durstlöschern stellt sich dieser Effekt allerdings nicht ein, da gezuckerte Getränke das Wasser binden und das Blut eindicken.

Wasser hilft dir auch, wichtige Vitamine, Mineralien und Nährstoffe aus deiner Nahrung aufzunehmen und gesundheitsschädliche Gifte aus dem Körper auszuleiten, was deine Chancen erhöht, gesund zu bleiben.

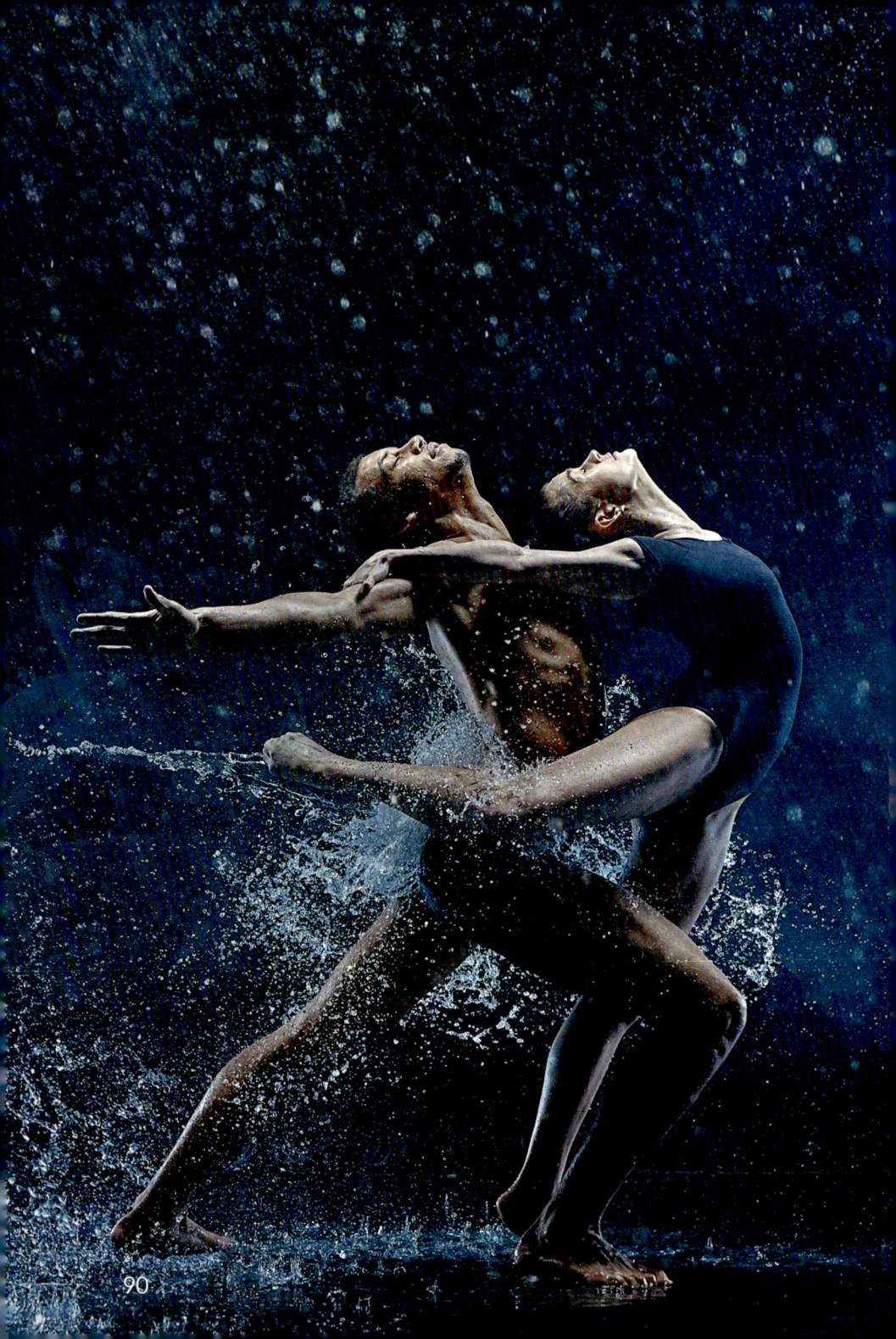

WASSER
EIN SEGEN
FÜR UNSEREN KÖRPER

Nichts beeinflusst unseren Körper und unsere Gesundheit mehr als Wasser. 70 Prozent Wasseranteil in unserem Körper sorgen für Wohlbefinden, eine höhere Immunität, bessere Gesundheit und ein längeres, aktiveres Leben. Denn wer nicht krank wird, lebt länger und ist aktiv.

Diese Liste führt auf, wie viel Wasser in bestimmten Organen enthalten ist. Sie zeigt, wie wichtig Wasser für deren Funktion ist:

- Glaskörper des Auges = 99 Prozent
- Blutplasma = 90 Prozent
- Gehirn (graue Substanz) = 84 Prozent
- Lunge = 84 Prozent
- Blut = 80 Prozent
- Niere = 79 Prozent
- Herz = 74 Prozent
- Haut = 72 Prozent
- Rückenmark = 71 Prozent
- Gehirn (weiße Substanz) = 70 Prozent
- Knochen = 50 Prozent
- Fettgewebe = 25 Prozent
- Haare = 4 Prozent

> *„Wer immer die Wirkungen des Wassers versteht und in seiner überaus mannigfaltigen Art anzuwenden weiß, besitzt ein Heilmittel, welches von keinem anderen Mittel übertroffen werden kann. Keines ist mannigfaltiger in der Wirkung."*
> — Pfarrer Sebastian Kneipp

Wasser macht einen Großteil des Körpergewichts aus und ist an vielen wichtigen Funktionen beteiligt:

1. Es hilft, Speichel zu erzeugen
Wasser ist ein Hauptbestandteil des Speichels. Der Speichel enthält auch geringe Mengen an Elektrolyten, Schleim und Enzymen. Er ist ein Lösungsmittel für Nahrungsstoffe, die erst in gelöster Form von den Geschmacksrezeptoren in der Zunge erkannt wer-den können. Speichel enthält Mucine, die „Schmierstoffe" der Mundhöhle. Sie erleichtern das Kauen und Schlucken von festen Nahrungsbestandteilen. Außerdem schützt der von ihnen gebildete Schleimfilm auf der Mundhöhlenwand die darunterliegende Zellschicht vor Verletzungen und Austrocknung. Er enthält außerdem Verdauungsenzyme wie die fettspaltende Lipase und die kohlenhydratspaltende α-Amylase. Weitere enthaltene Enzyme sind Lysozym und Peroxidase. Lysozym kann Wandbestandteile von Bakterien spalten; Peroxidase besitzt unspezifische antibakterielle und antivirale Eigenschaften. Im Speichel steckt auch Immunglobulin A: Dieser Typ von Antikörper kann Krankheitserreger abwehren.

Speichel feuchtet die Mundhöhle an, was für eine klare Aussprache wichtig ist. Er hält den Mund durch eine andauernde Spülung der Mundhöhle und der Zähne sauber.

2. Es reguliert die Körpertemperatur
Warum ist eine ausgeglichene Körpertemperatur zwischen 36 und 37 Grad Celsius lebenswichtig?

Die Bildung von Enzymen und Hormonen, eigentlich die gesamte Stoffwechseltätigkeit, geschieht nur in einem gewissen Temperaturbereich optimal. Ohne das effektive Kühlsystem unserer Schweißdrüsen wäre unser Leben nicht möglich.

Der Mensch ist ein gleichwarmes Lebewesen. Das heißt, er reguliert seine Körpertemperatur über eine Form von Kühlung, die durch die Verdunstung von Wasser erzeugt wird. Wenn Schweiß auf der Haut verdunstet, wird Energie in Form von Wärme verbraucht.

Diese Wärme wiederum wird dem Körper entzogen, er wird also gekühlt. Dadurch werden wir relativ unabhängig von der Umgebungstemperatur und können unsere Körpertemperatur konstant halten.

Wenn sich der Organismus in der prallen Sonne, bei anstrengen-der körperlicher Aktivität oder in der Sauna aufheizt, wird die übermäßige Körperwärme durch Schwitzen abgegeben. Auch bei Aufregung oder dem Verzehr scharfer Speisen beginnen die meisten Menschen zu schwitzen.

Sobald eine kritische Situation eintritt, senden die Nervenzellen ein Alarmsignal an das Gehirn. Dieses aktiviert umgehend ca. zwei bis vier Millionen Schweißdrüsen, die mit der Schweißproduktion beginnen. Schweiß hält ebenfalls den Säureschutzmantel der Haut in der Balance, indem er das Keimwachstum auf der Hautober-fläche hemmt. Das Drüsensekret leistet mit dieser natürlichen Barriereschutzfunktion seinen Beitrag für eine gesunde und ausgeglichene Hautflora. Die Anzahl der Mikroorganismen, wie Bakterien und Pilze, wird durch den leicht sauren pH-Wert des Schweißes „in Schach gehalten".

Durch Schwitzen verliert der Körper jedoch Elektrolyte und Plasma. Deshalb ist eine ausreichende Wasserzufuhr lebenswichtig, um Mineralverlust und eine Austrocknung zu vermeiden. Würde mit Wasser die Körpertemperatur nicht reguliert, also gekühlt, passierte das Gleiche wie bei der fürchterlichen Katastrophe in Fukushima: Wir würden überhitzen, kollabieren und letztlich sterben.

3. Es schützt das Gewebe, das Rückenmark und die Gelenke

Mittlerweile zu einer Volkskrankheit geworden sind Bandscheibenvorfälle. Unsere 23 Bandscheiben dienen als Puffer und Federung zwischen den Wirbelkörpern. So tragen die Bandscheiben häufig ein Vielfaches unseres Körpergewichtes.

Die Bandscheibe zählt zu den bradytrophen Gewebetypen mit einer geringeren Durchblutung und einem langsameren Stoffwechsel. Die Versorgung erfolgt über Diffusion, also den durch Bewegung und Kompression ausgelösten Flüssigkeitsstrom. Dabei saugt die Bandscheibe – vor allem nachts – Wasser und Nährstoffe wie ein Schwamm aus der umgebenden Gewebeflüssigkeit auf. Tagsüber, während der Aktivität, wird ein Teil der Flüssigkeit aufgrund des Körpergewichtes im Stehen und Sitzen wieder aus der Bandscheibe herausgedrückt. Zunehmend sitzende Tätigkeiten in Beruf und Alltag und keine ausreichende Wasserversorgung sind hauptsächlich verantwortlich für den spezifischen Verschleiß der Bandscheiben. Auf Dauer unterversorgte „Gelenkpuffer" verlieren ihre Fähigkeit, Stöße angemessen abzufedern. Wasser trinken hilft, Gelenke und Rückenmark zu schmieren und geschmeidig zu halten.

4. Es hilft bei der Ausscheidung von Schlacken und Stoffwechselresten

Auto- und Industrieabgase, Schwermetalle, Umweltgifte, Bakterien, Pilze, Parasiten, Herbizide, Pestizide, Insektizide, Weichmacher aus Verpackungsmaterialien, Konservierungs- und Farbstoffe, Arzneimittel, Schimmeltoxine, Säuren – was wir in unserer heutigen Zeit alles an Schadstoffen über die Atemluft, die Ernährung, das Trinkwasser und die Haut aufnehmen, wird Teil unseres Stoffwechsels und damit unseres Organismus. Stoffwechsel ist die Summe aller chemischen Prozesse im Körper, die Stoffe aus der Nahrung, dem Trinkwasser und der Atemluft umzuwandeln, um Körpersubstanz aufzubauen bzw. zu erhalten und Energie für unser tägliches Leben zu gewinnen.

Natürlich schädigen diese belastenden Stoffe als „Schlacken" unseren Stoffwechsel. Nimmt die Belastung überhand, wundern wir uns, wenn wir uns an jeder Erkältungswelle beteiligen, plötzliche Immunschwäche in Form von Allergien feststellen und uns einfach durch kleine Wehwehchen im täglichen Leben oft unwohl fühlen. Tatsächlich hat nur gesundes Wasser ausreichend Lösungskapazität, um die unerwünschten Abfälle im Körper aufzunehmen und über die Ausscheidungsorgane Nieren, Blase, Leber und Darm zu entsorgen. Wasser sorgt dafür, dem Stuhl im Darm eine Konsistenz zu geben, um eine Verstopfung zu vermeiden.

Unsere Nieren sind wichtig, um Körperabfälle durch Urinieren auszuschwemmen. Gleichzeitig erhalten die Ausscheidungs- und Filterorgane mit gesundem Wasser genügend Energie, um die Entgiftungsarbeit exzellent zu erledigen.

Hier meine Empfehlung, den Körper mit einer Trinkkur bestmöglich zu entgiften: morgens direkt nach dem Aufstehen (vor dem Frühstück) etwa 0,3 Liter lauwarmes Wasser trinken. Es hat eine sehr feine, quasi „kristalline" Clusterstruktur. Ein solches Wasser kann die Aufgabe als Transportmedium für Nährstoffe in die Zelle und Abfallprodukte aus der Zelle optimal erledigen.

5. Es hilft, die körperliche Leistungsfähigkeit zu verbessern

Das Trinken von viel Wasser während der körperlichen Aktivität ist unerlässlich. Sportler können bei körperlicher Aktivität sechs bis zehn Prozent ihres Körpergewichts verlieren. Negative Effekte von Sport ohne genügend Wasser können ernste medizinische Beeinträchtigungen sein wie verminderter Blutdruck und Hyperthermie.

Deshalb sollte man vor und nach jeder sportlichen Betätigung ausreichend Wasser zu sich nehmen – im besten Fall auch mehr als die geforderten zwei Liter pro Tag.

6. Es unterstützt eine gesunde Verdauung

Gesundes Wasser vor, während und nach einer Mahlzeit wird dem Körper helfen, die Nahrung leichter zu verarbeiten. Wasser gewährleistet eine effektive Verdauung und Verwertung von Lebensmitteln. Es hilft nicht nur beim Abbau von Nahrungsmitteln, sondern auch beim Auflösen von Vitaminen, Mineralien und anderen Nährstoffen aus der Nahrung. So ist eine gute Versorgung der Zellen gewährleistet.

7. Es hilft, Gewicht zu verlieren

Einige Studien haben Körperfett- und Gewichtsverlust bei übergewichtigen Mädchen und Frauen in Verbindung mit einer höheren Trinkwassermenge gebracht. Das Trinken von mehr Wasser beim Diäten und Sport kann helfen, zusätzliche Pfunde zu verlieren. Wasser füllt den Magen und verdünnt das „Hungerhormon" Ghrelin, das teilweise in der Magenschleimhaut gebildet wird – so wird ein gesteigertes Hungergefühl wirksam gemindert.

8. Es verbessert die Durchblutung und Versorgung mit Sauerstoff

Blut ist die Körperflüssigkeit, die mit Unterstützung des Herz-Kreislaufsystems die Funktionalität der verschiedenen Körpergewebe über vielfältige Transport- und Verknüpfungsfunktionen sicherstellt. Blut wird als „flüssiges Gewebe", gelegentlich auch als „flüssiges Organ" bezeichnet. Blut besteht aus speziellen Zellen sowie dem proteinreichen Blutplasma, das im Herz-Kreislauf-System als Träger dieser Zellen fungiert. Es führt mit seinen ein-zelnen Bestandteilen viele wesentliche Aufgaben im Körper aus. Hauptaufgabe ist der Transport von Sauerstoff und Nährstoffen zu den Zellen und der Abtransport von Stoffwechselendprodukten wie Kohlenstoffdioxid oder Harnstoff. Außerdem werden darin Hormone und weitere Wirkstoffe zwischen den Zellen befördert. 55 Prozent des Blutes sind Blutplasma, das bis zu 95 Prozent aus Wasser besteht, der Rest sind im Trägerstoff Wasser gelöste weitere Stoffe. Die im Plasma enthaltenen Ionen sind vorwiegend Natrium-, Chlorid-, Kalium-, Magnesium-, Phosphat- und Calciumionen.

Der Anteil der Proteine beträgt etwa 60 bis 80 g/l, entsprechend acht Prozent des Plasmavolumens. Die Plasmaproteine übernehmen Aufgaben des Stofftransports, der Immunabwehr, der Blutgerinnung, der Aufrechterhaltung des pH-Wertes und des osmotischen Druckes. Als Teil des Immunsystems hat das Blut Aufgaben wie Schutz und Abwehr gegen Fremdkörper und Antigene durch Phagozyten (Fresszellen) und durch Antikörper. Weiter ist das Blut ein wichtiger Bestandteil bei der Reaktion auf Verletzungen (Blutgerinnung und Fibrinolyse). Im Körper von Menschen mit einem Gewicht von ca. 70 Kilogramm fließen zwischen fünf bis sechs Liter Blut. Blut ist unser Lebenselixier und übernimmt alle lebenserhaltenden, vor allem gesunderhaltenden Aufgaben in unserem Körper. Nachdem Blut zu 95 Prozent aus Wasser besteht, erklärt sich von selbst, dass gesundes Wasser auch ein gesundes und energiereiches Blut bildet. Eine ausgewogene tägliche Wasseraufnahme verbessert die Durchblutung und wirkt sich positiv auf die allgemeine Gesundheit aus.

9. Es dient zur Bekämpfung von Krankheiten
Gesundes Wasser stärkt nicht nur unsere Immunabwehr und schützt uns vor Krankheiten, es unterstützt unseren Körper auch dabei, Krankheiten erfolgreich zu kurieren. Erreger werden schneller ausgeschwemmt und Stoffwechselprozesse laufen optimal, wenn wir genügend Wasser trinken. Bestimmte Krankheiten reagieren besonders positiv auf Flüssigkeitszufuhr:

- Obstipation
- Belastungsasthma
- Harnwegsinfektion
- Hypertonie

Mit ausreichend Wasser erhöhst du deine Chance, wichtige Vitamine, Mineralien und Nährstoffe aus deiner Nahrung aufzunehmen, um deine allgemeine Konstitution zu fördern und gesund zu bleiben.

10. Es hilft, die Energie zu steigern

Eine Studie ergab, dass das Trinken von 500 Millilitern Wasser die Stoffwechselrate sowohl bei Männern als auch bei Frauen um 30 Prozent steigerte. Diese Effekte schienen über eine Stunde zu halten. Wenn alle Körperfunktionen durch genügend Zufuhr gesunden Wassers optimal arbeiten, ist es logisch, dass unsere Leistungsfähigkeit und unser Wohlgefühl ein wesentlich höheres Niveau erreichen.

11. Wasser ist hauptsächlicher Anteil in der Lymphe und in anderen Körperflüssigkeiten

Lymphe erfüllt im Körper zwei Aufgaben: Zum einen ist sie Bestandteil des Immunsystems, indem sie Krankheitserreger zu den Lymphknoten transportiert, zum anderen transportiert sie im Rahmen der Verdauung Moleküle, die zu groß sind, um direkt vom Gewebe in den Blutkreislauf transportiert zu werden, wie Eiweiße und Lipide aus dem Verdauungstrakt. Die Lymphe zirkuliert in den Lymphgefäßen. Diese sammeln das Plasma, das nicht direkt aus dem Gewebe in die Kapillaren zurückkehrt, und führen es den Venen zentral wieder zu. Wasser ist wie bei unserem Blut der wichtigste Bestandteil für eine gesunde Fließfähigkeit unserer Lymphe.

Weitere Körperflüssigkeiten, die von ausreichender Wasserzufuhr abhängig sind:

- Magensaft, auch Magensäure genannt, ist eine mehr oder weniger viskose und klare Flüssigkeit von stark saurer Reaktion. Die Reaktion rührt von der im Magensaft enthaltenen Salzsäure her, die einen wichtigen Bestandteil des Magensafts bildet.

- Das Sekret der Bauchspeicheldrüse enthält verschiedene Verdauungsenzyme, die ebenso der Spaltung von Proteinen dienen. Diese gelangen über Ausführungsgänge, die sich mit dem Hauptgallengang vereinigen, in den Zwölffingerdarm. Das Sekret ist eine proteinreiche alkalische Flüssigkeit mit einem pH-Wert von 7 bis 8. Pro Tag werden ca. 1,5 Liter produziert.

12. Wasser fördert die Gehirntätigkeit

Unser Gehirn hat einen Wasseranteil von über 90 Prozent. Man kann sich vorstellen, dass bei einem Wassermangel zuallererst das Gehirn betroffen ist. Müdigkeit, fehlende Konzentration, langsameres Denken, sinkende Aufmerksamkeit etc. sind die unmittelbaren Folgen.

Eine Studie mit über 180 Probanden hat aufsehenerregende Ergebnisse hervorgebracht. Diese tranken zwei Wochen lang täglich zwei Liter gesundes Wasser und konnte erstaunliche Erfolge verzeichnen:

- Die Geschwindigkeit, mit der Informationen im Gehirn verarbeitet wurden, erhöhte sich um sechs Prozent.
- Die Merkspanne vergrößerte sich um neun Prozent.
- Der Arbeitsspeicher des Gehirns verzeichnete eine Zunahme von 15 Prozent. Unser Arbeitsspeicher im Gehirn ist die Zentrale für die Verarbeitung bewusster Informationen und eine wichtige Grundlage für unsere Intelligenzleistungen.

Zusätzliche Erkenntnisse aus der Studie:

- Bessere Persönlichkeitseigenschaften wie mentale Belastbarkeit und geistige Fitness
- Vertrauen in die eigene Leistungsfähigkeit (Selbstvertrauen) und eine tiefere psychische Ausgeglichenheit
- Gesteigerte Vitalität, Lebensfreude, neues Wohlgefühl und Aktivitätsdrang

An einer Gruppe Abiturienten wurde getestet, wie Abiturnoten mit der täglichen Trinkmenge im Zusammenhang standen. Indikatoren der mentalen Leistungsfähigkeit bewiesen eindeutig: Wer täglich um die zwei bis drei Liter Wasser trank, hatte bessere Abiturnoten.

13. Gesundes Wasser hilft, die Stimmung zu verbessern

Zu wenig Wasser kann auch die Stimmung beeinflussen. Dehydrierung kann zu Müdigkeit und Verwirrung sowie Angst führen. Wie auch die zusätzlichen Erkenntnisse der in Punkt 12 genannten Studie zeigen, kann Wasser die Stimmung aufhellen, das Selbstvertrauen und den Optimismus fördern.

14. Wasser verjüngt die Haut

Die Haut ist das größte Einzelorgan des Körpers. Umso wichtiger ist es, die Haut mit ausreichend gesundem Wasser zu versorgen. Die Haut hat eine Vielzahl von Aufgaben. Als stabile, aber flexible Hülle schützt sie den Körper vor schädlichen Umwelteinflüssen wie Nässe, Kälte und Sonnenstrahlen sowie vor Krankheitserregern und Giftstoffen. Das Aussehen der Haut gibt auf einen Blick eine ganze Reihe von Informationen – etwa über das Alter und den Gesundheitszustand. Die Haut dient dem Körper zudem als großes Vorratslager: In der Unterhaut können Wasser und Fett gespeichert, aber auch Stoffwechselprodukte abgelagert werden. Außerdem werden hier Hormone produziert, die für den ganzen Körper wichtig sind.

Eine Pilotstudie der Charité kam zu folgendem Ergebnis: Wer Wasser trinkt, fördert die Vitalität seiner Haut. Schon etwa zehn Minuten nach dem Trinken wird die Haut besser durchblutet, mit mehr Sauerstoff versorgt und so der Hautstoffwechsel „angekurbelt". Die erhöhte Stoffwechselaktivität unterstützt die Schutz- und Abwehrfunktion der Haut. Dieser innere „Vitalisierungseffekt" macht sich langfristig in einem frischeren Aussehen der Haut bemerkbar.

> *„Der Körper ist eine Inschrift, auf Wasser geschrieben."*
>
> — Indische Weisheit

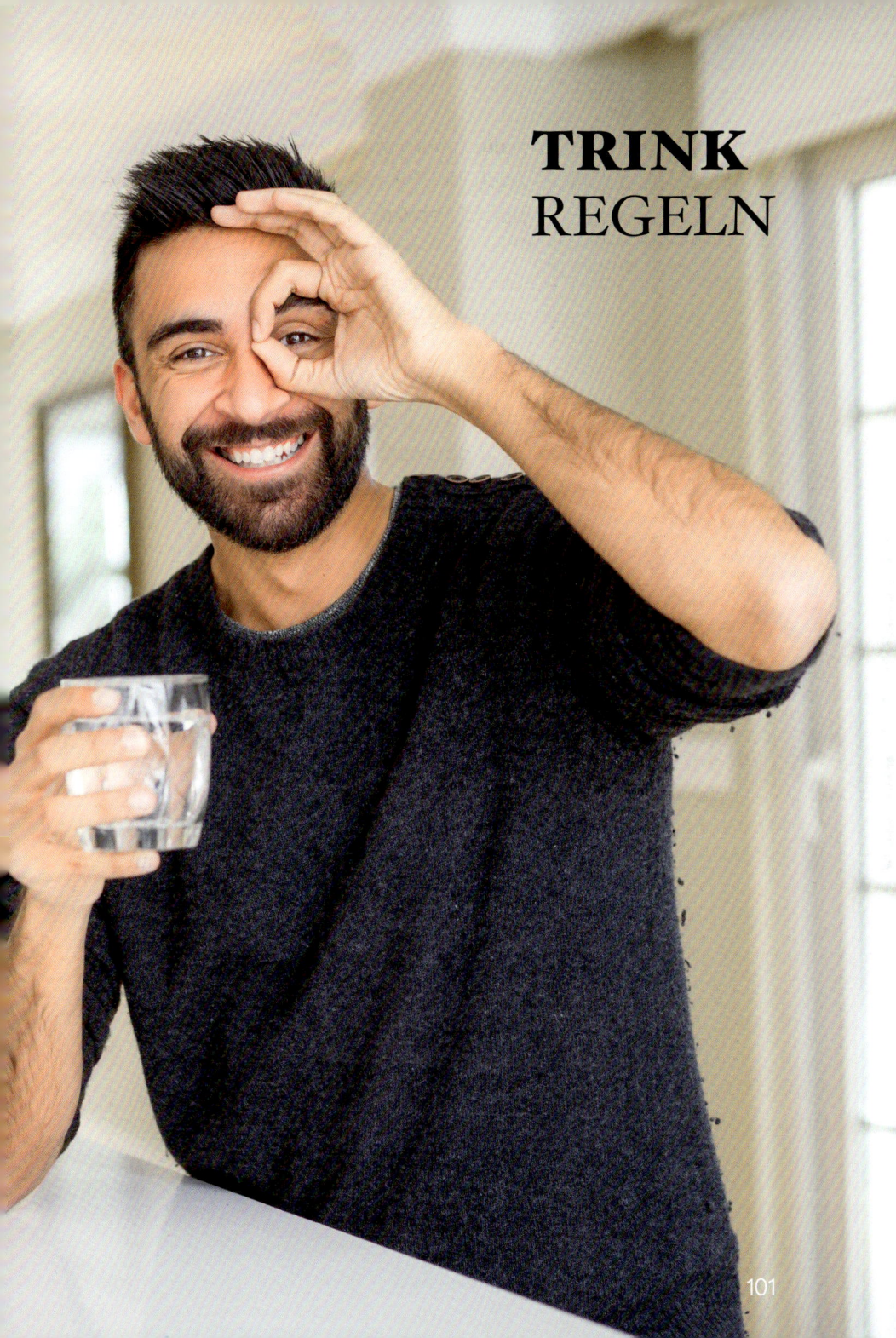
TRINK
REGELN

Eine ausreichende Flüssigkeitszufuhr ist extrem wichtig, damit alle überlebenswichtigen Körperfunktionen bestmöglich arbeiten, und dennoch vergessen wir im Alltag oft, genügend zu trinken. Die folgenden Tipps und Tricks sollen dir dabei helfen, jeden Tag genügend gesundes Wasser zu trinken:

- Kontinuierlich über den Tag verteilt Wasser zu trinken, gelingt mit Disziplin, wenn überhaupt, nur eine kurze Zeit. Deshalb:

- Stelle dir am Arbeitsplatz, auf dem Schreibtisch oder an der Maschine immer eine Flasche oder Karaffe mit gesundem Wasser in greifbarer Nähe hin.

- Zu Hause, z. B. beim Fernsehen oder Lesen, sollte immer eine Trinkflasche oder eine Karaffe in Sichtweite bereitstehen. Platziere auch in der Küche am besten neben dem Kühlschrank gesundes Trinkwasser.

- Natürlich hilft dir ein schönes, edles Gefäß, das dich zum Trinken animiert. Außerdem gibt dir ein ansprechendes Behältnis ein positives Bewusstsein, mit dem du jeden Schluck genießt. Dies wirkt sich großartig auf deine Gesundheit und dein Wohl-befinden aus.

- Trinke vor und nach jeder Mahlzeit und auch zu jeder Tasse Kaffee mindestens ein Glas Wasser.

- Halte auf längeren Autofahrten immer eine volle Flasche Wasser im Auto bereit.

- Lass dich ins Theater oder ins Kino immer von einer Flasche gesundem Wasser begleiten.

- Nimm zum Sport immer eine gefüllte Trinkflasche mit.

- Sorge für Abwechslung: Du kannst dein Trinkwasser mit Pfefferminzblättern, Ingwerstückchen oder einer Scheibe Zitrone einen kulinarischen Kick geben.

- Wenn Du nach dem morgendlichen Aufstehen auf nüchternen Magen ein oder zwei Gläser gesundes Wasser trinkst, spürt das dein Körper sofort, er wird dir dies auch umgehend danken.

- Vor dem abendlichen Schlafengehen jeweils ein Glas Wasser zu trinken, beschleunigt das Einschlafen und sorgt für einen tiefen und gesunden Schlaf.

- Du kannst eine Strichliste (ein Strich für jedes Glas Wasser) führen, um die tägliche Trinkmenge zu kontrollieren. Außerdem gibt es mittlerweile Piepser, die dich in unregelmäßigen Abständen an das Trinken erinnern.

- Wichtig: Je weniger du isst, desto mehr solltest du trinken, um die fehlende Flüssigkeitszufuhr aus fester Nahrung auszugleichen.

- Achte darauf, dass du auch unterwegs immer genügend gesundes Wasser bei dir hast. Verlasse dich nicht darauf, dass du irgendwo auch immer Zugang zu gesundem Wasser hast.

- Frage dich, egal wo du dich gerade befindest (in der Arbeit, zu Hause, im Theater, beim Workout etc.): „Wo ist mein Wasser?"

FRAGE DICH IMMER: „WO IST MEIN WASSER?"

Wie viel solltest du trinken?

Die Aufmerksamkeit auf die Menge an Wasser, die du täglich trinkst, ist wichtig für eine optimale Gesundheit. Glücklicherweise trinken die meisten Menschen, wenn sie durstig sind, oft ist uns aber der natürliche Durst abhandengekommen. Laut den nationalen Akade-mien wird 30 Milliliter pro Kilogramm Körpergewicht empfohlen. Eine Person mit 65 Kilogramm hat dem-entsprechend einen täglichen Wasserbedarf von knapp zwei Litern, wobei etwa 20 Prozent der täglichen Wasseraufnahme aus der festen Nahrung aufgenommen wird. Man sollte die Wasseraufnahme erhöhen, wenn man körperlich aktiv ist oder in einer heißeren Region lebt.

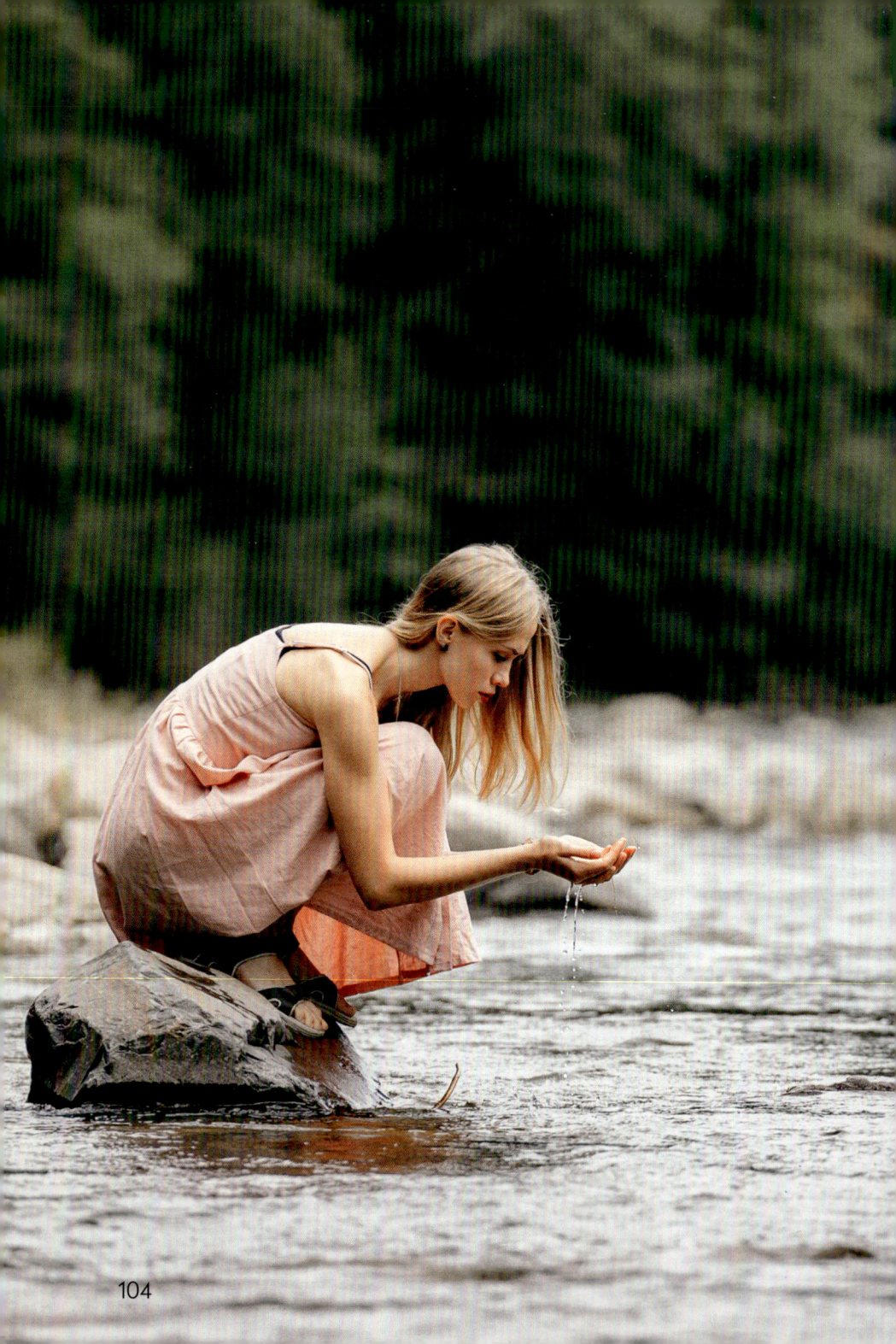

WASSER UND BEWUSSTSEIN

Bewusstsein ist der Rahmen, in dem sich Gefühle entfalten. Gedanken beeinflussen unsere Gefühlswelt und alle unsere Körperfunktionen. Wie Wasser auf unseren Körper wirkt, hängt vor allem auch von unserem Bewusstsein ab.

Heute können wir mit zwei Übungen gemeinsam unsere Gefühle zu Wasser erleben.

Übung 1:
Schließe deine Augen und stelle dir vor, du sitzt im Tower-Restaurant des teuersten Hotels der Welt. Der Ausblick ist atemberaubend, ein runder Tisch exklusiv für dich gedeckt. Ein Kellner schenkt dir aus einer Flasche Wasser in dein Glas.

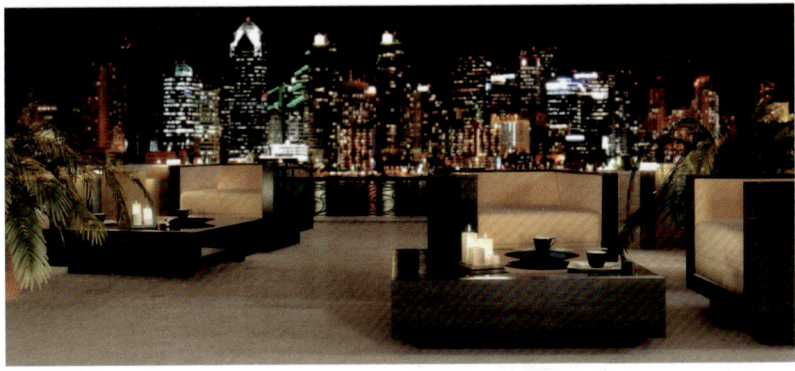

Die Flasche Wasser kostet 2000 Dollar. Angeblich Wasser aus Eis vom Nordpol. Beim ersten Schluck versuchst du nun diese Besonderheit des Wassers zu schmecken. Ist es frischer? Ist es weicher? Ist es süßer? Ja, es schmeckt anders, vielleicht auch besser. Nun kannst du beim weiteren Trinken dich noch mehr mit dem Wasser beschäftigen und findest vielleicht noch weitere positive Aspekte. Ob diese den Preis rechtfertigen, will ich nicht beurteilen.

Übung 2:

Du machst dich schon vor Sonnenaufgang auf den Weg, um Wasser zu holen. Jetzt stehst du vor einem Brunnen mitten in der Wüste, mehr als 100 Meter tief. An einem Seil lässt du einen Eimer in die Tiefe. Nachdem der Eimer in das Wasser eingetaucht ist, ziehst du ihn wieder nach oben – mehr als 200 Mal müssen deine Hände übergreifen, bis du den Eimer wieder in Händen hast.

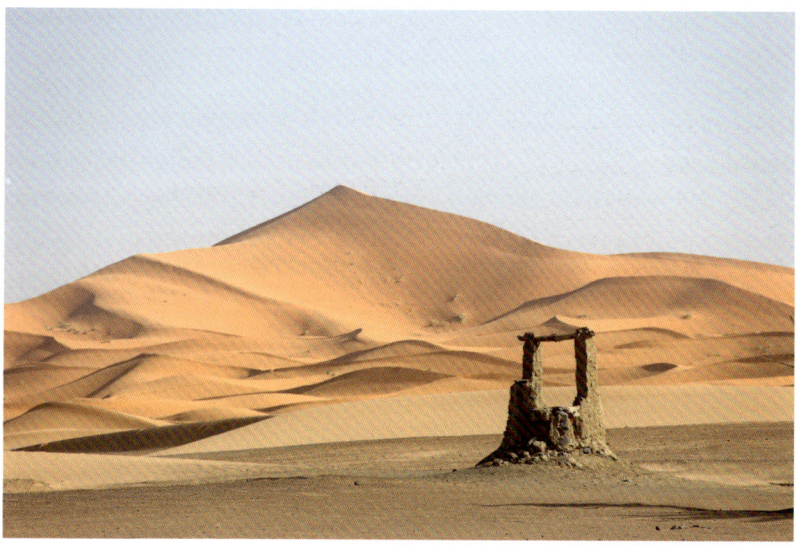

Nun füllst du den Eimer in einen Kanister, den du dir auf den Rücken bindest. Jetzt begibst du dich auf den Heimweg: 30 Kilometer und vier Stunden liegen vor dir. Die zehn Kilo spürst du anfänglich nicht sonderlich, jedoch werden sie immer schwerer, je länger du gehst. Kurz vor Sonnenuntergang kommst du zu Hause an. Du nimmst den Kanister ab, holst dir ein Glas, setzt dich auf eine Bank und schenkst dir von dem Brunnenwasser ein. Beim ersten Schluck spürst du, wie die vertrockneten Knospen auf deiner Zunge wieder weich werden, wie sich wieder Speichel in deiner Mundhöhle bildet.

Du spürst jede Region in deinem Mund, an der das Wasser vorbeifließt, wie es sanft die Speiseröhre hinuntergleitet, sie kühlt und in deinem Magen ankommt. Du registrierst, wie die Körperflächen kühler und feuchter werden. Plötzlich hast du wieder ein Geschmacksempfinden und spürst ein Glücksgefühl, das Menschen selten so intensiv erleben dürfen. Auch die weiteren Schlucke erscheinen dir wie eine Wohltat und du schätzt jeden einzelnen als wertvoll und glücksbringend. Friede, Entspannung und Wohlgefühl beherrschen nun deine Sinne. Wenn du jetzt wieder die Augen öffnest, kannst du beide Eindrücke auf dich wirken lassen.

Vielleicht verstehst du jetzt wesentlich besser, warum der prominente Wasserforscher Dr. Masaru Emoto behauptet, dass die Wirkung des Wassers auf den Körper in allererster Linie von deinem eigenen Bewusstsein, mit dem du Wasser trinkst, beeinflusst wird.

Er hat Wasser mit Worten besprochen, mit Musik beschallt, mit Schrift und Bild informiert oder einfach mit Gedanken beeinflusst. Jedes Mal zeigten die Wasserkristalle, also das Wasser neue Formen bzw. Informationen.

So können wir das Wasser mit Liebe, Frieden, Dankbarkeit, Gesundheit etc. besprechen oder unsere Gedanken darauf ausrichten wie das Wasser unsere Zellen voller Leben, Kraft oder Heilung füllt. Unabhängig davon, wie unsere Einstellung dem Wasser Wirkung verleiht, kostet uns diese Übung keine große Kraftanstrengung und wir können es bei jedem Schluck erneut anwenden.

WIR KÖNNEN UNSER BEWUSSTSEIN SELBST BEEINFLUSSEN.
ES STEUERT UNSERE WAHRNEHMUNG UND DIE WIRKUNG
DES WASSERS AUF UNSEREN KÖRPER

SOBONFU SOMÉ

Bei meinen Recherchen zu diesem Buch habe ich natürlich alle meine Wasser- und Steinebücher hervorgeholt. Mir fiel ein Buch in die Hände, das ich zuletzt vor ca. 17 Jahren gelesen hatte. Der Titel lautet „Vom Wesen des Wassers". In dem Buch gestaltete auch eine außerordentliche und sehr bemerkenswerte Frau ein Kapitel: Sobonfu Somé.

Im afrikanischen Burkina Faso, einer Zweihundert-Seelen-Siedlung namens Dano, ist Sobonfu Somé geboren und aufgewachsen. Bei den Dagara, ihrem Volk, ist jedes neugeborene Wesen ein kleiner Lehrer, dem geholfen wird, sich selbst zu finden. Im Fall von Sobonfu begegneten die Ältesten beim „Ritual des Hörens" schon vor ihrer Geburt einem wachen Geistwesen, das voller Beweglichkeit und Reiselust schien, das in neue Gefilde aufzubrechen strebte und zugleich nichts lieber mochte und schützen wollte als die alten Rituale. Sie wählten deshalb für das kleine Mädchen den Namen Sobonfu, „Hüterin der Rituale". Dieses alte Volk konnte nur überleben, weil alles, was dieses Volk ausmacht, ihre Rituale, Werte und Traditionen, von Generation zu Generation weiter überliefert wurden. Als Bewahrerin der Werte wurde für diese Generation von den Weisen des Stammes Sobonfu ausgewählt. Sie wurde schon sehr jung in den Ältestenverbund eingegliedert und war von Beginn an ein prominenter Teil bei allen Feierlichkeiten und Aktivitäten.

Ich widme ihr ein Kapitel in meinem Buch, weil mich ihre Geisteshaltung zutiefst beeindruckt hat. Nun habe ich mich stilistisch dazu entschieden, ihre Lehren in Form eines Interviews zu präsentieren, was ihre Botschaft meiner Meinung nach leichter verständlich macht. Das Interview habe ich frei verfasst, basierend auf Somés Artikel im oben genannten Buch „Vom Wesen des Wassers".

Ewald:
Sobonfu, was bewegt dich, alle Strapazen auf dich zunehmen und durch die Welt zu reisen, um Vorträge zu halten?

Sobonfu:
Die Ältesten hatten im Sinn, die alten indigenen Traditionen nicht nur zu erhalten, sondern sie durch Verbreitung langfristig zu schützen. Denn Afrika ist so damit beschäftigt, sich zu modernisieren, dass es alles Alte zunehmend ablehnt. Also war es meine Mission, die alten Rituale überleben zu lassen – vielleicht gar nicht in Afrika selbst, sondern hier im Westen, wo meine Leute sie vielleicht irgendwann wieder auflesen können.

Ewald:
Sobonfu, du bist in einem Dorf in Afrika aufgewachsen, bitte beschreibe einmal deine Heimat.

Sobonfu:
In unserem kleinen Lehmhüttendorf, mitten in einer trockenen Gegend, gab es zwar sehr wenig, aber ich bin in einer liebevollen Geborgenheit aufgewachsen. Unser täglicher Kampf galt der Versorgung mit Wasser, wir Frauen und auch die Kinder verbrachten jeden Tag mehr als die Hälfte unserer Zeit mit der Beschaffung von Trinkwasser. Fürsorge und Liebe waren bei uns allen ständig präsent.

Ewald:
Wie kann ich mir die Beschaffung von Wasser vorstellen?

Sobonfu:
Wir machten uns schon vor Tagesbeginn auf den Weg, um mit einer Kalabasse (Kürbisschale) auf dem Kopf das Wasser zu transportieren. Das waren oft mehrere Stunden Fußmarsch. Psychologisch bedeutet das Wassertragen in meiner Tradition, nicht nur im Inneren mit sich selbst friedlich zu sein, sondern den Frieden zu transportieren und in den eigenen Taten zu reflektieren. Wenn man Wasser trinkt, heißt das für uns nicht nur, dass man Unreinheiten aus dem Körper spült, sondern dass man seiner Seele Energie zuführt, Lebensenergie. Demzufolge sollte jeder Kontakt mit Wasser in einer heiligen Weise stattfinden, denn das Wasser ist heilig und sollte als solches auch gewürdigt werden. Wenn wir das Wasser respektvoll behandeln, bleiben wir gesund.

Ewald:
Was bedeutet Wasser für dich noch?

Sobonfu:
Wenn wir unser Leben betrachten und wir feststellen, dass es zerrüttet ist, dann ist es an der Zeit, dass wir uns Wasser ganz bewusst zuführen. Und wer das Wasser auf diese Weise versteht, dem wird geholfen. In unserer Tradition steht Wasser für Frieden, Versöhnung und Harmonie, aus Chaos entsteht Klarheit und Erkenntnis. Es wird in unserer Kultur im Streit eingesetzt. Wenn jemand wutentbrannt auf einen zustürmt, begibt man sich selbst in einen friedlichen Zustand, weil man weiß, dass es diesem Menschen nur an Wasser fehlt. In diesem Fall bieten wir dem Wütenden ein Glas Wasser an; danach wird sich die Energie merklich verändern. So sind wir jederzeit in der Lage, ein friedliches Klima zu schaffen, indem wir unserer Umgebung Wasserelemente zuführen.

Ewald:
Wir im Westen sagen: „Wasser ist Wasser, so what?"

Sobonfu:
Das kann ich verstehen! Als ich zum ersten Mal in den USA war, sah ich, wie Wasser aus einem Hahn in der Mauer sprudelte. Ich konnte es nicht begreifen und schickte meinem Großvater ein Bild von dieser Situation. Ja, für euch ist Wasser etwas Profanes, so selbstverständlich wie Atmen, ihr habt die Wichtigkeit vergessen und die Wertschätzung verloren. Deshalb wurde ich von meinem Stamm in die Welt geschickt, um euch wieder an die Wichtigkeit von Wasser zu erinnern. Wasser wird euch helfen, damit wieder Frieden und Liebe, Fürsorge und Dankbarkeit in eure Welt voll Stress, Hektik und Gier einkehren. Für uns ist das Heilige im Alltag sehr wichtig – vielleicht kann euch meine Botschaft dazu inspirieren, ebenfalls nach dem Heiligen in euren Leben zu suchen.

Ewald:
Wie definierst du den Begriff „Spiritualität"?

Sobonfu:
Der Begriff der Spiritualität hat dabei nichts Religiöses, sondern meint die in der modernen Welt verloren gegangene Nähe zum Heiligen im Alltag. In Afrika ruht das Spirituelle gleich hinter dem Profanen. Wenn dem Verborgenen im Ritual der Raum geöffnet wird, den Alltag zu durchdringen, zeigt es sich. Dann ist der „Spirit" überall, in jedem Fels, in jedem Hund und jeder Katze, in den Bäumen und Bergen, im Himmel – Spirit ist überall. Es ist die geistige Lebenskraft in jedem dieser Wesen und Dinge; die Kraft, die sie einmalig und zu dem macht, was sie sind.

Ewald:
Für mich ist Wasser als Therapie meist in der äußeren Anwendung bekannt, weniger als seelische Behandlung. Wie ist das bei den Dagara?

Sobonfu:
Wenn du als Gast zu unserem Volk kommst, wird dir als Erstes Wasser angeboten. Es symbolisiert, dass dir hier Menschen gegenüberstehen, die dir freundschaftlich gesinnt sind. Solltest du es nicht annehmen, weil es vielleicht nicht das sauberste ist, so wird das als Zeichen genommen, dass du nicht in Frieden gekommen bist. Es muss sich dabei nicht um Feindschaft oder kriegerische Absichten handeln, sondern um Konflikte, die dich quälen. Meine Stammesbrüder wollen nun herausfinden, weshalb du Konflikte mit dir herumträgst. Sie werden versuchen, sich mit einem Wasserritual an deine Konflikte heranzutasten und dich auf Versöhnung vorzubereiten. Während nun gemeinsam über die Konflikte gesprochen wird, steht in der Mitte ein Gefäß mit Wasser und am Ende der Zeremonie wird noch einmal Wasser angeboten. So gibt es viele Rituale, wo wir Wasser zur Therapie einsetzen. Wenn wir einen Wassermangel haben, so manifestiert sich dies auch in psychologischer Weise. In meiner Tradition wird darüber gesprochen, dass ruhe- und rastlose Menschen einen Mangel an Wasser aufweisen. Wenn man also jemanden kennt, der sich leicht ärgern oder irritieren lässt, der nicht stillsitzen kann, dann sagt man bei uns: Dem fehlt Wasser. So bieten wir solchen Menschen, auch denen, die uns aggressiv gegenüberstehen, als Erstes ein Glas Wasser an. Wasser als Friedensstifter. Wasser erinnert uns, dass wir wahrhaftig mit dem Heiligen leben.

Ewald:
Kannst du auch von tiefgreifenden gesellschaftlichen Problemen durch euren Wassermangel berichten?

Sobonfu:
Ja, die Wasserknappheit schafft ein ernsthaftes Problem für unsere Gemeinschaft, denn dadurch ziehen junge Leute weg und gehen in die Stadt, und das Wissen und die Weisheit der Ältesten gehen verloren. Und was passiert mit den jungen Menschen, die oft sehr naiv sind und in die Großstadt kommen? Sie geraten in Kontakt mit AIDS, kommen dann nach Hause, wenn sie kurz vor dem Sterben sind.

Ewald:
Hast du denn noch eine besondere Botschaft für uns zum Schluss?

Sobonfu:
Ich denke, wir sollten unseren wasserreichen Planeten, unsere Erde, gut behandeln und erhalten. Daher wünsche ich mir, dass bei allen Zusammenkünften, sei es religiöser, politischer oder sozialer Art, im Zentrum Wasser stehen sollte. Ich war schon auf einigen Friedenskonferenzen und habe immer vorgeschlagen, in die Mitte ein Gefäß mit Wasser zu stellen. Es bringt etwas Größeres in die Gruppe. Das Wasser hilft, Frieden zu schaffen. Wasser ist ein Friedensstifter im Großen wie im Kleinen. Auch dass manche Menschen, die im Überfluss von Wasser leben und es manchmal unbedacht vergeuden, sich vorstellen, dass es Orte auf dieser Welt gibt, wo Menschen um jeden Schluck Wasser kämpfen müssen. Damit mancher demütig wird und die Wichtigkeit und Heiligkeit des Wassers anerkennt und würdigt.

Am 15. Januar 2017 verstarb Sobonfu Somé nach längerer Krankheit. Tausende haben sie in Konferenzen, Seminaren und anderen Zusammenkünften erlebt. Jedem, den sie kennenlernte, gab sie eine heilende Energie mit auf den Weg.

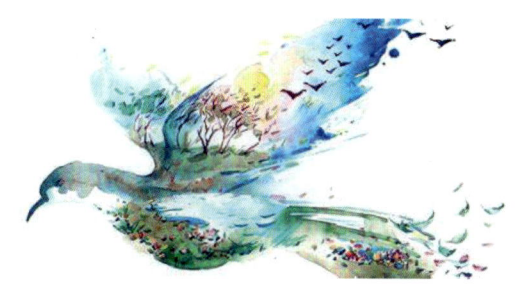

„Let peace begin - with me."

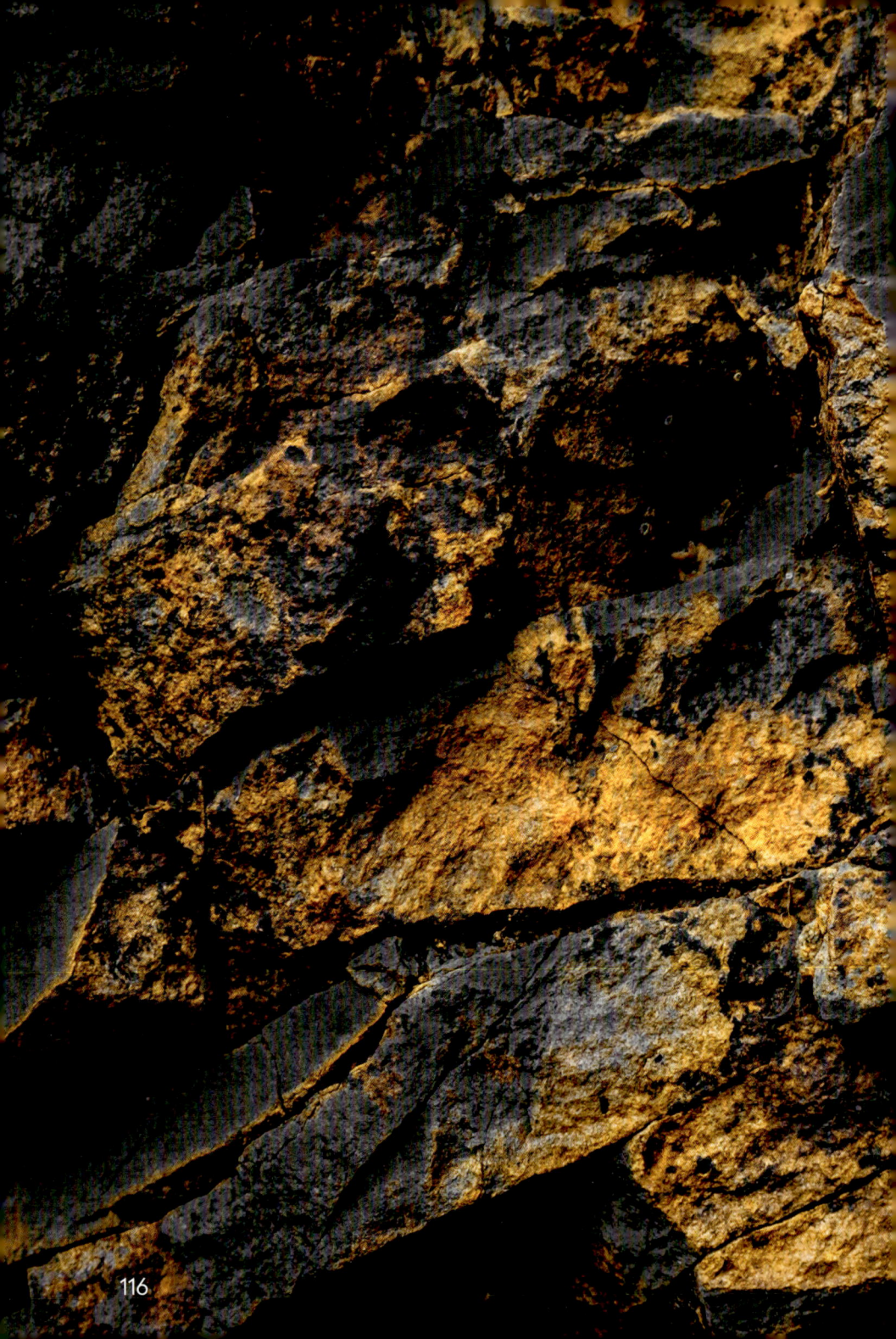

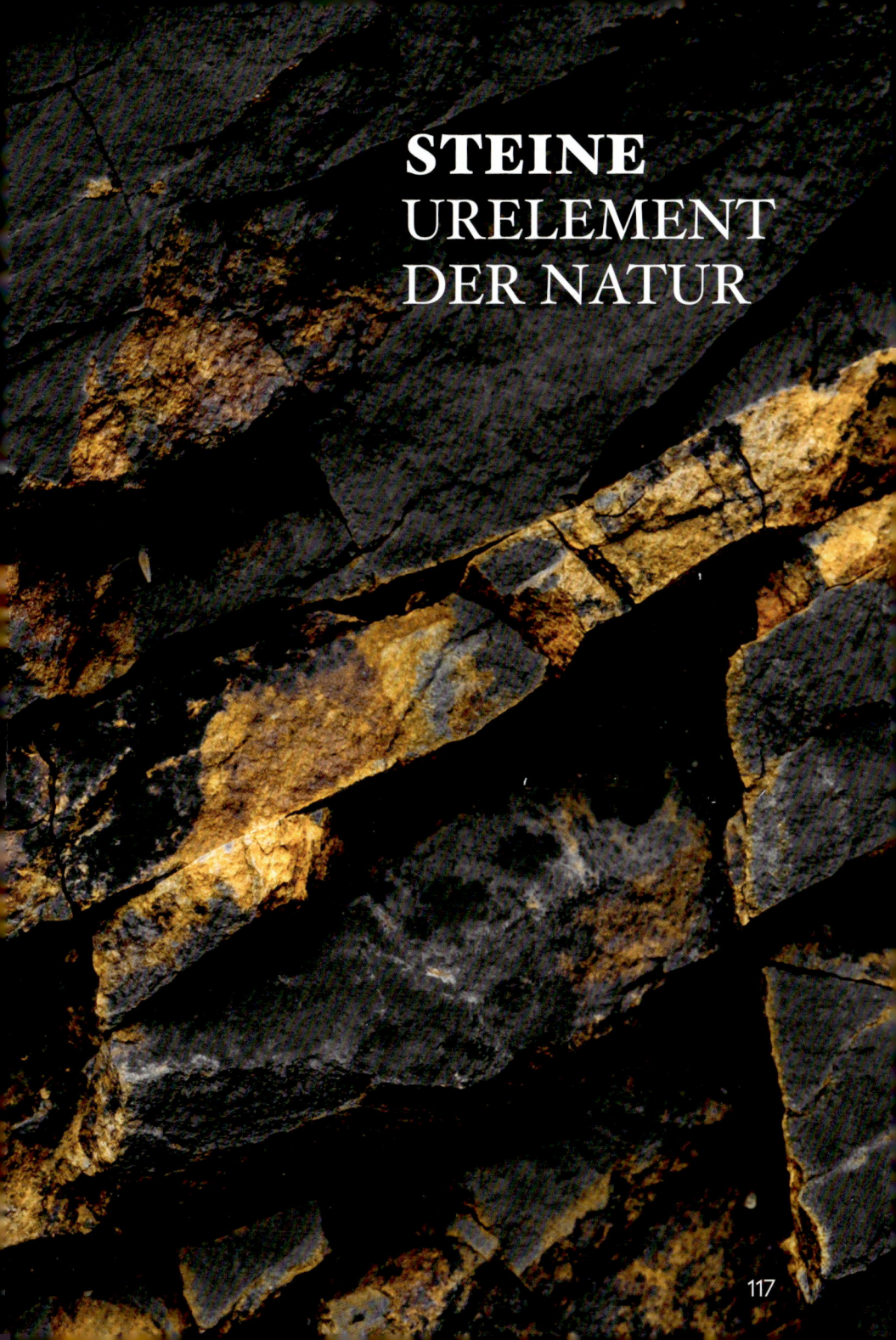

STEINE
URELEMENT DER NATUR

Gesteine gibt es viele. Jeder Stein ist das Ergebnis eines Millionen Jahre langen Prozesses und auf unterschiedliche Art und Weise entstanden. Ein Gestein ist ein Festkörper, der aus Mineralien, vulkanischen Gläsern oder anderen Gesteinen (Beispiel: Konglomerat, ein Sedimentgestein mit Anteilen von Kies und Geröll) besteht. Abhängig von den Bedingungen, unter denen Gesteine gebildet wurden, wird zwischen magmatischen, metamorphen und Sedimentgesteinen unterschieden.

MAN UNTERSCHEIDET JE NACH ENTSTEHUNG DREI GESTEINSARTEN.

- Magmatische Gesteine (Magmatite) sind Gesteine, die aus Magma und Lava hervorgehen. Während als Magma der heiße, flüssige Gesteinsbrei unterhalb der Erdoberfläche bezeichnet wird, verwandelt sich Magma, wenn es ans Tageslicht gelangt, in Lava.

- Metamorphe Gesteine (Metamorphite) heißen auch Umwandlungsgesteine. Ihre Entstehung verläuft ganz anders: Unter dem Einfluss von Hitze und/oder hohem Druck werden bereits existente Gesteine derart umgewandelt, dass neue Gesteine entstehen. Die Merkmale metamorpher Gesteine sind sehr unterschiedlich und auffällig; sie reichen von Schieferung (plattenartige Absonderung), bandartigen Einschlüssen der Minerale im Gestein (Gneis) bis hin zum kristallinen Gefüge von Marmor oder Quarzit.

- Sedimentgesteine heißen auch Ablagerungsgesteine und sind das Ergebnis von Ablagerung und Verfestigung verschiedenster gesteinsbildender Materialien: Bestandteil von Sedimentgesteinen sind verwitterte, zerkleinerte Gesteine und Minerale, biogene Produkte wie Schalen diverser Muscheln, Schnecken und anderer Organismen. Der Vorgang der Sedimentation verläuft vergleichsweise „sanft", sodass man in Sedimentgesteinen sehr häufig eine Reihe von Fossilien finden kann. Die geläufigsten Sedimentgesteine sind Kalkstein, Kreide, Travertin, Sandstein und Dolomit.

- Ebenfalls zu den Sedimentiten gehört Steinsalz. Die Entstehung weicht hier jedoch von den anderen Sedimentgesteinen ab: Das Steinsalz lagerte sich ab, wenn Meerwasser in abgeschlossenen Lagunen verdunstete und wurde mit der Zeit in Gesteinsschichten eingeschlossen.

Interessant sind wegen ihrer Wirkung auf uns Menschen vor allem die sogenannten Heilsteine:

Ein wichtiger Bestandteil natürlicher Heilverfahren sind Heilsteine, die als Schmuck oder Handschmeichler oder auch als Supplement in Wasser sehr beliebt sind. Heilsteine sind entweder Edel- oder Halbedelsteine, denen besondere Heilwirkungen zugeschrieben werden. Es gibt mehr als 380 Edel- und Halbedelsteine mit positiver Wirkung. Die Bedeutung des Wortes Heilstein bezieht sich auf die Lehre der Steinheilkunde, dass bestimmte Steine die Fähigkeit besitzen, eine besondere Wirkung auf Menschen bzw. Lebewesen auszuüben. Nicht jeder Stein hat dabei eine positive Wirkung. Heilsteine sind Steine, deren spezielle Wirkung seit Jahrhunderten von Menschen erprobt und überliefert wurde.

HEILSTEINE HABEN AUFGRUND IHRER BESCHAFFENHEIT EINE SIGNIFIKANTE, HEILENDE WIRKUNG.

Die Steinheilkunde beschäftigt sich mit dem Wissen von den Heilkräften der Edelsteine, das bereits seit Tausenden von Jahren in verschiedenen Kulturen beobachtet wurde. Ob im indischen Ayurveda, in der traditionellen chinesischen Medizin, den Lehren des alten Ägyptens oder im Mittelalter, Heilsteine sind vielfach beschrieben und ihre Wirkung ist überliefert worden. Die umfang-reichsten Aufzeichnungen stammen von Hildegard von Bingen (1098–1179), die sich empirisch mit Kräutern und Heilsteinen befasste. Ihre umfassenden Methoden und Behandlungen hat sie ausführlich beschrieben, die Dokumentationen sind heute noch ein enormer Wissensschatz in der modernen Steinheilkunde und bei naturmedizinischen Therapeuten.

Wie wirkt die Energie eines Heilsteins?

Von jedem Objekt auf der Welt geht Energie aus. Jedes Objekt, ob Pflanze, Tier, Mensch oder auch ein lebloses Objekt wie z. B. ein Stein, sendet Energie in Form von elektromagnetischer Strahlung bzw. elektromagnetischen Wellen aus.

Jedes Objekt erhält seine Energien in Form von Wärme, Nahrung oder Licht. Steine entstehen, wie zuvor beschrieben, unter verschiedenen Voraussetzungen und haben die Energie, die zum Zeitpunkt ihres Entstehens vorlag (Hitze, Druck, Wasser und Licht), gespeichert. In einem Stein, der vor Millionen oder Milliarden von Jahren gebildet wurde, ist die ihm zugeführte Energie konserviert.

VON JEDEM OBJEKT GEHT ENERGIE AUS UND ES SENDET DIESE IN SEINE UMGEBUNG.

Jeder Stein verfügt über folgende Informationsarten:

Grundinformation: Unter Grundinformation versteht man alle Faktoren, die bestimmte Stoffe veranlassen, sich so zu ordnen und zusammenzufügen, dass dieses Element entstehen kann. Mineralien oder Edelsteine entstehen nicht zufällig, ganz bestimmte Informationen bedingen die Zusammensetzung zu einem ganz besonderen Naturprodukt.

Entstehungsinformation: Jeder Stein durchläuft bestimmte Prozesse der Erhitzung, des Druckes, der Konzentration diverser Einzelelemente, der Zersetzung und Neubildung. Diese Prozesse geben dem Stein eine einzigartige Prägung mit entsprechenden Informationen, die im Stein erhalten bleiben.

Strukturinformation: Moleküle sind bestrebt, den zur Verfügung stehenden Raum optimal auszufüllen. Aus dieser Absicht entstehen bestimmte Ordnungsmuster und Strukturen, die einem Stein als typische Information innewohnen.

Substanzinformation: Jeder Urstoff und jede Verbindung enthalten eigene Informationen. Diese Substanzinformationen sind Teil des Steins und seiner grundlegenden Eigenarten wie Härte, Dichte, Transparenz, Spaltbarkeit etc.

Farbinformation: Farben sind Teile des Lichtspektrums und besitzen spezifische Energiequalitäten. Diese beeinflussen physikalische, chemische und biologische Vorgänge und wirken auch auf den seelischen und geistigen Bereich aller Lebewesen ein. Alle Erscheinungsformen unserer Natur, auch die Steine, verfügen über einzigartige Farbinformationen.

HEILSTEINE SIND SEIT JAHRHUNDERTEN UNSERE STÄNDIGEN BEGLEITER.

Diese Informationsarten innerhalb jedes Steines erzeugen eine charakteristische Energie, die an die unmittelbare Umwelt abgegeben wird. Energie wie Licht und Wärme ist eine bestimmte Abfolge von elektromagnetischen Wellen. Als Licht kann man sie sehen oder als Radiofrequenz hören, jedoch gibt es noch weitere Bereiche dieses Spektrums, die der Mensch nicht direkt wahrnehmen kann, wie z. B. ultraviolettes Licht, Radioaktivität etc. Auch Steine senden in bestimmten Frequenzen diese Informationen, die jeden Stein einzigartig machen, und nehmen dementsprechend Einfluss auf uns. Denn wie jedes Objekt in der Welt sind auch wir empfänglich für Energie.

Die Steinheilkunde erklärt die Wirkung von Heilsteinen jedoch in verschiedenen Merkmalen, die viele Steine, vor allem Gesteinsarten, nicht vorweisen können. Zu den wichtigen Merkmalen eines Heilsteins zählen die Mineralklasse, die Kristallstruktur, die Entstehung und die Farbe. Heilsteine, seien es Edelsteine oder Schmucksteine, wirken durch ihre einzigartigen Eigenschaften in besonderer Weise auf den Menschen – mehr, als das andere Gesteinsarten können.

Das Wesentliche ist also das Potenzial der Steine, Informationen an uns weiterzugeben. Informationen, die der Stein in Form von Schwingungen während seiner Entstehung und Existenz in der Regel über Millionen von Jahren aufgenommen und gespeichert hat. Die Qualität der Informationen ist dabei abhängig von verschiedenen Faktoren, die einen Heilstein ausmachen:

- spezielle Entstehungsgeschichte (Alter, Region, Art der Entstehung)
- individuelle Farbe bzw. Farben (Regenbogenspektrum und Resonanz mit den Chakren),
- Mineralklasse
- Kristallstruktur
- Mischungen und Einschlüsse
- Form (Rohstein, Trommelstein, Schliff, Scheibe etc.)

Die Mineralklasse entspricht dabei der kristallchemischen Gliederung der Minerale. Da Minerale in erster Linie kristallin sind und durch chemische Reaktionen gebildet werden, sind sie in neun Klassen eingeteilt:

- Sulfide
- Halogenide
- Oxide
- Carbonate (Nitrate)
- Borate

- Sulfate
- Phosphate
- Silikate
- organische MineraleSulfate

Gesteine entwickeln außerdem eine individuelle Struktur, wobei die Atome in einem immer gleichen Winkel angeordnet werden. Man nennt das Kristallstruktur. Steine lassen sich in acht unterschiedliche Kristallsysteme einteilen:

- kubisch
- hexagonal
- trigonal
- tetragonal
- rhombisch
- monoklin
- triklin
- amorph

Die Verwendung von „Heilsteinen" stellt weder eine Therapie noch eine Diagnose im ärztlichen Sinne dar. Die Verwendung von Heilsteinen darf keinesfalls ärztlichen Rat oder Hilfe ersetzen, sondern sollte lediglich der Vorbeugung einer Krankheit oder Unterstützung einer Therapie dienen.

> *„Einen Stein kann man zertrümmern, aber man kann ihm nicht seine Wirkung nehmen."*
>
> — Lü Bu We

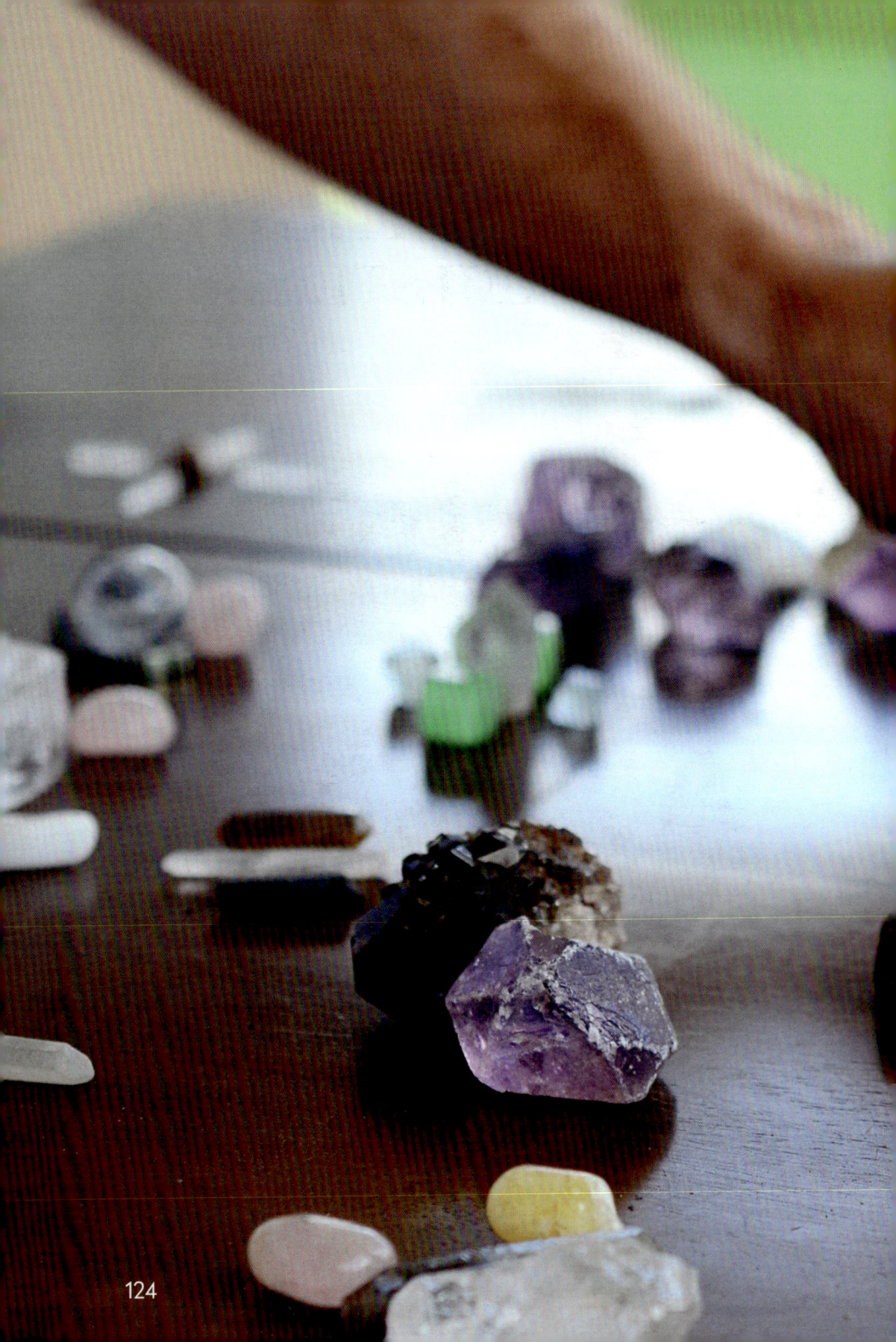

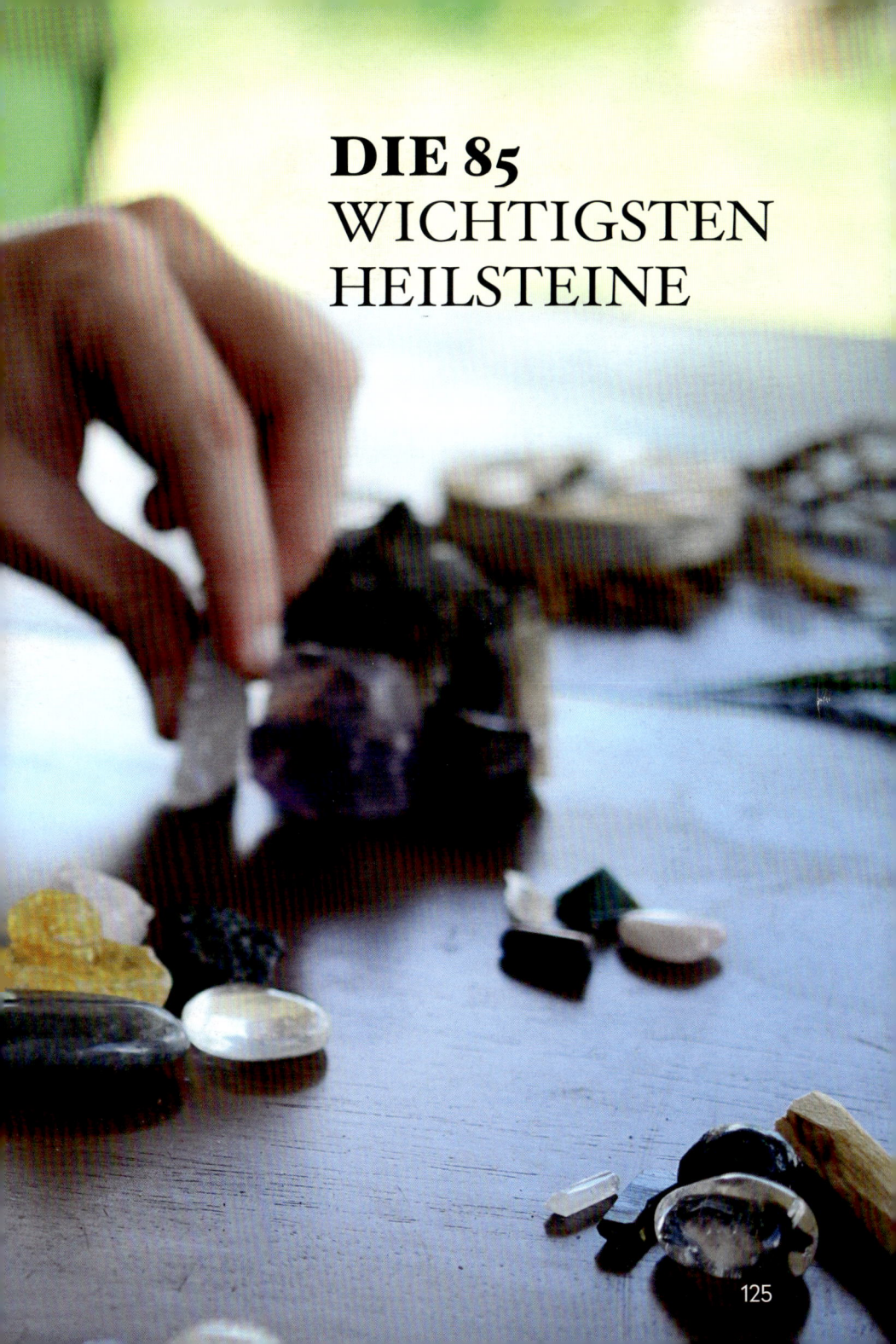

DIE 85 WICHTIGSTEN HEILSTEINE

Erläuterungen zu den folgenden Seiten:

Auf den folgenden Seiten verwende ich in der Charakterisierung der Edelsteine aus Gründen der Platzersparnis Symbole. Manchen Steinen werden besondere Eigenschaften in Bezug auf die Geburtsstunde zugeschrieben. Die Sternzeichensymbole am unteren Rand der Beschreibung zeigen die besondere Eignung des Edelsteines für ein jeweiliges Sternzeichen.

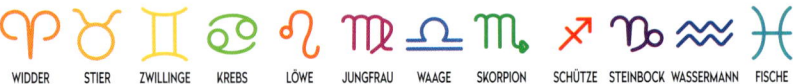

Im Hinduismus, auch im Yoga, werden mit Chakra (Sanskrit für „Rad" oder „Kreis") die angenommenen ursprünglichen Energiezentren zwischen dem physischen Körper und dem feinstofflichen Körper des Menschen bezeichnet. In den Symbolen am unteren Rand findet sich die bedeutsame Wirkung des Edelsteines auf das jeweilige Chakra:

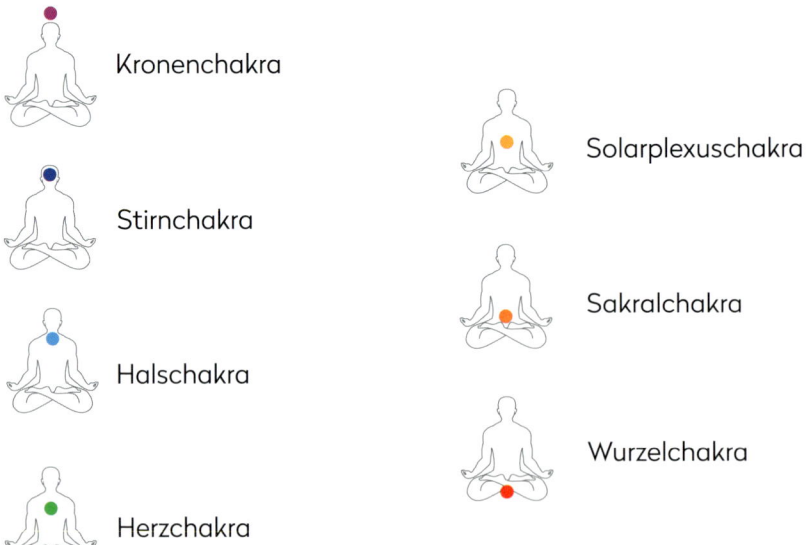

Außerdem findest du zusätzlich Symbole
zur Verwendung von Edelsteinen:

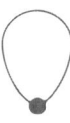 Kann als Schmuck verwendet werden

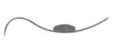 Kann am Körper aufgelegt werden

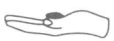 Kann als Handschmeichler verwendet werden

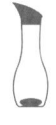 Kann für Edelsteinwasser verwendet werden

ACHAT

HEITERKEIT
SELBSTBEWUSSTSEIN

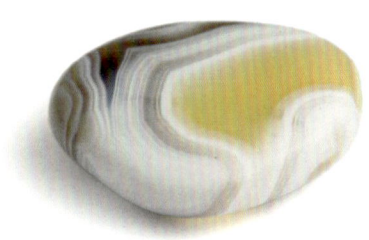

BEDEUTUNG
Achat ist ein gebänderter Stein und gehört in die Gruppe der Chalcedon-Quarze. Er zählt zur Mineralklasse der Oxide. In der Antike galt er als Glücksbringer und Schutzstein. Er fördert Heiterkeit und Humor, Gelassenheit und Selbstbewusstsein.

WIRKUNG KÖRPER
Achat hilft bei Magenbeschwerden, Fieber und Augenleiden und unterstützt eine gesunde Schwangerschaft. Weiterhin wird er bei Schlafstörungen angewendet. Er stärkt Zellgewebe und Blutgefäße. Die häufigsten Anwendungsgebiete liegen im Beauty-Bereich, denn er sorgt für eine bessere und reinere Haut.

WIRKUNG PSYCHE
Er lindert Kummer bei Trennungen und unterbindet Schlafwandlerei. Achat kann die allgemeine Vitalität erhöhen und das Selbstbewusstsein steigern, gleichzeitig bewahrt er vor Depressionen. Viele fühlen sich mit dem Achat von negativen Energien verschont und sind insgesamt erleichtert.

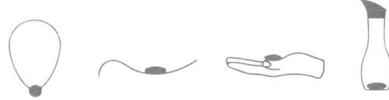 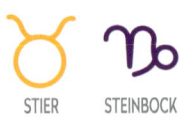 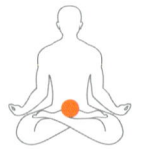

AMAZONIT

ERMUTIGUNG
DAS LEBEN FLIESSEN LASSEN

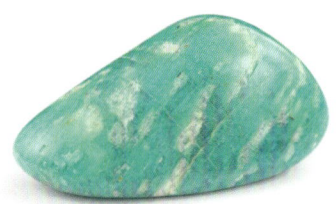

BEDEUTUNG
Der Amazonit ist ein undurchsichtiger Kalifeldspat, meist durch große trikline Kristalle metamorph gebildet. Amazonit schenkt eine positive Energie und reinigt das Herzchakra von Negativität und verstärkt die Liebe im Allgemeinen. Er wird oft als glücklicher Hoffnungsstein bezeichnet.

WIRKUNG KÖRPER
Amazonit hilft gegen Schmerzen im Solarplexus-Bereich und lindert durch Stress und Aufregung entstandene Herzbeschwerden. Seine beruhigende Ausstrahlung wirkt auf den gesamten Körper. Löst Verspannungen im Rücken- und Nackenbereich. Er hilft gegen Stress, Hektik, Unruhe, Verspannungen und Krämpfe.

WIRKUNG PSYCHE
Amazonit wirkt ausgleichend und besänftigt Stimmungsschwankungen. Er kann Geduld sowie Toleranz fördern und Zerrissenheit, Lernschwierigkeiten und Geiz schwächen. Hilft bei Kummer oder Trauer und schenkt mehr Lebensfreude. Verbessert das Zusammenwirken von Verstand und Intuition. Unter dem Kopfkissen verhilft er zu einem wohltuenden Schlaf und vermindert Alpträume.

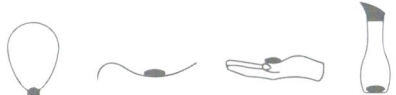
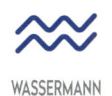
WASSERMANN
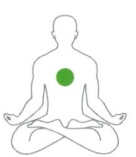

AMETHYST

INTUITION
ENTSPANNUNG
INNERER FRIEDE

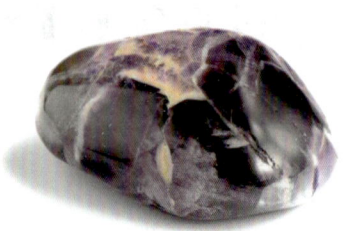

BEDEUTUNG
Amethyst ist eine violette Varietät des Quarzes. Er kristallisiert aus eisenhaltigem Siliziumdioxid und gehört zur Mineralklasse der Oxide. Dieser Stein stärkt die Konzentration und eignet sich hervorragend zur Meditation. Er stärkt den Willen, spendet Freude, Mut und Trost. Amethyst fördert die Intuition, Entspannung und das Vertrauen in sich selbst.

WIRKUNG KÖRPER
Amethyst wirkt schmerzlindernd. Beeinflusst positiv Migräne und Kopfschmerzen, vor allem, wenn diese durch Wetterfühligkeit und Verspannungen hervorgerufen werden. Weitere Anwendungsgebiete sind Insekten- und Schlangenbisse, Schwellungen und Blutergüsse, Entzündungen, Halsbeschwerden und Juckreiz.

WIRKUNG PSYCHE
Der Amethyst verfügt über eine reinigende Energie. Er kann überflüssige und belastende Gedanken vertreiben und die Konzentration stärken. Mit dem Amethysten findet man inneren Frieden und Gelassenheit. Er hilft auch, Blockaden und Hemmungen aufzulösen.

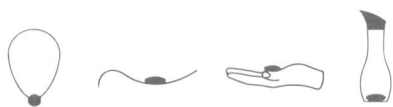
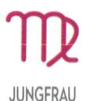
JUNGFRAU
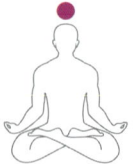

AMETRIN

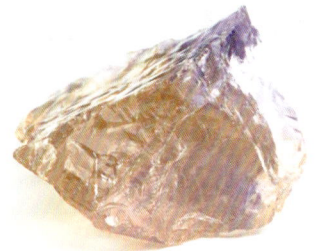

GELASSENHEIT
OPTIMISMUS
KREATIVITÄT

BEDEUTUNG
Ametrin ist eine Varietät des Quarzes, er gehört zur Mineralklasse der Oxide. Er wirkt besonders entspannend auf Seele und Gefühlsleben und führt zu einem inneren, harmonischen Gleichgewicht. Er bewirkt Gelassenheit sowie innere Ruhe, weckt Lebensfreude und mindert Nervosität oder Antriebslosigkeit. Ametrin unterstützt eine optimistische Denkweise.

WIRKUNG KÖRPER
Körperlich wirkt der Ametrin reinigend und balanciert das Zusammenspiel aller Organe. Er unterstützt das Nervensystem und regt den Stoffwechsel an. Ametrin aktiviert das Gehirn, gleicht die Gehirnströme beider Seiten aus und fördert eine Sauerstoffzufuhr. Der Stein unterstützt das vegetative Nervensystem und hilft bei nervösen Verdauungsbeschwerden. Er begünstigt die Reinigung und Regeneration aller Zellen.

WIRKUNG PSYCHE
Ametrin wirkt gegen Stress, Nervosität, Depressionen. Er ist halb Amethyst und halb Citrin, folglich ist seine Wirkung sehr sanft. Der Ametrin hilft, vermeintliche Gegensätze zu verbinden und führt zu wohlbedachtem, sicherem Handeln. Er fördert Optimismus und Lebensfreude, Kreativität und inneres Wohlbefinden.

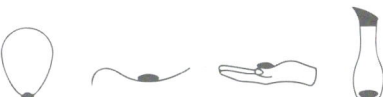
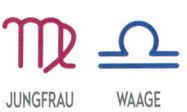
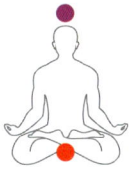

ANGELIT

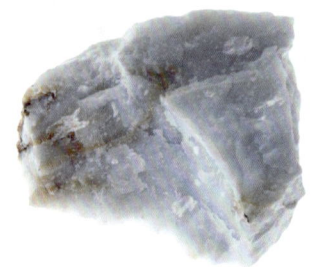

BODENSTÄNDIGKEIT
SICHERHEIT
STABILITÄT

BEDEUTUNG
Angelit bildet sich in Sedimenten aus verdunstetem Meerwasser und zählt zur Mineralklasse der Sulfate. Der Angelit schenkt innere Stabilität und Sicherheit, ist eine Stütze bei außerordentlichen Belastungen. Gleichzeitig verhilft er zu mehr Bodenständigkeit und schwächt ständiges, inhaltsloses Sinnieren. Gegen Schizophrenie lässt Angelit sich ebenfalls hilfreich einsetzen.

WIRKUNG KÖRPER
Angelit lindert Halsbeschwerden, er reguliert die Nierenfunktion und sorgt für einen inneren Ausgleich der Wasserverteilung im Körper. Er baut Wasseransammlungen im Gewebe, sog. Ödeme, und die damit verbundenen Schwellungen ab.

WIRKUNG PSYCHE
Angelit wirkt als Helfer gegen seelischen Ballast, Stress und Unsicherheit. Sorgt für Ruhe und Entspannung und fördert Geduld. Er bewirkt Stabilität, Sicherheit und schenkt Vertrauen in sich selbst. In psychisch angespannten und unausgewogenen Lebensphasen wirkt er stabilisierend und stärkend.

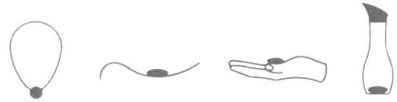
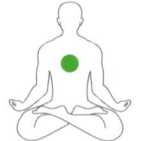

APATIT

FINDE DEINEN EIGENEN WEG

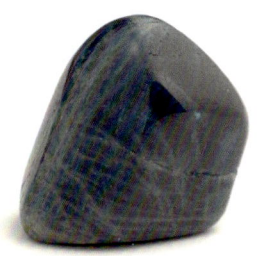

BEDEUTUNG
Der Apatitkristall ist eine Kombination aus verschiedenen Mengen an Fluor, Chlor und Hydroxid. Er steigert Motivation, Optimismus, Zielstrebigkeit sowie Flexibilität in allen Lebenslagen. Außerdem fördert er die geistige Entwicklung sowie eine stärkere Eigenständigkeit, schenkt neues Selbstbewusstsein und hilft, Hemmungen abzulegen.

WIRKUNG KÖRPER
Apatit hilft gegen Müdigkeit oder Antriebslosigkeit. Fördert Aktivität, Verdauung und Stoffwechsel. Er stärkt das Immunsystem und ist in der Grippezeit ein unentbehrlicher Helfer. Er kräftigt auch das Muskelgewebe und hilft bei Problemen mit der Verdauung.

WIRKUNG PSYCHE
Apatit sorgt für Klarheit, um Wichtiges von Unwichtigem zu trennen. Schenkt Motivation, Optimismus, Zielstrebigkeit sowie Flexibilität. Außerdem fördert er die geistige Entwicklung sowie Eigenständigkeit und beschert Offenheit und Kontaktfreude.

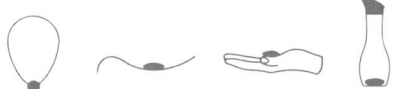

SCHÜTZE
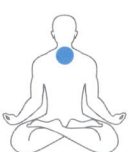

AQUAMARIN

SCHAFFT RUHE
REDUZIERT STRESS

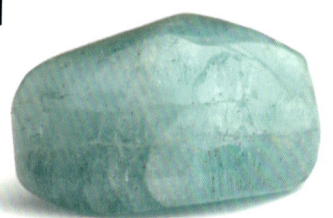

BEDEUTUNG
Aquamarin besteht aus dem seltenen Mineral Beryllium. Er ist ein Symbol für Jugend und andauerndes Glück. Aquamarin klärt den Geist, um Emotionen auszugleichen. Er bringt eine beruhigende Energie, um einem überaktiven Geist Frieden, Ruhe und Gelassenheit zu verleihen.

WIRKUNG KÖRPER
Er wirkt positiv auf unsere Drüsen, schützt vor Senilität und Vergesslichkeit. Verbessert die Sehkraft, hilft bei Allergien und ist ein wichtiger Stein bei allen Erkrankungen der Atemwege. Er stärkt die Balance des Hormonhaushaltes von Schilddrüse und den Lymphdrüsen. Hilft bei Zahnschmerzen, Leber- und Magenerkrankungen und stärkt das Immunsystem.

WIRKUNG PSYCHE
Aquamarin verringert den Einfluss von Zweifeln und Negativität. Er stärkt die intuitiven Kräfte und ein positives Bewusstsein. Er spendet Weitblick, Besonnenheit und Ausdauer. Dadurch verleiht er Widerstandskraft und hilft, Begonnenes zu Ende zu führen.

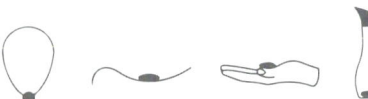
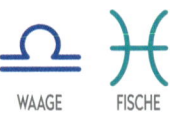
WAAGE FISCHE
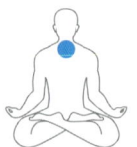

AVENTURIN

SCHENKT OPTIMISMUS
HILFT DER HAUT

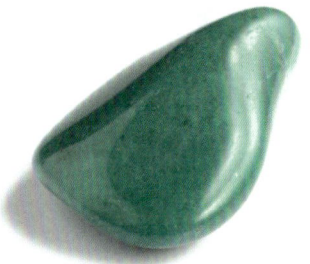

BEDEUTUNG
Aventurin ist ein Quarz und gehört zur Mineralklasse der Oxide. Seine wahllosen Einlagerungen von Fuchsit verleihen ihm die grüne Farbe. Kenn-zeichnend für ihn ist das Schillern der eingeschlossenen Mineralplättchen, welches auch als aventurisieren bezeichnet wird. Er schenkt Optimismus, um sich aus einer Komfortzone herauszubewegen. Außerdem sorgt er für Entspannung, Erholung und eine positive Einstellung zum Leben.

WIRKUNG KÖRPER
Er wirkt positiv auf die Herzgegend, regt den Stoffwechsel an, mindert Blähungen, Völlegefühl, Verstopfung und Durchfall. Hilft gegen Hautallergien, Ekzeme, Ausschläge, Neurodermitis. Er verbessert die Haarqualität und das Bindegewebe. Der grüne Aventurin hilft bei Haarausfall, Schuppen, Haarspliss und sprödem Haar.

WIRKUNG PSYCHE
Der Aventurin sorgt für Entspannung, Erholung und eine positive Einstellung zum Leben. Er fördert die Selbstbestimmung und verhilft zu einer individuellen Persönlichkeit, befreit den Geist von Sorgen, Ängsten oder psychosomatischen Störungen. Zusätzlich lindert der Aventurin negativen Stress sowie Nervosität. Aventurin regt positive Träume an und schenkt Heiterkeit und Humor.

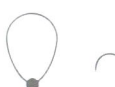   STIER KREBS SCHÜTZE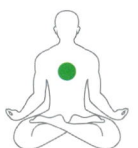

AZURIT

FOKUS
WEISHEIT
MENTALE EXPANSION

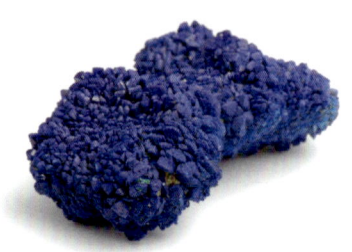

BEDEUTUNG
Azurit ist ein Kupfercarbonat aus der Mineralklasse der Carbonate. Es kann aber zur Pseudomorphose kommen, wenn Azurit Wasser aufnimmt. Bestimmend für die Farbe des Azurits ist sein enthaltenes Kupfer. Dieser Stein hilft, den Fokus zu finden, indem er den Geist von jeglicher inneren oder äußeren Ablenkung schützt.

WIRKUNG KÖRPER
Azurit ist ein unterstützender Stein für Knochen und Gelenke. Er fördert gesundes Wachstum, besonders bei Kindern und Jugendlichen. Er regt Gehirn- und Nerventätigkeit an, wirkt entgiftend und stärkt die Leber. Ein Stein bei Arthritis, Rückgrat-verkrümmung und Milzbeschwerden, der Gelenke und Knochen festigt und den Kreislauf stärkt.

WIRKUNG PSYCHE
Der azurblaue Azurit steigert die Konzentration und stärkt den Gerechtigkeitssinn. Er macht kritischer und reflektiert Dinge, die bislang für normal gehalten wurden. Dadurch können Meinungen und Gedankenmuster verändert oder Entscheidungen erleichtert werden. Zudem macht er aufnahmefähiger, einsichtiger sowie selbstbewusster und lässt Handlungsweisen besser durchdenken.

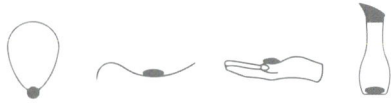

STEINBOCK
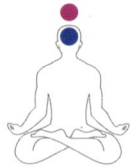

BERGKRISTALL

KLARHEIT
GEISTIGE ERKENNTNIS
INTUITION

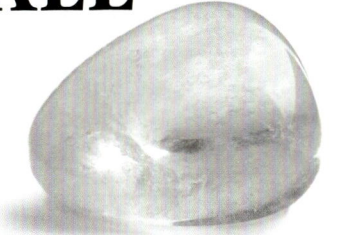

BEDEUTUNG
Der Bergkristall ist ein Quarz in seiner reinsten Form und bildet sich hydrothermal bei der Abkühlung und Kristallisation. Er gilt seit jeher als Stein der Klarheit und Erkenntnis, dessen Wirkung als besonders positiv wahrgenommen wird. Je größer der Bergkristall, umso kräftiger wirkt er. Er führt zu neuen geistigen Erkenntnissen und fördert die eigene Intuition. Die Wirkung wird besonders durch Bergkristallwasser erzielt.

WIRKUNG KÖRPER
Hildegard von Bingen beschrieb die besondere Bedeutung des Bergkristalls bei der Behandlung von Geschwüren, bei Augenleiden und bei Beschwerden von Herz und Magen. Er wirkt auf viele Organe und wird überall eingesetzt, wo es um Reinigung und Beruhigung geht. Der Bergkristall hilft, gefühllose oder taube Körperstellen wieder zu aktivieren. Er reguliert den Kreislauf auf eine sanfte Weise und regeneriert das Nervensystem.

WIRKUNG PSYCHE
Bergkristall fördert die Persönlichkeitsentwicklung, spendet auf sanfte Weise Kraft und Energie. Er ist ein Edelstein, der positive Gedanken vermittelt und auf den gesamten Körper wirkt. Bergkristall löst in allen Bereichen Blockaden harmonisch auf. Vermittelt klares und ruhiges Denken. Er verstärkt die Fähigkeit zu mehr Aufmerksamkeit und Sensibilität in der Partnerschaft.

 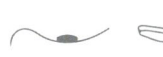  ZWILLING 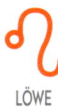 LÖWE STEINBOCK

BERNSTEIN

WAHRE LEBENSFREUDE
OPTIMISMUS
KREATIVITÄT

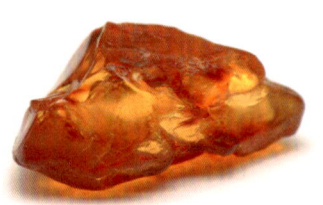

BEDEUTUNG
Bernstein gehört keiner Mineralklasse an, da er weder Gestein noch Mineral ist. Dennoch wird er zu den Edelsteinen gezählt. Er ist ein bis zu 260 Millionen Jahre altes fossiles Baumharz. Vor allem ist er als Stein der Lebensfreude und des Optimismus bekannt. Er beruhigt das Gemüt und kann Depressionen und Ängste lindern. Er weckt die Lebensgeister und sorgt für kreative Ideen.

WIRKUNG KÖRPER
Bernstein ist der Klassiker zum Thema Haut, er mildert Ekzeme, Pickel, Warzen, Schuppen und Flechten. Auch für den Rachen- und Halsbereich lässt er sich gut einsetzen sowie bei Heuschnupfen und Pollenallergien. Jeder kennt sicher die Nutzung des Bernsteins als Zahnhilfe für Babys. Weitere Einsatzbereiche sind Entzündungen des Mund- und Rachenraumes, bei Arthritis, Gicht, Rheuma, zur Unterstützung der körpereigenen Immunabwehr. Hierbei hat sich besonders die Verwendung eines Bernstein-Edelsteinwassers bewährt. Er soll Zeckenbisse verhindern.

WIRKUNG PSYCHE
Er fördert einen positiven Gemütszustand, hilft bei Depressionen, stärkt das Selbstvertrauen und begünstigt Aufgeschlossenheit und Kreativität. Er ist ein inspirierender Sonnenstein, der Lebensfreude weckt. Er belebt die Entscheidungsfreude und hilft bei Ratlosigkeit und Depressionen. Er liefert Licht und Wärme in das Gemüt und schenkt eine frische und fröhliche Ausstrahlung.

 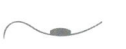 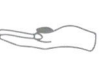 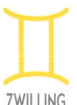   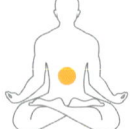

ZWILLING LÖWE STEINBOCK

BLUTSTEIN (HÄMATIT)

ENTSCHLOSSENHEIT
MUT

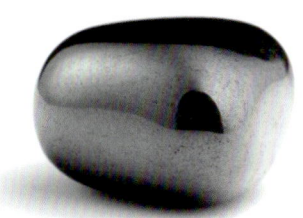

BEDEUTUNG
Hämatit ist die häufigste natürlich auftretende Form des Eisenoxids, er gehört zur Mineralklasse der Oxide. Hämatit spendet Mut, schenkt Lebenskraft und Lebensfreude. Durch mehr Selbstständigkeit und Entschlossenheit gewinnen eigene Bedürfnisse an Bedeutung, deshalb trägt ein Hämatit zur Verbesserung der Lebensqualität bei.

WIRKUNG KÖRPER
Hämatit unterstützt den Kreislauf, fördert Zell- und Blutaufbau, er stärkt die Leber und hilft gegen Eisenmangel. Hämatit trägt deshalb auch den Namen „Blutstein". Er regt die Blutbildung an und sorgt für schnelleres Abklingen von Blutungen und Blutergüssen. Hämatit fördert die Genesung sowie die Wundschließung und Ausheilung.

WIRKUNG PSYCHE
Er fördert die innere Dynamik und Vitalität, aktivert die Willens- und Tatkraft. Mit dem Hämatit erreichen wir mehr Spontanität und Lebensfreude. Er befähigt uns mutiger, unbeschwerter und zielbewusster zu leben. Seelische Verkrampfungen werden mithilfe von Hämatit, besonders von Hämatit-Rosen, gelindert.

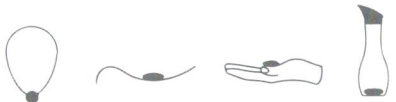

SKORPION
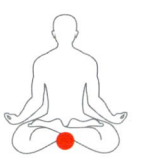

CALCIT

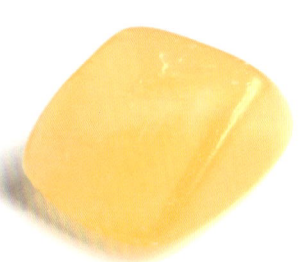

WEITERENTWICKLUNG
GESTEIGERTES DENKVERMÖGEN

BEDEUTUNG
Calcit ist ein gesteinsbildendes Mineral und gehört zu den am häufigsten vorkommenden Mineralien weltweit. Es gehört als Calciumcarbonat zur Mineralklasse der Carbonate. Calcit fördert die geistige Entwicklung, schenkt Kreativität und stärkt das Gedächtnis. Indem er sich positiv auf das Denkvermögen auswirkt, steigert er aber auch das Selbstbewusstsein und verleiht Standhaftigkeit.

WIRKUNG KÖRPER
Calcit regt den Stoffwechsel an und stärkt das Immunsystem. Der Heilstein begünstigt die Blutgerinnung. Für eine Heilung von Muskelgewebe, Haut, Zähnen und Knochen eignet er sich besonders. Er stärkt das Herz und dient zur Prophylaxe von Bandscheibenbeschwerden. Calcit unterstützt den gesamten Hals- und Rachenbereich und wirkt entgiftend auf den gesamten Organismus.

WIRKUNG PSYCHE
Calcit beschleunigt die geistige Entwicklung, stärkt Tatkraft und Gedächtnis, fördert Selbstvertrauen und Standhaftigkeit, Ruhe und Gelassenheit. Er festigt besonders unser Selbstbewusstsein und stärkt das Großhirn. Er lässt positiv in die Zukunft blicken und trennt uns von starrem Gedankengut.

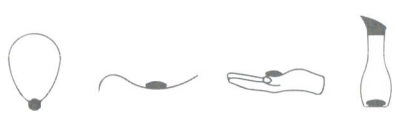
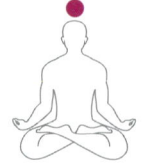

COELESTIN

AUSGEGLICHENHEIT
ZUVERSICHT
FREUDE

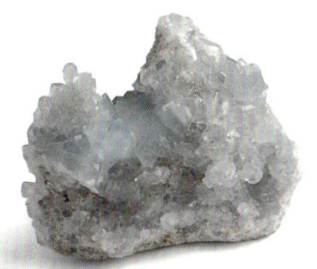

BEDEUTUNG
Coelestin bildet sich meist als Hohlraumfüllung, er gehört zur Mineralklasse der Sulfate. Er bringt Körper und Seele in Einklang und schenkt dadurch mehr Freude, Entspannung und Ausgeglichenheit. Verleiht Zuversicht und Tatkraft, gleichzeitig lindert er Ängste.

WIRKUNG KÖRPER
Coelestin ist ein wirksamer (Wund-)Heilstein, wird bei Verletzungen und Operationen gerne eingesetzt. Er beschleunigt die Gesundung von verletz-tem Gewebe, lindert außerdem Kopfschmerzen, hilft gegen Verspannungen und erfrischt die Augen.

WIRKUNG PSYCHE
Coelestin führt zu einem harmonischen Gleichgewicht mit der Umwelt und trägt zu einem verbesserten Wohlbefinden bei. Er stärkt die persönliche Ausstrahlung. Auch gegen Angstzustände und innere Blockaden kann Coelestin eingesetzt werden. Mit Coelestin können persönliche Beklemmungen verschwinden.

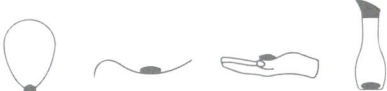
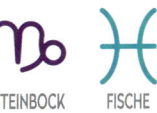
STEINBOCK   FISCHE
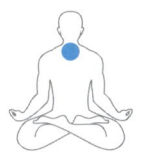

DIAMANT

KLARHEIT
GEISTIGER HÖHENFLUG

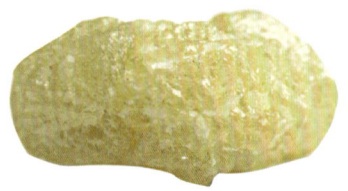

BEDEUTUNG
Diamant ist reiner Kohlenstoff, der in großer Tiefe unter immenser Hitze und enormem Druck kristallisiert. Er verkörpert Unbezwingbarkeit und Reinheit. Diese Werte überträgt der Diamant und gibt Charakterstärke, Willenskraft und Selbstbewusstsein. Der Diamant vermittelt auch den Drang nach geistiger Freiheit, ist ein Symbol der Reinheit und klaren Gedanken:

WIRKUNG KÖRPER
Er ist der heilkräftigste Stein und hilft bei Kopfschmerzen, Rücken- und Gliederschmerzen, Bandscheibenproblemen und bei Schlaganfällen. Stärkt das Gehirn und die Nerven, beugt Verkalkung und Senilität vor, wirkt kräftigend auf alle Organe und Körperfunktionen. Von allen Steinen verfügt er über die größte Heilkraft bei Schlaganfall. Der Diamant befreit uns von Blockaden, Ablagerungen und Verunreinigungen. Diamant-Heilwasser, morgens nüchtern getrunken, löst Nieren- und Gallensteine auf.

WIRKUNG PSYCHE
Er hilft, konsequent umzusetzen, was man als richtig und wichtig erkannt hat, stärkt Weisheit und Einsicht, vermittelt aber auch Achtung und Respekt. Diamant spornt zu geistigen Höhenflügen an. Er ist der Stein der Wahrheit, der Treue zum übergeordneten Prinzip, fördert das logische Denken. Er hilft uns, den richtigen Lebensweg zu suchen, ihn zu finden und ihn auch zu gehen.

 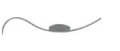 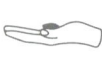

WIDDER LÖWE STEINBOCK

DISTHEN

IDENTITÄT
INTUITIVES DENKEN

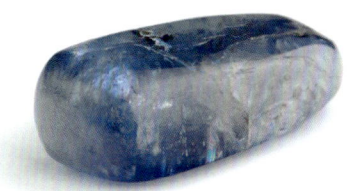

BEDEUTUNG
Disthen bildet sich bei der Gesteinsmetamor-phose in aluminiumreichen Sedimenten, er gehört in die Mineralklasse der Silikate. Disthen stärkt die eigene Identität. Er lässt vernünftiges und auch intuitives Denken zu und hilft dadurch, in chaotischen Situationen die Nerven zu bewahren. Wirkt unterstützend bei Resignation, verbessert die Artikulation und hilft beim Erlernen neuer Sprachen.

WIRKUNG KÖRPER
Körperlich hat der Stein insbesondere einen guten Einfluss auf den Hals. So wie der Chalcedon ist er ein guter Begleiter für Sänger und Redner. Heiserkeit und Halsschmerzen werden gelindert. Wirkt entspannend bei Sprachstörungen. Er beflügelt zum Erlernen von Fremdsprachen. Er kräftigt das Sprachzentrum und hilft uns, die richtigen Worte zu finden.

WIRKUNG PSYCHE
Disthen steht für Ruhe und Gelassenheit, befreit von schwerer Last und inneren Zwängen. Er beruhigt Nerven, fördert klare Aussprache und Konzentration. Er ist ein guter Stein für die Stimme und kann gemeinsam mit dem Chalcedon verwendet werden. Empfehlenswert für Lehrer, Verkäufer, Schauspieler, Sänger und Politiker etc.

 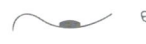 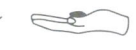   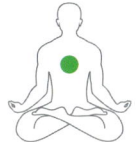

WIDDER STIER WAAGE

DOLOMIT

ZUFRIEDENHEIT
SELBSTVERWIRKLICHUNG

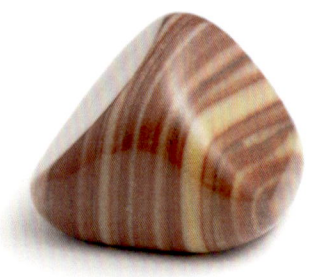

BEDEUTUNG
Dolomit bildet sich durch die Wechselwirkung von magnesium-haltigen Lösungen mit Kalkstein. Er gehört zur Mineralklasse der Carbonate. Der Dolomit fördert die Selbstverwirklichung, beschert Freude, fördert eine positive sowie zufriedene Lebenseinstellung. Er gleicht das Gemüt aus und hilft bei Gefühlsausbrüchen.

WIRKUNG KÖRPER
Dolomit hilft bei Muskelkater, Magen- und Darmbeschwerden, wirkt entspannend und krampflösend und versorgt die Lunge und die Zellen mit Sauerstoff. Der Dolomit reguliert den Stoffwechsel und dabei besonders den Säure-Basen-Haushalt und hilft darum sehr gut bei Sodbrennen.

WIRKUNG PSYCHE
Dolomit fördert die Selbstverwirklichung, stabilisiert und beruhigt extreme Gefühlsausbrüche. Er bringt Sinnesfreuden zum Ausdruck, hilft, seinen Platz im Leben und in der Gemeinschaft zu finden. Er sorgt für Ausgeglichenheit, fördert ein friedfertiges Temperament und gleicht heftige Emotionen und Zorn aus. Sorgt für mentale Flexibilität und Offenheit, erweitert den Horizont.

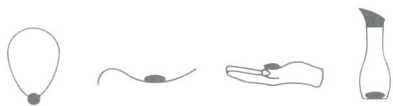
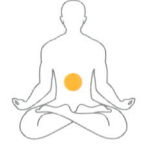

DUMORTIERIT

KONZENTRATION
STRESSABBAU
GEDULD

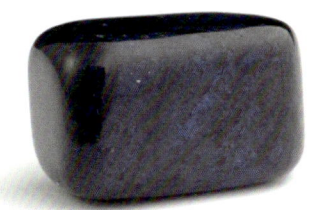

BEDEUTUNG
Dumortierit bildet sich aus Magma. Als Aluminiumsilikat gehört er in die Mineralklasse der Silikate. Er hilft bei Angst oder Stress und stärkt die Nerven, spendet in schwierigen Lebenslagen Zuversicht und Mut, verleiht innere Ruhe und Harmonie, sorgt für Entspannung und Ausgeglichenheit.

WIRKUNG KÖRPER
Dumortierit unterstützt bei Suchttherapien, hilft bei Erkrankungen der Nerven und des Nervensystems, lindert nervöse Kopfschmerzen, Übelkeit, Erbrechen, Krämpfe, Koliken und Durchfall. Steuert das Lymph- und Drüsensystem. Wassereinlagerungen werden abgebaut. Er hat fiebersenkende Eigenschaften.

WIRKUNG PSYCHE
Dumortierit verhilft allgemein zu mehr Konzentration im Alltag. Er fördert den inneren Ausgleich und verhilft zu mehr Ruhe. Durch diesen Stein werden häufig auftretende alltägliche Belastungen (Stress) gemindert. Kann Überdrehtheit und Sturheit abbauen, schenkt Durchhaltevermögen und Geduld, gibt Mut und Zuversicht, fördert Harmonie und Vertrauen und löst Ängste auf.

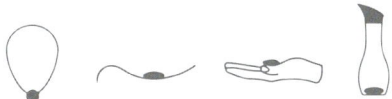

SCHÜTZE
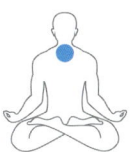

EDEL SCHUNGIT
LEBENSKRAFT
VITALITÄT
GESUNDER SCHLAF

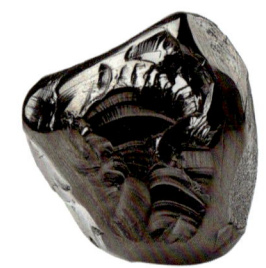

BEDEUTUNG
Edelschungit besteht zu 98 Prozent aus Kohlenstoff. Er lädt den Organismus mit positiver Energie auf, steigert Vitalität und begünstigt erholsamen Schlaf. Steigert die allgemeine Leistungsfähigkeit und die Zunahme jeglicher Aktivität, einschließlich der sexuellen.

WIRKUNG KÖRPER
Edelschungit ist geeignet als Antioxidans, wirkt antibakteriell, antiviral, das Immunsystem stärkend und entzündungshemmend. Er hilft bei Arthrose, Bronchien- und Atemwegserkrankungen wie Asthma, Erkrankungen des Verdauungstraktes und wird bei der Behandlung von Hautkrankheiten und des Nervensystems eingesetzt. In der Anti-Aging-Forschung setzte sich der Edelschungit als wirksamer „Jungbrunnen" durch.

WIRKUNG PSYCHE
Um entspannter schlafen zu können, wird oft Schungit verwendet. Wenn man ihn bei sich trägt oder Schungitwasser trinkt, fühlt man sich wohler und ausgeglichener. Gerade für hochsensible Menschen kann deshalb der Einsatz von Schungitstein eine positive Veränderung bedeuten.

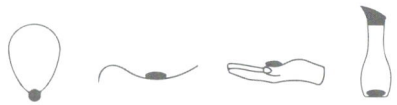
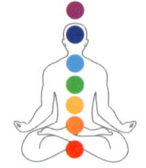

EPIDOT

BELASTBARKEIT
ENTSPANNUNG,
SELBST-SICHERHEIT

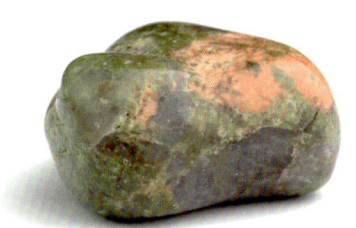

BEDEUTUNG
Epidot bildet sich hydrothermal durch Metasomatose (Austausch von Gesteinsarten) und ist eine Verbindung aus Calcium, Eisen und Aluminium. Epidot steigert die Belastbarkeit, wirkt entspannend und verleiht mehr Selbstsicherheit. Zudem bringt er Hoffnung sowie Geduld und hilft bei Selbstmitleid, Resignation oder Kummer.

WIRKUNG KÖRPER
Der auch Unakit genannte Epidot sorgt für den Gleichgewichtsinn und stärkt die Funktionen aller Organe. Fördert die Leistungsfähigkeit der Drüsen und deren Körpersäfte. Die charakteristische Heilwirkung dieses Steines liegt in der entspannenden und entkrampfenden Wirkung auf den unteren Genitalbereich bei Mann und Frau.

WIRKUNG PSYCHE
Im psychischen Bereich hat der Epidot ausgleichende Eigenschaften. Er lindert Traumata aus gewalttätiger Erziehung und frühen Gewalterfahrungen, vor allem bei Mädchen, die dadurch eine Abneigung gegen Männer haben. Er stärkt die psychische Belastbarkeit vor allem in Krisensituationen.

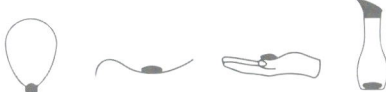
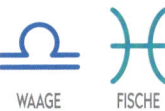
WAAGE FISCHE
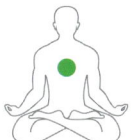

FEUEROPAL

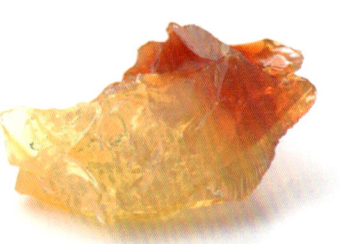

SPONTANITÄT,
NEUE IDEEN
BEGEISTERUNG

BEDEUTUNG
Feueropal entsteht als Hohlraumfüllung in Vulkangesteinen, er gehört zur Mineralklasse der Oxide. Mit der Hilfe des Feueropals kann wieder „Feuer" in das eigene Sexualleben gebracht werden. Er steigert Spontanität, gibt Raum für neue Ideen. Durch seine aufmunternde Wirkung ist der Feueropal dazu in der Lage, wieder neue Lebensfreude sowie Begeisterung zu schenken.

WIRKUNG KÖRPER
Feueropal hilft sehr gut bei Störungen des Verdauungstraktes. Er stabilisiert den Kreislauf, unterstützt die Elastizität der Blutgefäße und mindert Ablagerungen in den Gefäßen. Er ist die erste Wahl bei Schwäche- und Schwindelanfällen, wirkt aufbauend und stabilisierend.

WIRKUNG PSYCHE
Feueropal steht für Kraft, Energie, Kreativität, Vitalität und Freude. Er ist der Stein der sinnlichen Lust. Er steigert die Freude an der Sexualität bei der Frau und die Potenz des Mannes. Es bringt mehr Lebensfreude, kurbelt die Hormonproduktion an und macht uns so „energiegeladener". Er bewahrt vor Stimmungsschwankungen und vermittelt dem Körper Kraft und Vitalität.

 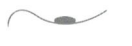 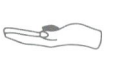   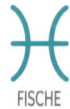 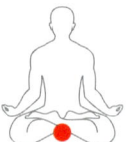

WIDDER FISCHE

FLUORIT

INTUITION
KREATIVITÄT
ACHTSAMKEIT

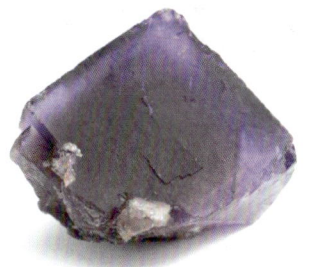

BEDEUTUNG
Reiner Fluorit ist farblos, er entsteht meist primär bei der Abkühlung durch Magma und gehört in die Mineralklasse der Halogenide. Der Fluorit hilft bei Lernschwierigkeiten und eignet sich als Heilstein besonders bei Konzentrations- und Lernschwierigkeiten. Er steigert die Aufnahmefähigkeit sowie Kreativität. mindert einschränkende Lebensweisen und fördert die Intuition.

WIRKUNG KÖRPER
Fluorit regt die Regeneration der Haut- und Schleimhautzellen an, lässt Pickel und Wunden abheilen, befreit die Atemwege und wird erfolgreich bei Allergien eingesetzt. Er hat starken Einfluss auf die Knochenbildung und hilft bei Arthrose und Osteoporose. Ausheilung von Verletzungen, Stärkung von Lunge und Leber sind weitere Einsatzgebiete.

WIRKUNG PSYCHE
Fluorit stabilisiert die Psyche, verschafft mehr Flexibilität, begünstigt das Auffassungsvermögen, sensibilisiert die intuitiven Empfindungen und stärkt die Konzentration. Durch seine stark inspirierende Wirkung fördert er Aufnahmefähigkeit, Intuition und Konzentration. Bei Prüfungen nimmt Fluorit die Prüfungsangst.

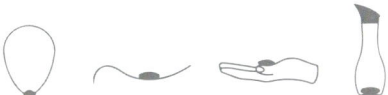 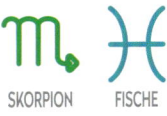 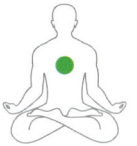

SKORPION FISCHE

FUCHSIT

PERSPEKTIVE
SOUVERÄNITÄT
LÖSUNGSORIENTIERTHEIT

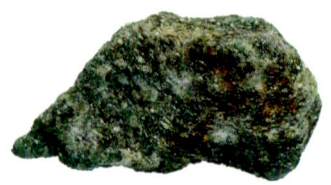

BEDEUTUNG
Fuchsit gehört als Glimmer zur Mineralklasse der Silikate. Fuchsit kann als Schutzstein bei Depressionen, Ängsten und Melancholie behilflich sein. Zudem verleiht er in schwierigen Situationen ein sicheres Auftreten. Er verhilft zu neuen Blickwinkeln, um neue Lösungen zu finden. Ebenso stärkt er die Sinne und macht ruhiger und souveräner. Er fördert die Kreativität.

WIRKUNG KÖRPER
Fuchsit sorgt für einen harmonischen Ausgleich von roten und weißen Blutkörperchen, stärkt das Immunsystem und fördert die Entgiftung. Schwächt plötzlich auftretende schmerzhafte Entzündungen. Er beschleunigt die Heilung von Sonnenbrand und Sonnenstich. Ideal bei der Prophylaxe von Allergien, mindert Hautausschläge sowie Juckreiz und Schuppenbildung.

WIRKUNG PSYCHE
Überaktive Menschen werden ruhiger und ausgeglichener, ruhigere Menschen erhalten mehr Lebensenergie. Fuchsit nimmt Ängste und hilft bei Depressionen und Melancholie. Steht für Heiterkeit und Lebensfreude. Bei Minderwertigkeitskomplexen baut er ein neues Selbstbewusstsein auf und bei Stress stärkt er die Gelassenheit. Er fördert die Kreativität, hält geistig und körperlich beweglich.

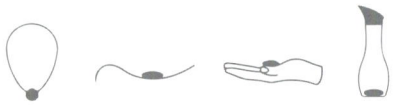 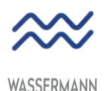 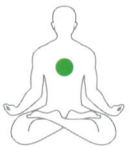

WASSERMANN

GAGAT

NEUANFANG
MUT,
ERLEICHTERUNG

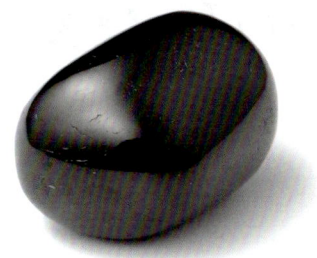

BEDEUTUNG
Gagat entstand in Sumpfgebieten und ist bitumenreiche Braunkohle. Der Gagat unterstützt Trauerarbeit. Er spendet neuen Mut, hilft bei der Bewältigung von Kummer und erleichtert somit den Weg für einen Neuanfang. Zudem bewahrt er vor schlechten Gedanken und hilft bei Depressionen.

WIRKUNG KÖRPER
Er hat starke Wirkung auf die Atemwege und bewahrt auch die Gelenke und Knochen vor Abnutzungserscheinungen und Entzündungen. Der Gagat hilft auch bei Zahn- und Kieferschmerzen. Mit dem Gagat hat man gute Erfahrungen im Einsatz gegen Tinnitus.

WIRKUNG PSYCHE
Er erleichtert einen Neuanfang und bewahrt vor unüberlegten Handlungen. Gagat fördert die Lust am Leben und verhilft zu mehr Toleranz und Einsicht. Er hilft, über den eigenen Schatten zu springen und bewirkt Disziplin und Verantwortung gegenüber Mitmenschen und anderen Lebewesen.

 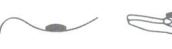   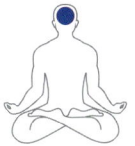

STIER   KREBS   WAAGE

GRANAT

ZUVERSICHT
HOFFNUNG
VERTRAUEN

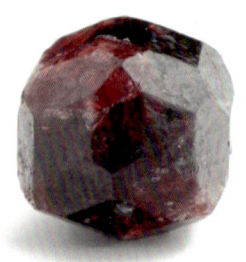

BEDEUTUNG
Granat tritt häufig in Magmagesteinen auf, er gehört allgemein zur Mineralklasse der Inselsilikate. Er gibt Zuversicht und Halt, schenkt im Umgang mit Menschen Hoffnung und Vertrauen, fördert Kreativität. Schenkt Freude und Lebenskraft; gibt Selbstvertrauen, Mut, Energie, Willensstärke.

WIRKUNG KÖRPER
Granat stärkt den Herzmuskel, stabilisiert den Kreislauf, hilft gegen Durchblutungsstörungen, regt die Produktion der roten Blutkörperchen an, verbessert die Selbstheilungskräfte des Körpers. Er regelt und stärkt den gesamten Blutkreislauf, bewahrt vor Blutarmut durch Vermehrung von Plasma und Leukozyten und regt die Blutzirkulation an. Darüber hinaus steigert er die Sexualkraft und behebt Impotenz.

WIRKUNG PSYCHE
Granat schenkt Freude und Lebenskraft; gibt Selbstvertrauen, Mut, Energie, Willenskraft und Erfolg. Er hilft gegen Schwermut und Depressionen. Granat ist einer der ältesten Heilsteine der Welt und in vielen Dokumentationen sehr umfassend beschrieben. Er hilft mit Tabuthemen und Peinlichkeiten besser umzugehen.

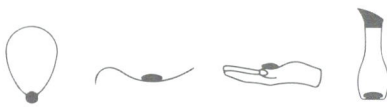 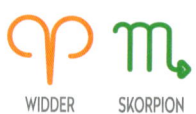 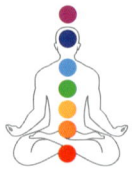

KARNEOL

KREATIVITÄT
MOTIVATION
VERTRAUEN

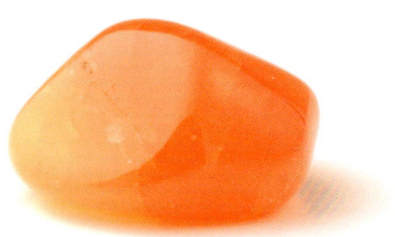

BEDEUTUNG
Karneol ist eine Varietät des Chalcedons und damit ein sehr feinfaseriger Quarz. Er gehört zur Mineralklasse der Oxide. Er verleiht Stand-festigkeit, Mut und Tatkraft, hebt nicht nur die Laune, sondern hilft durch lösungsorientiertes Denken, sich Anforderungen zu stellen oder Probleme zu bewältigen. Er unterstützt die Hilfsbereitschaft und den Idealismus. Karneol schenkt wieder Lebensfreude und Vitalität.

WIRKUNG KÖRPER
Karneol fördert Verdauung, Stoffwechsel, stärkt Darm, Leber, Unterleib und Kreislauf. Gut zur Entgiftung. Gegen Blutverunreinigungen, Rheuma, Heuschnupfen, Nasenbluten. Er stillt Blutungen, kräftigt die Milz, stärkt das Immunsystem, unterstützt die Funktion von Magen, Darm, Leber und Nieren, hilft bei Parodontose und Zahnfleischbluten, wirkt allgemein regulierend und stimulierend.

WIRKUNG PSYCHE
Karneol verleiht durch seine Eisenanteile Mut und Tatkraft, er gibt Entschlossenheit, wo Engagement gefragt ist. Als Oxid gelingt es ihm, unsichere, offene Situationen in stabile, geklärte umzuwandeln. Er hilft, sich von der Norm zu befreien und weckt den Wunsch nach Abenteuer. Verleiht eine kühne, neue Sichtweise.

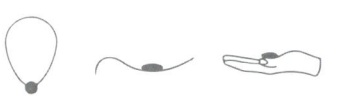 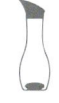 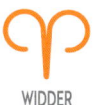  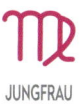 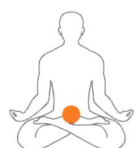

WIDDER STIER JUNGFRAU

KORALLE

LEBENSFREUDE
SCHUTZ
GEMEINSCHAFTSSINN

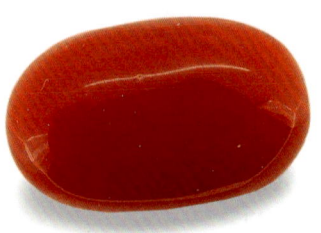

BEDEUTUNG
Korallen sind das Kalkgerüst von Nesseltieren, sie gehören daher in die Mineralklasse der Carbonate. Die Koralle gilt schon seit jeher als Schutzstein gegen alles Böse und negative Energien. Beschert Lebenskraft, Freude und Energie. Sie stärkt die Persönlichkeit und lindert Ängste und psychische oder gesellschaftliche Spannungen. Sie fördert das Bedürfnis nach Liebe, Partnerschaft und Freundschaft.

WIRKUNG KÖRPER
Korallen wirken positiv auf die Blutbildung, schützen vor Infektionen. Wirken unterstützend und beruhigend bei Kreislaufproblemen. Mindern Durchblutungsstörungen und wirken gegen Bluthochdruck. Bei älteren Menschen beugen sie Knochenbrüchigkeit vor. Die rote Koralle wirkt sehr gut auf die zur Blutbildung beitragenden Enzyme in Magen und Leber, deshalb beugt sie ernährungsbedingten Mangelerscheinungen vor.

WIRKUNG PSYCHE
Die Koralle stärkt die Liebesfähigkeit und das Bedürfnis nach Partnerschaft und Freundschaft, macht unempfindlicher gegen Neid und Missgunst. Sie speichert Energie, Freude und Lebenskraft.

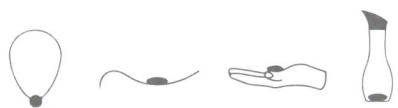

SKORPION
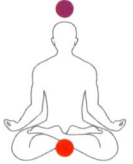

KUNZIT

LIEBE
TROST
VERTRAUEN

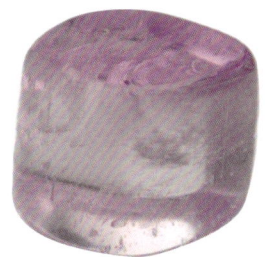

BEDEUTUNG
Kunzit ist wie der Hiddenit und der Triphan eine Varietät des Minerals Spodumen. Er gehört zur Mineralklasse der Silikate. Kunzit ist ein beruhigender Kristall, der Herz und Kopf verbindet, der emotionale und mentale Aspekte aufeinander abstimmt. Stärkt Vertrauen in Menschen, wo Beziehungen quälend sind, hilft, sich der Liebe zu öffnen und das Gefühl von Vertrauen und Hoffnung wiederzugewinnen.

WIRKUNG KÖRPER
Kunzit stärkt und unterstützt die Herzmuskulatur, regt die Produktion von Hormonen an, lindert Rückenschmerzen, hilft bei Nervenleiden. Er steuert die Funktion der weißen und roten Blutkörperchen und sorgt für eine bessere Sauerstoffaufnahme. Mindert hohen Blutdruck.

WIRKUNG PSYCHE
Kunzit schenkt innere Ruhe, Lebenskraft, Liebe und beschert mehr Hingabe. Er steigert das Einfühlungsvermögen, verbessert den Kontakt zur Umwelt und hilft, besser mit Kritik umzugehen. Außerdem baut er Hemmungen und Minderwertigkeitsgefühle ab und regt an, über seinen eigenen Schatten zu springen. Bei innerer Zerrissenheit, Sorgen, Ängsten oder Depressionen ist Kunzit ein guter Helfer, denn er heitert die Stimmung wieder auf.

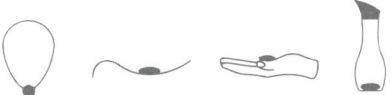
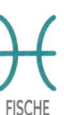
FISCHE
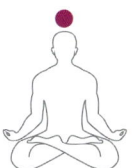

LABRADORIT

GRENZENLOSES POTENZIAL
BEWUSSTSEIN

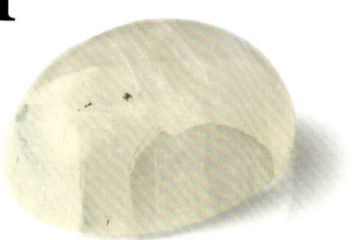

BEDEUTUNG
Labradorit wird der Feldspatgruppe zugeordnet, er gehört zur Mineralklasse der Silikate. Labradorit hilft, ein höheres Bewusstsein zu erreichen und stärkt die mentale und spirituelle Kraft. Unterstützt dabei, die wahren Ziele zu finden.

WIRKUNG KÖRPER
Labradorit hilft bei Verdauungs-, Kreislauf- und Stoffwechselbeschwerden und bei Sehschwäche. Lindert Kälteempfindlichkeit, Rheuma und Gicht, stabilisiert das Säure-Basen-Gleichgewicht des Körpers, wirkt blutdrucksenkend. Regt die Selbstheilungskräfte an, aktiviert Muskeln, hilft gegen Kreislaufbeschwerden und Augenprobleme. Dieser Stein stärkt das Immunsystem und die Thymusdrüse.

WIRKUNG PSYCHE
Labradorit beflügelt durch seine Farbenvielfalt die Fantasie, steigert die Kreativität und verbessert das Erinnerungsvermögen. Ebenso stärkt er die Intuition und fördert den Sinn für Realität. Labradorit trägt dazu bei, die eigenen Gefühle zu intensivieren, und stärkt die eigenen Absichten. Durch seine beruhigende und ausgleichende Wirkung hilft der Labradorit bei einem aufbrausenden Temperament.

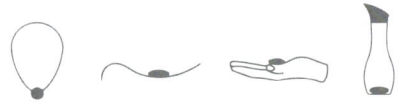
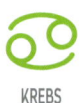
KREBS
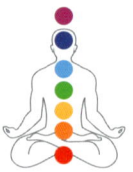

LAPISLAZULI

BEWUSSTSEIN
INNERE WEISHEIT
VERTRAUEN

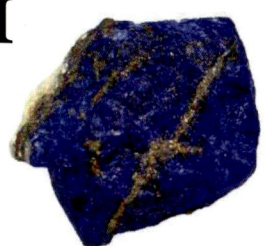

BEDEUTUNG
Lapislazuli ist ein Mineralgemisch, das hauptsächlich durch Umwandlung von Kalk zu Marmor entstand. Es gehört zur Mineralklasse der Silikate. Der Stein hilft, schlechte Gewohnheiten abzulegen und fördert die Kritikfähigkeit. Zusätzlich schafft er neues Selbstvertrauen. Lapislazuli kann einen klaren Verstand, Konzentration und die Intuition fördern.

WIRKUNG KÖRPER
Stärkt die Funktionsfähigkeit der verschiedenen Drüsen des Körpers, senkt den Blutdruck, beugt Hauterkrankungen vor. Verhindert Ablagerungen in den Gefäßen und verringert somit Schlaganfälle und Infarkte. Hilft bei Hautausschlägen, Insektenstichen, Warzen, Schmerzen und Schwellungen, nimmt den Kopfschmerz, stärkt die Sehkraft.

WIRKUNG PSYCHE
Lapislazuli ist der Stein der Könige. Verstärkt das Bedürfnis nach Freundschaft, Liebe und Partnerschaft. Er hilft, Ängste und Vorurteile abzubauen. Lapislazuli wirkt sehr intuitiv, belebend und konzentrationsfördernd und verleiht mehr Einfallsreichtum und Denkvermögen.

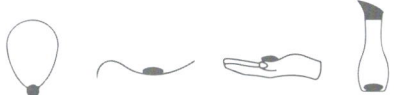

SCHÜTZE
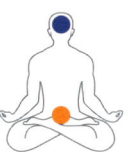

LARIMAR

NEUE HORIZONTE
ALTE MUSTER AUFLÖSEN,
INNERE RUHE

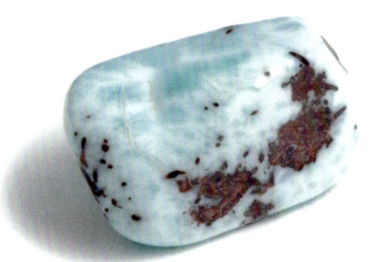

BEDEUTUNG
Larimar bildet sich hydrothermal in Basalt, er gehört in die Mineralklasse der Silikate. Der Larimar erweitert den geistigen Horizont und ermöglicht neue Sichtweisen. Auf diese Weise hilft dieser Heilstein dabei, einschränkende Denkmuster aufzulösen und das Leben neu zu gestalten. Larimar schenkt innere Ruhe und ist ein Schutzstein gegen negative Energien.

WIRKUNG KÖRPER
Larimar regt die Selbstheilung an, fördert die Gehirntätigkeit. Er ist ein Skelettstein, der sich positiv auf den Knochenbau und Gelenke auswirkt. Wirkt gegen Steifheit der Muskeln, Sehnen und Gelenke. Seine heilende Funktion wirkt sich besonders auf die Gliedmaßen wie Hände, Füße, Beine etc. aus. Er kann Ischiasbeschwerden und Hexenschuss lindern.

WIRKUNG PSYCHE
Larimar wird auch „Atlantisstein" genannt. Er sorgt für guten Schlaf und schöne Träume, verkörpert Friede und Klarheit, bringt innere Ruhe, fördert das geistige und körperliche Wachstum. Hilft gegen Ängste, Blockaden und Depressionen. Sein Aussehen vermittelt Frische und Lebendigkeit, dadurch wirkt er positiv bei Niedergeschlagenheit und der Suche nach neuen Perspektiven. Er ist hilfreich in Zeiten der Veränderung, regt unsere Inspiration und die Selbstverwirklichung an.

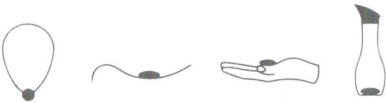 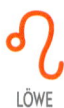 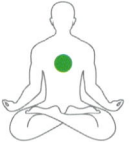

LEOPARDEN JASPIS

SELBSTHEILUNG
ERDUNG
SCHUTZ

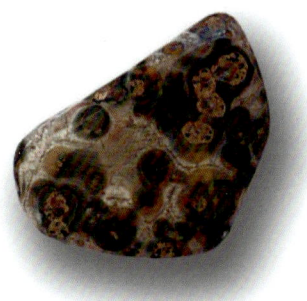

BEDEUTUNG
Leopardenjaspis ist ein feinkörniger Quarz. Er verbessert die Ausdauer und stärkt die Blase. Er soll zur Selbstheilung und zum spirituellen Wachstum beitragen. Jaspissteine sind auch sehr starke Stabilitäts-, Erdungs- und Schutzedelsteine.

WIRKUNG KÖRPER
Dieser Jaspis hat eine stark entwässernde und reinigende Wirkung auf die Leber, Galle, Nieren und Blase. Bei starken Magen- und Unterleibs-schmerzen wirkt er ebenfalls lindernd und beugt Schluckauf, Übelkeit und Überfunktion der Schilddrüse vor. Bei schmerzhaften Verhärtungen des Muskelgewebes ist er auch zu empfehlen, besonders bei Nacken-, Schulter-, Rücken- und Gesäßmuskulatur wirkt er entspannend.

WIRKUNG PSYCHE
Leopardenjaspis spendet Ausdauer, beflügelt die Fantasie und wirkt beruhigend auf die Seele. Er lindert Beziehungsängste oder Eifersucht. Außerdem stärkt er die Naturverbundenheit und Empathie für Tiere. Leopardenjaspis hilft traditionell, sich mit Tieren zu verbinden. Er beruhigt in stressigen Zeiten und fördert die innere Ruhe.

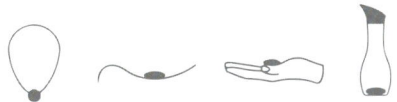
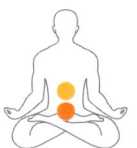

LEPIDOLITH

INNERER FRIEDEN
AUSGEGLICHENHEIT

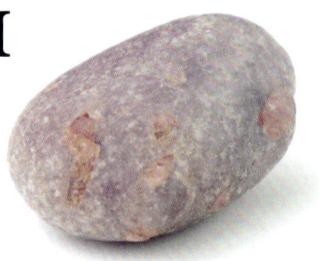

BEDEUTUNG
Lepidolith gehört als Glimmer zur Mineralklasse der Silikate. Er verleiht als Schutzstein inneren Frieden, fördert die Selbstbestimmung und die Selbstdisziplin. Des Weiteren stärkt der Lepidolith die Sinne und macht je nach Temperament, ruhiger und ausgeglichener, aber auch extrovertierter.

WIRKUNG KÖRPER
Lepidolith fördert die Verdauung, strafft die Haut, stabilisiert den Blutkreislauf, wirkt entgiftend, hilft bei Übersäuerung und regt den Reinigungsprozess der Haut und des Bindegewebes an. Er unterstützt die Leber, schützt vor Infektionen, stärkt die Gelenke und wird sehr gerne als Therapiestein nach einem Schlaganfall genutzt.

WIRKUNG PSYCHE
Lepidolith lindert negativen Stress und Niedergeschlagenheit, wirkt erfrischend, fördert die Selbstliebe und Toleranz. Er stärkt Offenheit und Aufrichtigkeit. Wirkt beruhigend, fördert Eigenständigkeit und Selbstdisziplin. Verleiht Freude, Ruhe, inneren Frieden und Entscheidungskraft. Lepidolith – der Stein, um völlig abzuschalten, die Nerven zu entlasten und sich Ruhe zu gönnen.

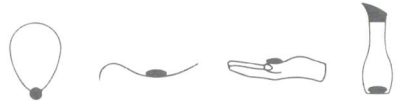
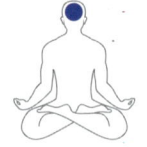

MAGNESIT

ENTSPANNUNG
OPTIMISMUS
SELBSTBESTIMMUNG

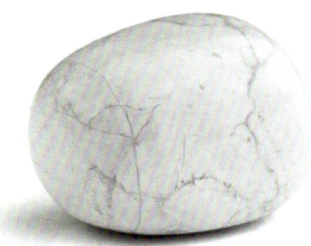

BEDEUTUNG
Magnesit bildet sich überwiegend bei der Verwitterung von magnesiumhaltigen Gesteinen, er gehört zur Mineralklasse der Carbonate. Magnesit sorgt sehr gut für Ausgeglichenheit und Entspannung. Auf diese Weise trägt er zur Selbstbestimmung bei. Dieser Heilstein fördert aber auch Geduld sowie Anteilnahme.

WIRKUNG KÖRPER
Magnesit trägt zur Zellreinigung bei, kräftigt und beruhigt das Herz, hilft bei Fieber und Schüttelfrost, wirkt entgiftend und krampflösend. Hilft bei Gallenkoliken, Migräne, Kopfschmerzen und Krämpfen innerer Organe, hemmt die Blutgerinnung, vermindert Thrombosenbildung, regt den Abbau von Fetteinlagerungen in den Gefäßen an und hilft dadurch vorbeugend gegen Herzinfarkt. Unterstützt die Senkung des Cholesterinspiegels. Hilft beim Abnehmen und reinigt Zellen, Nieren, Galle und Blase von Ablagerungen und Steinen.

WIRKUNG PSYCHE
Magnesit bringt inneren Frieden, vermittelt Gelassenheit und Entspannung. Wirkt gegen Nervosität, Gereiztheit, Zorn, hilft bei Depressionen, Nervenanspannungen, Erregbarkeit, Angst und Überempfindlichkeit. Macht ausgeglichen und stärkt das Ausdrucksvermögen.

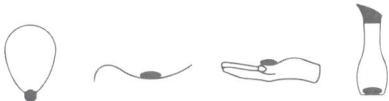 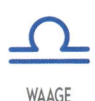 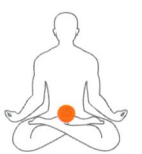

MAGNETIT

KLARHEIT
HÖHERE ZIELE
FLEXIBILITÄT

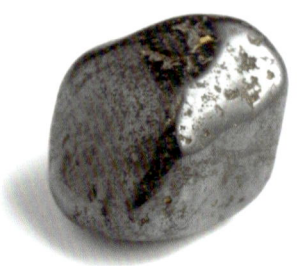

BEDEUTUNG
Magnetit ist ein ferromagnetisches Mineral, es gehört er zur Mineralklasse der Oxide. Magnetit hilft dabei, Wichtiges von Unwichtigem zu trennen und dabei ganz klare Prioritäten zu setzen. Außerdem mildert er das Festhalten an überholten Werten und kann die Reaktionsfähigkeit steigern.

WIRKUNG KÖRPER
Magnetit gleicht das Hunger- und Durstgefühl aus, reguliert den Blutzuckerspiegel und reinigt das Blut, stärkt die Bauchspeicheldrüse, behebt Krämpfe, kräftigt den Kreislauf, hilft bei Lungenentzündung und Leberproblemen. Er hat dank seiner magnetischen Eigenschaften eine harmonisierende Wirkung auf den Hypothalamus, hilft bei der Erneuerung der Zellen und beschleunigt die Reinigung des Organismus.

WIRKUNG PSYCHE
Magnetit gibt Vitalität, Willensstärke und die Fähigkeit, Beschlüsse sofort in Taten umzusetzen. Sorgt für Entspannung, hilft, innere Blockaden zu lösen, fördert eine seelische Ausgeglichenheit und Entspannung. Ist ausgleichend, verbindend und stärkt die Nerven. Der Magnetit ermöglicht uns, geistigen Ballast loszulassen, hilft dadurch leichter, glücklicher und unbeschwerter zu leben.

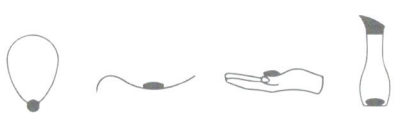
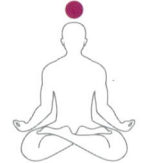

MALACHIT

TRANSFORMATION
VERÄNDERUNG
REFLEXION

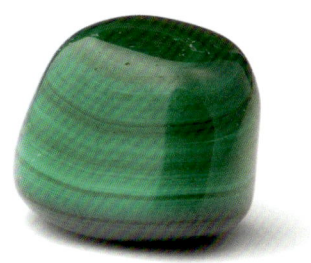

BEDEUTUNG
Malachit ist ein Kupfercarbonat, er gehört in die Mineralklasse der Carbonate. Malachit fragt man, wenn man ungefilterten Rat bezüglich seiner Finanzen und seines Liebeslebens wünscht. Seine Energie hilft, darüber nachzudenken, Bereiche des Lebens zu verändern, um negative Muster aufzulösen.

WIRKUNG KÖRPER
Malachit hilft bei Erkrankungen der Knochen und der Wirbelsäule, z. B. bei Bandscheibenproblemen, Rheuma und Gelenkentzündungen, wirkt entkrampfend, stärkt den Herzmuskel, stabilisiert und kräftigt das Herz-Kreislauf-System. Lindert heftige Menstruationsschmerzen und unterstützt bei der Entbindung, deshalb sein volkstümlicher Name „Hebammenstein". Er aktiviert Selbstheilungskräfte, bringt Linderung bei Verstauchungen und Prellungen.

WIRKUNG PSYCHE
Der Malachit beflügelt die Fantasie, verbessert die Wahrnehmung und steigert die Konzentration. Außerdem beschert er mehr Verständnis sowie Liebe gegenüber der Umwelt. Mit mehr Ausgeglichenheit hebt der Malachit die Lebensqualität und trägt auch zu einer harmonischeren Partnerschaft bei. Zusätzlich hilft der Malachit dabei, die richtigen Entscheidungen zu treffen. Malachit ist auch bei Liebeskummer ein Trost spendender Begleiter.

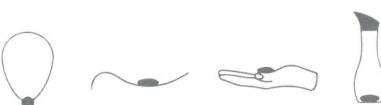
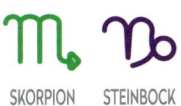

SKORPION   STEINBOCK

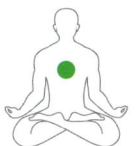

MILCHOPAL

AKZEPTANZ
POSITIVE GEFÜHLE
LEBENSFREUDE

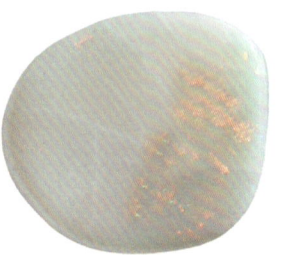

BEDEUTUNG
Milchopal entsteht durch Austrocknung von wasserhaltigem Siliziumdioxid, er gehört zur Mineralklasse der Oxide. Opale gelten schon von jeher als wohltuend für die Seele, da alleine schon ihr Betrachten innere Freude aufkommen lässt. Sie fördern Eigenschaften wie Akzeptanz, den Gemeinschaftssinn und die Kommunikationsfähigkeit.

WIRKUNG KÖRPER
Milchopal unterstützt Magen und Darm und stärkt das Herz. Er hilft gegen Verdauungsprobleme, auch zur Behandlung von Essstörungen wie Magersucht wird der Heilstein mitunter verwendet. Zudem kann er gegen Blutarmut wirken und rheumatische Beschwerden lindern. Hilfreich für Menschen, die sich gerade in der Pubertät befinden und einen großen körperlichen und psychischen Wandel durchleben.

WIRKUNG PSYCHE
Durch den Opal wird die Lebensfreude im Menschen geweckt. Der Heilstein sorgt für das richtige Maß an Gelassenheit und stiftet zugleich zu kreativen Leistungen an. In manchen Fällen beseitigt er innere Ziellosigkeit und befreit Menschen von persönlicher Trägheit. Auch gegen Burnout wird der Heilstein erfolgreich eingesetzt.

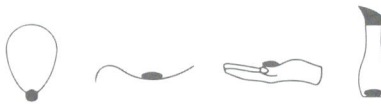

KREBS
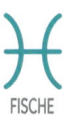
FISCHE
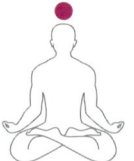

MOLDAVIT

FROHSINN
GEISTIGE ÖFFNUNG
EINFÜHLUNGSVERMÖGEN

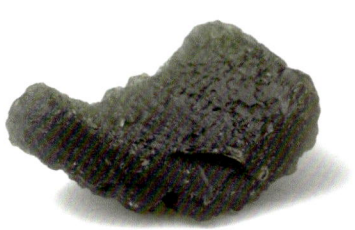

BEDEUTUNG
Moldavit besteht bis zu 80 Prozent aus Siliziumdioxid, er gehört zur Mineralklasse der Oxide. Der Moldavit schenkt Lebenskraft und Frohsinn. So steigert dieser Heilstein den Einfallsreichtum und unterstützt dabei, Lösungen für Probleme zu finden. Gleicht Aggressivität aus.

WIRKUNG KÖRPER
Moldavit unterstützt Heilungsprozesse bei so gut wie allen Infektionskrankheiten. Er schützt das Blut vor Erkrankungen, indem er die weißen Blutkörperchen kräftigt. Der Moldavit bindet Eisen und schützt das Knochenmark, welches für die Bildung von weißen Blutkörperchen verantwortlich ist.

WIRKUNG PSYCHE
Moldavit fördert die Feinfühligkeit und lässt uns die edlen Dinge des Lebens bewusst erleben. Wir bekommen Signale, wie wir mit unseren geistigen Kräften mehr Positives erreichen können. Moldavit ist einer der wichtigsten Intuitionssteine. Er beflügelt die Fantasie, gibt spontane Einfälle und fördert die Kreativität. Er schenkt mehr bewusste Lebensenergie, Freude und harmonisiert die Partnerschaft.

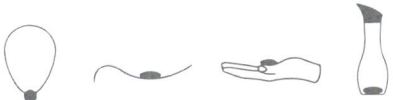
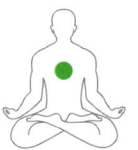

MONDSTEIN

LEBENSZWECK
NEUE ANFÄNGE
SCHICKSAL

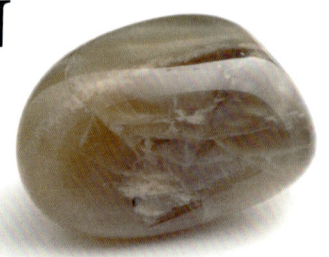

BEDEUTUNG
Mondstein ist eine Varietät des Orthoklases und gehört zur Gruppe der Feldspate. Er wird der Mineralklasse der Silikate zugeordnet. Er unterstützt dabei, Wünsche und Träume zu realisieren. Außerdem hilft er, die Fruchtbarkeit zu steigern.

WIRKUNG KÖRPER
Er wirkt besonders intensiv auf die weiblichen Geschlechtsorgane, reguliert den Hormonhaushalt, fördert dadurch die Fruchtbarkeit und hilft bei Menstruationsbeschwerden. Er mildert Schwangerschaftsbeschwerden, hilft bei der Rückbildung, wirkt regulierend auf die Milchproduktion und ist ein guter Begleiter in den Wechseljahren.

WIRKUNG PSYCHE
Mondstein kann, wie der Name schon sagt, vor Mondsüchtigkeit schützen. Dazu sollte er für eine ganze Mondphase unter dem Kopfkissen liegen. Des Weiteren stärkt er die Intuition. Er aktiviert das Einfühlungsvermögen und fördert die Liebe. Mondstein wirkt besonders gut bei Frauen. Er schenkt ihnen Lebenskraft, Heiterkeit sowie Ausgeglichenheit und verleiht eine jugendliche Ausstrahlung. Der Mondstein ist zusätzlich in der Lage, Ängste zu lindern.

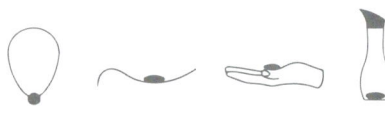

KREBS
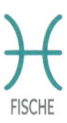
FISCHE
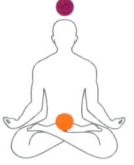

MOOKAIT

AUSGEGLICHENHEIT
ZIELSTREBIGKEIT
FLEXIBILITÄT

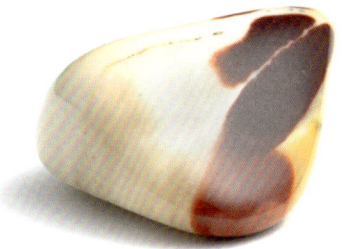

BEDEUTUNG
Mookait bildet sich aus Siliziumdioxid, er gehört zur Mineralklasse der Oxide. Vom Mookait heißt es, er vereine die Eigenschaften des gelben und roten Jaspis in sich und schenke so mehr Ruhe sowie Ausgeglichenheit. Er hilft dabei, Ideen oder Ziele mit Dynamik und Begeisterung umzusetzen. Er bringt geistige Flexibilität und erweitert den geistigen Horizont.

WIRKUNG KÖRPER
Mookait wirkt gegen Entzündungen. unterstützt die Blutreinigung und das gesamte Immunsystem. Er hilft bei Infektionen, wird bei Ekzemen, vereiterten Verletzungen, Pickeln und Akne hilfreich eingesetzt. Er stärkt die Kraft und Vitalität des ganzen Körpers.

WIRKUNG PSYCHE
Mookait steht für innere Ausgewogenheit, Aktivität, Kreativität, Vitalität und Abenteuerlust. Man kann ihn als Glücksstein bezeichnen. Er ebnet die Polarität zwischen Gelassenheit und Tatendrang, Entspannung und Erholung. Er öffnet die Seele für feine Empfindungen und sinnliche Bereicherung. Mookait liebt die Freiheit, schätzt aber Freundschaft umso mehr.

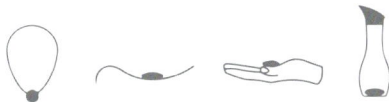
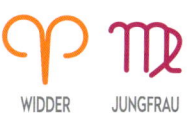

WIDDER JUNGFRAU

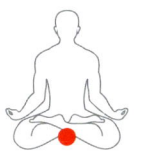

MOOS ACHAT

STRONG AWARENESS
COMMUNICATION

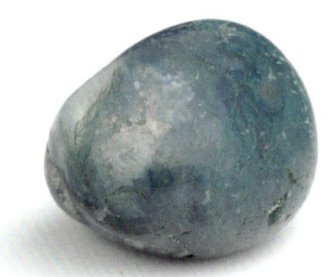

BEDEUTUNG
Er bildet sich aus Siliziumdioxid und zählt zur Mineralklasse der Oxide. Moosachat löst alte Muster auf, steigert das Bewusstsein, befreit von alten Belastungen und hilft, Strategien für eine erfolgreiche Zukunft zu entwickeln. Er steigert die Selbstwahrnehmung und die Fähigkeit zur Kommunikation, und hilft vor allem, in schwierigen Situationen wieder Mut zu fassen und Probleme optimistisch anzugehen.

WIRKUNG KÖRPER
Moosachat hilft gegen Pilze und Viren, hat eine kräftigende Wirkung auf die Bauchspeicheldrüse und regt die Insulinproduktion an. Stärkt die filternden Organe wie Nieren, Milz und Leber. Der Wasserhaushalt wird im gesamten Organismus besser balanciert. Regt sämtliche Talgdrüsen an, so verleiht er der Haut und den Haaren mehr Geschmeidigkeit und ein gesünderes Aussehen.

WIRKUNG PSYCHE
Moosachat steht für Zuversicht, Kreativität, Erholung, Liebe zur Natur, bessere Wahrnehmung der Umwelt. Er hilft gegen Ängste und stärkt das Interesse an allen wichtigen Dingen des Lebens. Der Stein hilft, den Überblick zu bewahren und öffnet die Augen für eine erfolgreiche Lebensgestaltung. Steigert das allgemeine Wohlbefinden und stärkt die Selbstsicherheit.

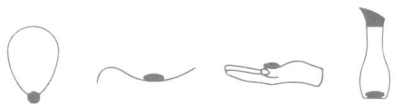

STEINBOCK
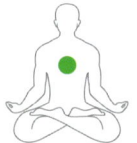

MORGANIT (BERYLL)

VERANTWORTUNGSBEWUSSTSEIN
RUHE

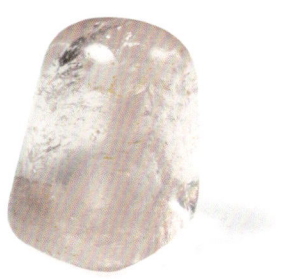

BEDEUTUNG
Morganit entsteht magmatisch oder hydrothermal, er gehört zur Mineralklasse der Silikate. Morganit sorgt für Entspannung, Ruhe, Gelassenheit und spendet Vertrauen. Er lindert Ängste, Leistungsdruck sowie Stress und hilft dabei, schlechte Zeiten zu überwinden und sich unangenehmen Situationen zu stellen.

WIRKUNG KÖRPER
Morganit stimuliert die Leber und sorgt so für eine gute Entgiftung des Körpers. Hilfreich bei Reiseverstopfung oder Durchfall, wirkt bei Angina, Bronchitis, Augenleiden und Stress. Der weiße Beryll ist ein sehr sanfter Heilstein. Er hilft bei Magen- und Darmentzündungen sowie bei Hämorrhoiden.

WIRKUNG PSYCHE
Morganit weckt die persönlichen inneren Kräfte und sorgt für eine positive Ausstrahlung. Hilft, sich in einer neuen Lebenssituation besser zurechtzufinden. Stärkt bei geistiger Unruhe, macht ruhiger, gelassener und selbstbewusster.

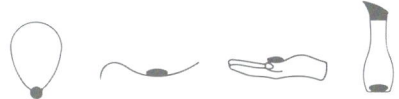
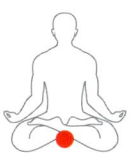

NEPHRIT (JADE)

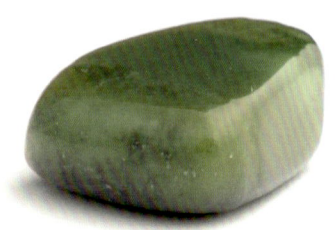

RICHTIGE ENTSCHEIDUNGEN
INNERER FRIEDEN

BEDEUTUNG
Nephrit bildet sich bei der Gesteinsmetamorphose von Serpentinit und Aktinolith, er gehört zur Mineralklasse der Silikate. Nephrit ist ein Stein für die Sehnsucht nach Glück. Zusätzlich hilft er, in schweren Zeiten die eigene Identität zu bewahren. Er baut Spannungen oder Sorgen ab. Fördert Ausgeglichenheit und inneren Frieden und unterstützt dabei, die richtigen Entscheidungen zu treffen.

WIRKUNG KÖRPER
Nephrit entsäuert und entwässert, unterstützt die Körperentgiftung und stärkt Nieren, Blase und Leber. Ist wirksam gegen Gicht und Nierensteine. Er wirkt besonders auf das Herz und die Thymusdrüse. Er bewahrt in der Schwangerschaft vor Krampfanfällen und Nierenstau. Stärkt das Immunsystem, regt den Stoffwechsel an und bekämpft Infektionen, Gelbsucht und Fieber.

WIRKUNG PSYCHE
Nephrit kühlt überhitzte Gemüter, gibt Sanftheit ohne Hang zur Nachgiebigkeit. Steht für Ruhe, Harmonie und Kreativität. Wirkt gegen Hektik und Unruhe. Er schenkt Freude aus tiefster Seele, vermittelt friedvolle Gefühle, Harmonie, Ausgeglichenheit und Gelassenheit. Nephrit stärkt Mut und Ausdrucksfähigkeit, gleichzeitig fördert er die Liebesfähigkeit.

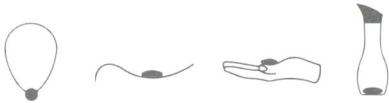
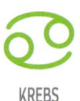
KREBS
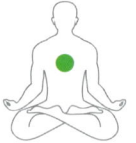

OBSIDIAN

SELBSTREFLEXION
SCHUTZ
REINIGUNG

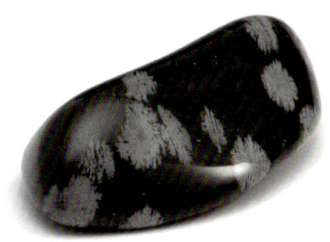

BEDEUTUNG
Obsidian oder auch Vulkanglas entsteht durch schnell abgekühlte Lavatropfen. Er zählt nicht als Mineral, sondern wird den Gesteinen zugeordnet. Der schwarze Obsidian löst besonders gut Blockaden, Schock, Ängste und Traumata auf. Er mildert auch damit verbundene Schmerzen aus vergangenen Erfahrungen. Er fördert zudem ungenutzte Fähigkeiten und verbessert die Wahrnehmung.

WIRKUNG KÖRPER
Der Obsidian ist ein Wundheilstein, besonders Schnittwunden schließen sich schneller. Bindegewebe, Blut, Haut und Knochen profitieren insbesondere von seiner Wirkung. Er wirkt beruhigend und stabilisierend auf Magen und Darm und reduziert Asthmasymptome. Vitamin C kann besser absorbiert werden. Obsidian hilft bei Durchblutungsstörungen, Schmerzen, Verspannungen und Muskelkrämpfen. Des Weiteren stärkt er die Wirbelsäule sowie Haut und Haare.

WIRKUNG PSYCHE
Der Obsidian zeigt ein Spiegelbild des wahren Selbst und hilft dabei, sich vollständig zu akzeptieren. Harte Realitäten macht Obsidian erträglicher. Er bietet einen vollständigen Überblick über sich selbst, einschließlich aller positiven und negativen Eigenschaften.

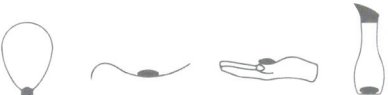
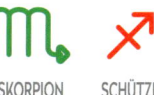
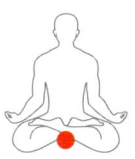

ONYX

LEBENSFREUDE
SELBSTBEWUSSTSEIN
WIDERSTANDSKRAFT

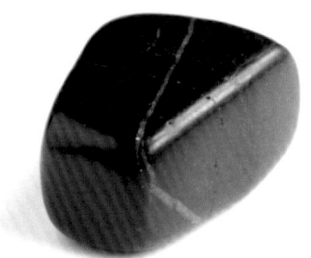

BEDEUTUNG
Onyx gehört als Varietät des Chalcedons zu den Quarzen und zur Mineralklasse der Oxide. Der Onyx ist ein besonders starker Stein zur Steigerung des Selbstbewusstseins und der Widerstandskraft. Somit schenkt der Onyx mehr Lebensfreude. Auch gibt er dem Leben mehr Stabilität und aktiviert das Durchsetzungsvermögen.

WIRKUNG KÖRPER
Der schwarze Onyx stärkt die Durchblutung und kräftigt das Immunsystem. Onyx verbessert den Gehörsinn und heilt Erkrankungen des Innenohrs, lindert in manchen Fällen auch Hörgeräusche oder hilft bei Hörsturz. Auch Störungen des Gleichgewichtssinns werden durch Onyx gebessert. Generell fördert er die Funktion motorischer und sensorischer Nerven und hilft damit auch bei Sehschwäche. Wie alle Chalcedone stärkt er das Immunsystem.

WIRKUNG PSYCHE
Onyx steht für Selbstbewusstsein und Durchsetzungsvermögen. Er verleiht mehr Widerstandskraft, Stabilität und Lebensfreude. Onyx stärkt zunächst das Ego, er gibt Festigkeit und Beständigkeit bis hin zur Verbissenheit. Er stärkt hervorragend die Konzentration. Vor allem bei Menschen, die sich leicht beeinflussen lassen, hilft er, ein gesundes Ego zu entwickeln und die eigenen Ideen und Vorstellungen im Auge zu behalten.

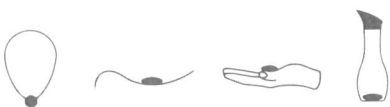

STEINBOCK
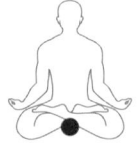

OPAL

GLÜCKSEMPFINDEN
AKZEPTANZ
ZIELSTREBIGKEIT

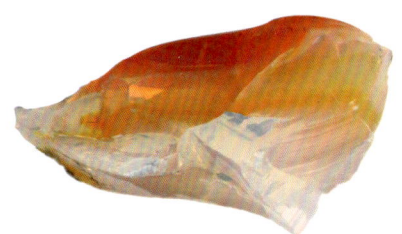

BEDEUTUNG
Opal entsteht durch Austrocknung von wasserhaltigem Siliziumdioxid. Der Stein gehört zur Mineralklasse der Oxide. Er entfaltet die größte Wirkung beim Betrachten, erzeugt Glücksgefühle, indem er unseren inneren Einklang aktiviert. Er steigert so den Glauben an sich selbst sowie den Willen nach Selbstverwirklichung.

WIRKUNG KÖRPER
Opale stärken das Verdauungssystem und unterstützen alle entsprechenden Organe. Opal ist ein gesunder Blutbildner, alle Anteile im Blut werden intensiver unterstützt. Er fördert die Sauerstoffaufnahme und den Transport aller lebenswichtigen Substanzen. Verbessert den Stoffwechsel der Unterhaut und hilft, Kollagene besser einzulagern, was zu einem besseren, glatteren Hautbild führt.

WIRKUNG PSYCHE
Der Opal steht für Freude, Lebenslust, Gelassenheit, Kreativität und hilft gegen Hemmungen und Depressionen. Er ist ein Edelstein, der durch sein Farbenspiel Freude und Gelassenheit schenkt. Weckt das kindliche Erleben und fördert den Energiefluss im Körper, löst Blockaden und Depressionen. Er hebt das Wohlbefinden. Ziele und Lebenswünsche werden mithilfe von Opalen besonders konsequent erreicht.

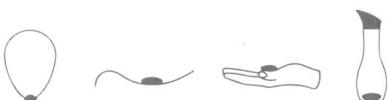 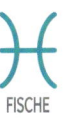 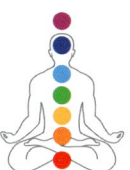

KREBS FISCHE

OCZEAN ACHAT
CHALCEDON

KONFLIKTLÖSUNG
GELASSENHEIT

BEDEUTUNG
Ozeanachat ist ein Gemenge aus Chalcedon und Jaspis, er gehört zur Mineralklasse der Oxide. Der Stein hilft, Konflikte zu lösen. Zudem verleiht er Gelassenheit, stimmt zuversichtlich und sorgt für einen angenehmen Schlaf. Fördert die geistige Erneuerung und regt die Fantasie an. Er schenkt eine positive Lebenseinstellung und steigert die Belastbarkeit.

WIRKUNG KÖRPER
Ozeanachat wird ein verjüngender Effekt nachgesagt. Er kurbelt den Kreislauf an und stärkt die Funktionen der Organe. Zusätzlich wirkt er sehr gut zur Stabilisierung des Immunsystems. Verdauungsbeschwerden, Brechreiz und Völlegefühl sind weitere körperliche Beschwerden, die der Ozeanachat wirkungsvoll lindert.

WIRKUNG PSYCHE
Ozeanachat stärkt das Selbstvertrauen, die Willenskraft und das Durchhalte-vermögen. Er ist ein Stein für Vitalität und Dynamik, fördert Konflikt-bereitschaft, hilft gegen Nervosität, Schreckhaftigkeit, Stress und Unbesonnenheit. Er gibt innere Zufriedenheit und wirkt gegen innere Unruhe, aber auch gegen Ziellosigkeit. Fördert Standhaftigkeit, stärkt Willenskraft und Durchsetzungsvermögen.

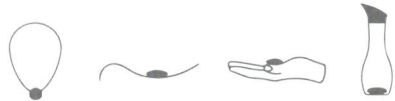

PERIDOT

POSITIVE LEBENSEINSTELLUNG
INNERES GLEICHGEWICHT

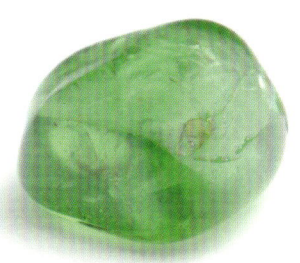

BEDEUTUNG
Peridot gehört zur Olivingruppe und bildet sich in tieferen basischen magmatischen Gesteinen, er gehört zur Mineralklasse der Silikate. Der Peridot ist in der Lage, negative Gefühle wie Egoismus, Neid oder Herzlosigkeit ins Gegenteil zu kehren. So verbessert er nicht nur die Beziehung zu Mitmenschen, sondern lässt auch Ärger, Schmerzen oder Gewissensbisse geringer werden.

WIRKUNG KÖRPER
Peridot bewirkt mit einem homöopathischen Ansatz eine hervorragende Entgiftung des Körpers, stärkt Leber, Galle und Nieren. Hilft auch bei Störungen der Haut wie etwa Akne, Pickel und Warzen.

WIRKUNG PSYCHE
Der Peridot beeinflusst unser inneres Gleichgewicht positiv. Er schenkt eine positivere Lebenseinstellung. Negativgefühle wie Neid, Egoismus und Gefühlskälte werden mithilfe des Peridot gemildert. Auf seelischer Ebene spricht er eine heilsame Trauerarbeit an und mindert angestauten Ärger und Wut ebenso wie Schuldgefühle und Selbstvorwürfe.

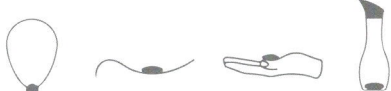 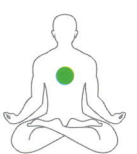

PERLE

GEISTIGES WACHSTUM
LEBENSERFAHRUNG
HERZENSRUHE

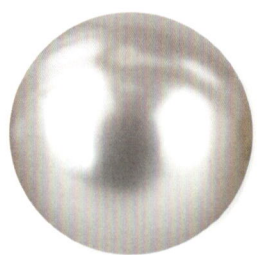

BEDEUTUNG
Als Perlmutt wird die innere Schalenschicht von vielen Meeresweichtieren bezeichnet, es wird der Mineralklasse der Carbonate zugeordnet. Perlen zeigen den Weg, erfolgreich mit Problemen umzugehen. Man entdeckt Blockaden oder Traumata und findet einen Weg zu ihrer Bewältigung. Sie fördern das geistige Wachstum und bescheren mehr innere Ruhe

WIRKUNG KÖRPER
Die Chinesen entdeckten vor vielen Jahrtausenden die Wirkung des Materials aus dem Meer. Sie setzten es als Aphrodisiakum ein und nutzten seine Energien gegen melancholische Verstimmungen. Perlmutt kann eingesetzt werden, um die Lebenskräfte des Menschen wieder zu wecken. Es unterstützt bei der Rehabilitation nach Krankheitsphasen, dabei wirkt Perlmutt nicht nur auf der körperlichen Ebene.

WIRKUNG PSYCHE
Der Stein aus den Tiefen des Meeres wirkt auf die Seele harmonisierend und beruhigend. Hilft innere Konflikte zu überwinden, um gestärkt aus Krisen hervorzugehen. Manche. Perlen stärken den Sinn für das Schöne und Edle im Leben, dabei fördern sie die eigene Exzellenz.

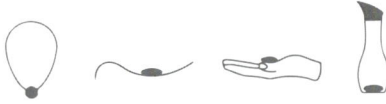

KREBS

STEINBOCK
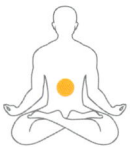

PYRIT

SELBSTERKENNTNIS
ZUVERSICHT
BLOCKADEN LÖSEN

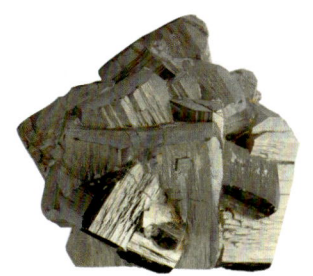

BEDEUTUNG
Pyrit kann auf vielfältige Weise aus einer Eisen-Schwefel-Verbindung entstehen, er gehört zur Mineralklasse der Sulfide. Mit dem Pyrit gewinnt man Selbsterkenntnis, da er über sich selbst nachdenken lässt. Er offenbart auf diese Weise die möglichen Ursachen von Blockaden und hilft, sie zu lösen. Selbst hartnäckiger Stress, Nervosität oder innere Unruhe lassen sich mit der Hilfe des Pyrits lösen. Er spendet neue Zuversicht.

WIRKUNG KÖRPER
Pyrit stärkt die Nerven und wirkt sich positiv auf die körperliche Befindlichkeit aus. Er dämpft bestimmte Schmerzen und wird deshalb als Heilstein gegen Ischias Schmerzen und Arthritis verwendet. Pyrit kann die Verdauung positiv beeinflussen. Dadurch erzeugt der Stein ein gutes körperliches Wohlbefinden.

WIRKUNG PSYCHE
Der Pyrit hat durch seine metallischen Eigenschaften eine sehr leitende und reinigende Funktion auf den Geist. Er löst Blockaden auf und befreit von Ängsten wie z. B. Prüfungsangst und Kontakthemmnissen. Er befähigt, Gutes von Bösem zu unterscheiden und hilft, Unstimmigkeiten zu meiden, er verstärkt auch das innere Feuer.

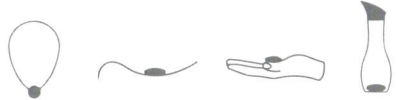
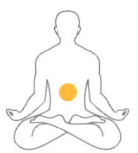

RAUCHQUARZ

LEBENSKRAFT GEWINNEN
ANSPANNUNGEN LÖSEN

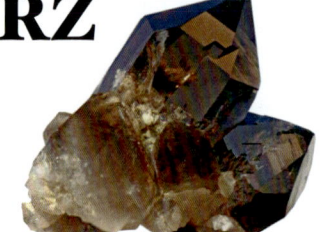

BEDEUTUNG
Rauchquarz ist eine rauchbraune Varietät des reinen Kristallquarzes (Bergkristall), er gehört zur Mineralklasse der Oxide. Rauchquarz öffnet die Augen für einen neuen Lebensweg. Er schenkt wieder Lebenskraft und hilft bei der Bewältigung von Trauer, Depressionen oder gar Sucht. Zusätzlich ist der Rauchquarz in der Lage innere Anspannung zu lösen, die Auswirkungen von Stress zu lindern und vor weiterem Stress zu bewahren.

WIRKUNG KÖRPER
Der Heilstein lässt Narben gut heilen. Er korrigiert Haltungsschäden und lindert Gelenkschmerzen. Er stärkt den Antrieb für körperliche Bewegung. Dadurch kann der Rauchquarz zum Beispiel den Erfolg einer Diät steigern.

WIRKUNG PSYCHE
Der dunkle oder trübe Kristall verhilft Menschen zu einer klaren Sicht in die Zukunft. Er wirkt gegen Alpträumen und löst innere Blockaden. Er sorgt für eine aktive Auseinandersetzung mit psychischen Verletzungen. Regt an, sich weiterzuentwickeln und im Leben selbstbewusst zu wachsen.

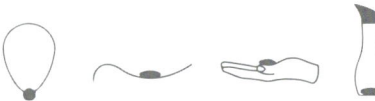
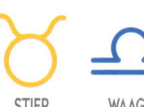
STIER WAAGE
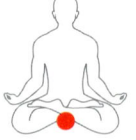

REGENBOGEN OBSIDIAN

GEISTIGE KRAFT
ERKENNTNIS

BEDEUTUNG
Obsidian oder auch Vulkanglas entsteht durch schnell abgekühlte Lavatropfen. Er zählt nicht als Mineral, sondern wird den Gesteinen zugeordnet. Regenbogenobsidian verbessert das geistige Potenzial und stärkt die Wahrnehmung. Er verleiht die Fähigkeit, eigene Schwächen zu erkennen und unterstützt die Therapie von Suchtkrankheiten.

WIRKUNG KÖRPER
Der Regenbogenobsidian harmonisiert die Funktion der Drüsen und sorgt für eine ausreichende Hormonproduktion, da er die Schilddrüse, Eierstöcke, Bauchspeicheldrüse, Nebenniere und Hirnanhangdrüse stärkt. Er koordiniert die Gehirnhälften miteinander und unterstützt die Steuerung des Nervensystems.

WIRKUNG PSYCHE
Regenbogenobsidian hilft, Verborgenes aus dem Unterbewusstsein ins Bewusstsein zu holen. Dabei lösen sich Blockaden, Ängste und Schockzustände. Er erdet den Menschen und stellt damit eine Verbindung zum essenziellen Leben her. Als Schutzstein stabilisiert er Energien und bewahrt vor körperlichem wie auch vor emotionalem Schaden.

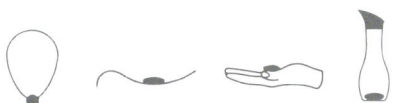
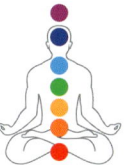

RHODOCHROSIT

ORIENTIERUNG
AUSGEGLICHENHEIT
OFFENHEIT

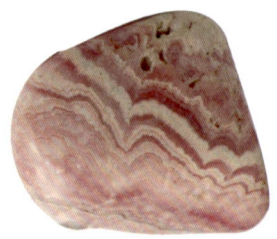

BEDEUTUNG
Rhodochrosit bildet sich überwiegend sekundär in der Oxidationszone (die Zone zwischen Erdoberfläche und Grundwasserspiegel), wo sich kohlensäurehaltiges Wasser mit Manganoxid verbindet. Er gehört zur Mineralklasse der Carbonate. Rhodochrosit fördert Selbsterkenntnis und hilft bei einer evtl. Umgestaltung des Lebens. Er lässt neue Perspektiven erkennen und mehr Lebensfreude gewinnen.

WIRKUNG KÖRPER
Rhodochrosit stärkt die Bauchspeicheldrüse und die Milz, lindert Verdauungsbeschwerden, Leberleiden, Erkrankungen der Atemwege und der Lunge. Er ist hilfreich bei Diabetes und Nierenerkrankungen. Beseitigt Hautunreinheiten, Akne und Pickel. Er stärkt das Herz und die Sehkraft.

WIRKUNG PSYCHE
Rhodochrosit schenkt mehr Zufriedenheit und achtbare Liebe. Unter dem Kopfkissen bewahrt dieser Stein vor Angstzuständen, Existenzangst und Alpträumen. Er ist der Flirtstein schlechthin. Er weckt die Sinnlichkeit und hält das Interesse am anderen Geschlecht höchst lebendig. Er macht kontaktfreudig, spontan und übermütig, nach dem Motto: „Frech kommt weit."

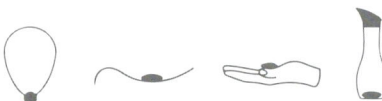 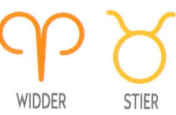 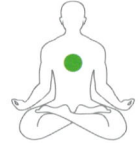

RHODONIT

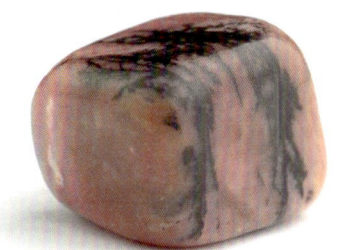

INNERE RUHE
HOHE BELASTBARKEIT
VERSTÄNDNIS

BEDEUTUNG
Rhodonit bildet sich überwiegend bei der Metamorphose von manganhaltigen Gesteinen, er gehört zur Mineralklasse der Silikate. Rhodonit hilft dabei, mit jeder Art von Lebensveränderung umzugehen und mit mehr Optimismus einen neuen Lebensabschnitt zu betreten. In Konflikten sorgt er für mehr Verständnis und trägt so zu einer besseren Lösung bei.

WIRKUNG KÖRPER
Der Rhodonit stärkt vor allem Herz und Kreislauf und unterstützt die Kräftigung und Heilung der Atemwege. Als typischer Erste-Hilfe-Stein eignet er sich natürlich auch zur Pflege von Wunden aller Art. Er fördert eine Verbesserung des Hautbildes und wirkt sehr positiv auf die Narbenheilung. Das schmerzlindernde Mangan stärkt die körpereigenen Abwehrkräfte.

WIRKUNG PSYCHE
Er schenkt mehr Freude und Zuversicht für anstehende Veränderungen. Besonders bei Prüfungen bewahrt der Rhodonit vor Prüfungsangst und Lernblockaden. Diese Kräfte des Rhodonit sind vor allem für Jugendliche und Kinder hilfreich. Er hilft, in gefährlichen Situationen gelassen zu reagieren und die Nerven zu bewahren.

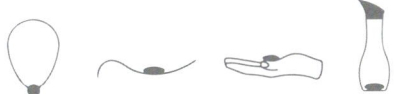

STIER
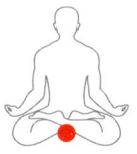

ROSENQUARZ

KEINE ANGST
VERTRAUEN IN SICH SELBST

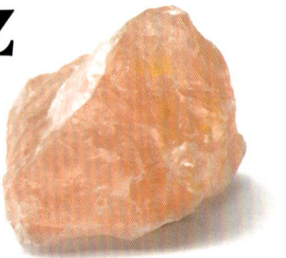

BEDEUTUNG
Rosenquarz ist eine rosafarbige Quarz-Varietät aus der Mineralklasse der Oxide. Er ist ein besonders wichtiger Heilstein für das Herz. Er sorgt dafür, dass Beziehungsängste verschwinden. Er fördert eine innere Öffnung, hilft beim Loslassen. Kann seelische Wunden heilen.

WIRKUNG KÖRPER
Der Rosenquarz ist nicht nur gefühlsmäßig, sondern auch körperlich der Herzstein. Rosenquarz harmonisiert den Herzrhythmus und kräftigt das Herz. Er regt die Gewebedurchblutung an und somit die Versorgung mit Nährstoffen in den Zellen. Gleichzeitig soll er bei Blutkrankheiten helfen. Bei Frauen wirkt er fruchtbarkeitsfördernd.

WIRKUNG PSYCHE
Rosenquarz kann ein guter Begleiter für einen Neuanfang in einer Partnerschaft sein. Er hat eine sehr belebende Kraft auf unsere schöpferischen Gedanken und unsere Fantasie. Er hilft, zu seinen Gefühlen zu stehen und sich gemäß den eigenen Anlagen zu entfalten. Rosenquarz macht empfänglich für das Schöne im Leben, für Genuss und Sinnlichkeit. Er steigert das Einfühlungsvermögen, besänftigt das Gemüt und verstärkt die eigenen Bedürfnisse und den Anstoß, sie zu erfüllen.

 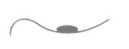 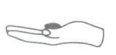    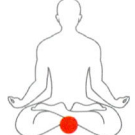

STIER   ZWILLING   WAAGE

SERPENTIN

INNERER FRIEDEN
ZIELE ERREICHEN

BEDEUTUNG
Die Mineralgruppe Serpentin besteht aus Magnesiumsilikaten und gehört zur Mineralklasse der Silikate. Serpentin stärkt den inneren Frieden und kann Stimmungsschwankungen, Stress sowie innere Anspannung ausgleichen und Aggressivität mindern.

WIRKUNG KÖRPER
Serpentin kräftigt die Leber und fördert die Entgiftung. Er wird deshalb auch gerne bei Diäten eingesetzt, die auf eine ganzheitliche Entgiftung des menschlichen Körpers abzielen.

WIRKUNG PSYCHE
Serpentin sorgt dafür, dass das Leben wieder in entspannten Bahnen läuft. Stärkt Beharrlichkeit und hilft, den richtigen Augenblick für eine wichtige Entscheidung abzuwarten. Er gibt Menschen mit Suchtproblemen die nötige Willensstärke, um sie zu überwinden.

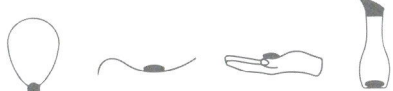

WAAGE

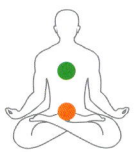

SMARAGD

GÖTTLICHE EINGEBUNG
INNERE RUHE,
HOFFNUNG

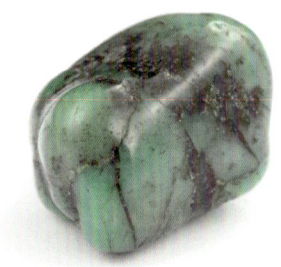

BEDEUTUNG
Der Smaragd ist eine Varietät des Berylls. Er gehört zur Mineralklasse der Silikate. Smaragd steht seit jeher für Schönheit, Harmonie und Gerechtigkeit. Er bringt seelisches Gleichgewicht und Klarheit zurück. Er kann über Lebenskrisen hinweghelfen. Er lässt neue Ideen und Geistesblitze entstehen.

WIRKUNG KÖRPER
Smaragd aktiviert die Selbstheilungskräfte, verjüngt und regeneriert. Bei Herzkrankheiten, Nierenstörungen, Diabetes, Magen-Darm-Krankheiten, Infektionen, Rheuma, Gicht, Kopfschmerzen, Kinderkrankheiten und Augenleiden kann man einen Smaragd nutzen. Sein Chromgehalt wirkt entgiftend, leberanregend, entsäuernd.

WIRKUNG PSYCHE
Smaragd erzeugt inneres Gleichgewicht und verhilft zu mehr Ausgeglichenheit. Er führt zu Zufriedenheit und mehr Freude am Leben. Er stärkt soziale Kompetenz und Harmoniebewusstsein und steht für Weitblick und künstlerische Inspiration. Festigt Unentschlossene.

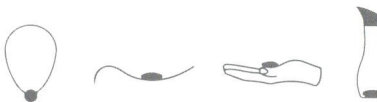   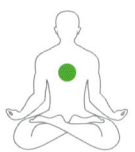

SODALITH

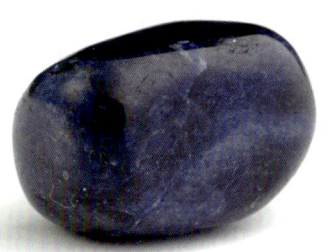

KLARHEIT
INTUITION
ZIELE BEHARRLICH VERFOLGEN

BEDEUTUNG
Sodalith bildet sich aus Magma, er gehört zur Mineralklasse der Silikate. Sodalith beschert Ausdauer und Mut, gleichzeitig aktiviert er das Selbstbewusstsein. Er lässt Ziele beharrlich verfolgen und steigert das geistige Potenzial. Fördert Inspiration und Intuition.

WIRKUNG KÖRPER
Sodalith fördert auf der körperlichen Ebene den Kreislauf. Er wird zur Heilung von Rheuma angewandt. Er verbessert den Zellstoffwechsel und die Durchblutung. Gleicht Übersäuerung aus und hilft bei Schwächezuständen. Er unterstützt und stärkt die Bauchspeicheldrüse.

WIRKUNG PSYCHE
Sodalith verhilft zu einem emotionalen Gleichgewicht und stärkt besonders bei sensibleren Menschen das Selbstvertrauen, die Standfestigkeit und den Mut. Er aktiviert das logische Denkvermögen und inspiriert künstlerische und schöpferische Menschen zu neuen Werken. Er ordnet die Gedanken und fördert ein gut strukturiertes Leben. Stärkt Zuversicht und Idealismus.

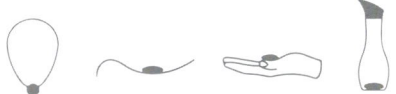

SCHÜTZE

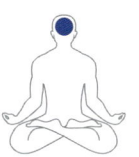

SONNENSTEIN

SANFTMUT
ZUVERSICHT
AUSGLEICH

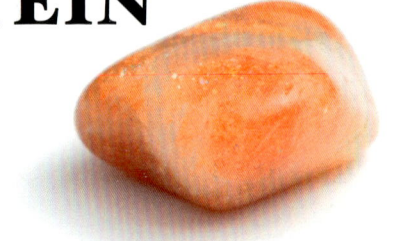

BEDEUTUNG
Sonnenstein ist ein Feldspat. Sein für ihn charakteristisches Schillern wird durch Einschlüsse von Hämatit hervorgerufen. Der Sonnenstein besänftigt das Gemüt und besitzt eine ausgleichende Wirkung auf die Psyche. Außerdem kann dieser Heilstein die eigene Wahrnehmung schärfen.

WIRKUNG KÖRPER
Der Sonnenstein ist durch seine wärmenden Eigenschaften ein guter Helfer bei allen Störungen des Bewegungsapparates. Gelenkprobleme und Knochenleiden werden mit dem Sonnenstein gemildert und die Durchblutung gefördert.

WIRKUNG PSYCHE
Der Sonnenstein ist ein erhellender Herzensstein. Er wirkt gegen Niedergeschlagenheit und stärkt Menschen, die sich geistig schwach und angeschlagen fühlen. Der Sonnenstein verhilft zu einem sonnigen Gemüt und guter Laune. Er stärkt ein gesundes Selbstwertgefühl und bestärkt ein waches Interesse an der Umwelt, gleichzeitig fördert er Optimismus und Tatendrang.

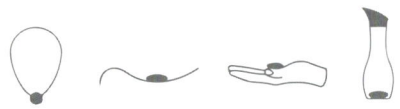
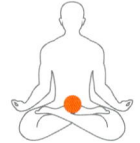

SUGILITH

GERADLINIGKEIT
EIGENVERANTWORTUNG
FURCHTLOSIGKEIT

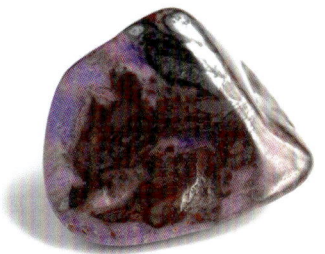

BEDEUTUNG
Sugilith bildet sich metasomatisch, er gehört zur Mineralklasse der Silikate. Er hilft Schweres zu ertragen – egal, ob es sich dabei um einen Schicksalsschlag oder Drogenabhängigkeit handelt. Hilft bei Ängsten, Paranoia, Schizophrenie und unterstützt maßgeblich die Behandlung zur Überwindung dieser Krankheiten.

WIRKUNG KÖRPER
Sugilith ist ein sensationeller Stein. Er wird längst mit schweren Problemen in Verbindung gebracht und gilt als guter Begleiter bei Krebs, Aids und ähnlich schweren Belastungen. Er schärft zudem alle Sinnesorgane und befreit vielleicht dadurch vor Ängsten oder hilft auf dem sicher schweren Weg aus Abhängigkeiten und Süchten. Wer einen Sugilith nutzt, hat ganz sicher starke Hilfe.

WIRKUNG PSYCHE
Sugilith kräftigt Menschen, welche in Abhängigkeiten geraten sind um mit eisernem Willen Krisen zu meistern. Nach schwersten Krankheiten oder Unfällen ein neues Leben, beispielsweise im Rollstuhl, zu gestalten, gelingt besser mit diesem außergewöhnlichen Stein. Besonders empfiehlt er sich für Phasen der Orientierungslosigkeit und Sinnsuche. Er gibt Überlebenswillen, lindert Sorgen, seelische und körperliche Schmerzen.

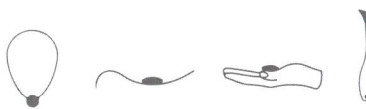
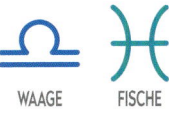
WAAGE FISCHE
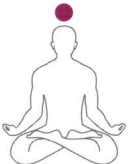

TANSANIT

HOHE KONZENTRATION
FÜHRUNGSWILLE

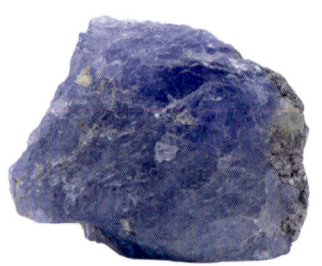

BEDEUTUNG
Tansanit bildet sich bei Wasseransammlungen in Hohlräumen von Gneisen. Der blaue Heilstein stärkt das Selbstbewusstsein und wirkt gegen Konzentrationsschwäche. Auch Schauspieler, Lehrer und andere Menschen, die beruflich vor Publikum sprechen, haben mit dem blauen Heilstein genau die richtige Hilfe.

WIRKUNG KÖRPER
Tansanit trägt zu einem guten Körpergefühl und dadurch zu einer selbstbewussten Körperhaltung bei. Auch gegen Kopfschmerzen kann der Kristall wirken. Er sorgt dafür, dass die Muskeln zu einer angenehmen Haltung zurückfinden und wieder beweglicher werden.

WIRKUNG PSYCHE
Tansanit ist der Stein für Alphatiere. Er stärkt die eigene Zielstrebigkeit und das Durchsetzungsvermögen. Er ist für Menschen, die auf lange Sicht Führungsaufgaben übernehmen möchten. Dazu befreit er aus schwierigen Konstellationen. Mit den positiven Energien des Heilsteins fällt es leichter, alte Rollen aufzugeben und selbstbewusst eine neue, eigene Lebensphase zu starten.

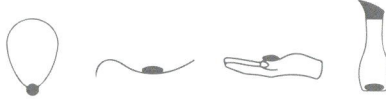 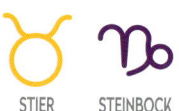 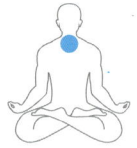

TIGERAUGE

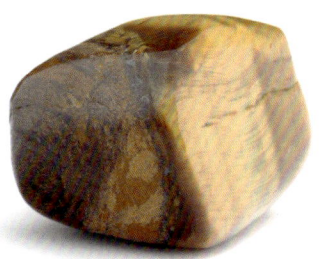

MUT
AUSGEGLICHENHEIT
SOUVERÄNITÄT

BEDEUTUNG
Tigerauge entsteht bei der Verwitterung von Falkenauge. Tigerauge gehört als Quarz zur Mineralklasse der Oxide. Er verleiht Mut, Schutz und Sicherheit. Der Stein verfeinert die Sinne und gibt Abstand bei Unklarheiten, lässt durch mehr Ausgeglichenheit bei Einflüssen wie Stress, Belastung, Zweifel oder wechselnder Gemütslage gelassener werden.

WIRKUNG KÖRPER
Tigerauge ist ein kräftiger Heilstein und stärkt Knochen und Gelenke, lindert Atemnot und Asthma. Tigerauge kräftigt die Leber, wirkt antibakteriell, hilft bei Erkältungen und ist blasen- und darmreinigend. Schmerzen des Bewegungsapparates lassen nach, Gelenke, Rücken und Knochen werden gestärkt und langsam regeneriert.

WIRKUNG PSYCHE
Das Tigerauge verleiht mehr Sicherheit. Er gibt mehr familiäre Wärme, Geborgenheit und Ausgeglichenheit und steigert ganz besonders bei Kindern Aufnahmefähigkeit, Aufmerksamkeit und Lernbereitschaft. Bei Prüfungen, schulischen Aufgaben oder Führerscheinprüfungen empfiehlt es sich, Tigerauge zur Aktivierung der Denkfähigkeit und als Konzentrations-stein zu verwenden.

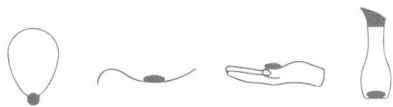 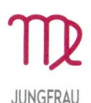 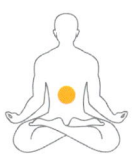

JUNGFRAU

TOPAS

ZUFRIEDENHEIT
AUFGESCHLOSSENHEIT
AUFRICHTIGKEIT

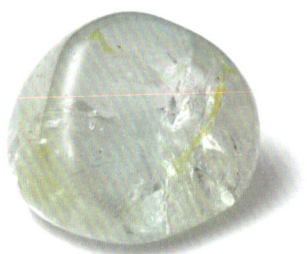

BEDEUTUNG
Der Topas bildet eine eigene Gruppe von Gesteinen. Er entsteht überwiegend bei der Metasomatose (Verdrängung eines Gesteins durch ein anderes) und gehört zur Mineralklasse der Silikate. Topas schenkt ein zufriedenes und glückliches Gefühlsleben, er regt zur Entfaltung der eigenen Fähigkeiten an. Außerdem beschert er eine aufgeschlossene und aufrichtige Art, die zu mehr Erfolg und Anerkennung führen kann.

WIRKUNG KÖRPER
Topas hilft sehr gut gegen Übelkeit und Hormonstörungen. Er beruhigt die Nerven, kräftigt Herz und Kreislauf. Hilft bei Schlaflosigkeit und Erschöpfung. Wirkt bei Lebererkrankungen positiv sowie bei nervösen Kopfschmerzen, Atemnot, Bronchitis, Husten und Erkältung. Außerdem stimuliert Topas die Geschmacksnerven und kräftigt die Wirbelsäule.

WIRKUNG PSYCHE
Der Topas ist als Glücksstein bekannt. Er fördert Mut und Zuversicht, schützt vor Ängsten, Schlaflosigkeit und Depressionen. Topas kommt bei der Steigerung der Kreativität, Inspiration und der Entfaltung künstlerischer Potenziale zum Einsatz. Man sagt, Topas bringt ungeahnte Fähigkeiten hervor. Der Stein wirkt positiv bei Nervosität und Gereiztheit.

 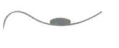 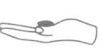   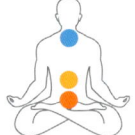

LÖWE   JUNGFRAU   WASSERMANN

TÜRKIS

DURCHSETZUNGSVERMÖGEN
LEBENSKRAFT
SCHUTZ

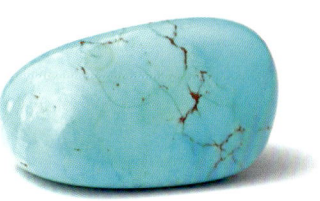

BEDEUTUNG
Türkis ist ein Kupfer-Aluminium-Phosphat. Er gehört zur Mineralklasse der Phosphate. Türkis bietet Schutz, weil er vor kommenden Gefahren warnen kann. Er verhilft zu mehr Erfolg, weil er das Selbstbewusstsein stärkt und die Kommunikationsfähigkeit verbessert. Tatkraft sowie Durchsetzungsvermögen steigern sich. Er beschert die nötige Erkenntnis, dass jeder für sein eigenes Schicksal verantwortlich ist.

WIRKUNG KÖRPER
Türkis stärkt die Leber, sämtliche Drüsen, die Augen und den Kreislauf, er hilft bei Halsentzündungen, Erkrankungen der Atemwege. Unterstützt eine Therapie gegen Magersucht. Türkis dient zur Heilung bei Bänder- und Sehnenrissen. Verhindert Sauerstoffmangel und wirkt positiv bei Blutvergiftung und Stress.

WIRKUNG PSYCHE
Türkise stärken Argumentationsfähigkeit und freie Meinungsäußerung. Menschen, welche eher zurückhaltend sind, sollten für die Aktivierung ihres Selbstvertrauens einen Türkis verwenden. Türkise vermitteln mehr Tatkraft und unterstützen dadurch beruflichen wie privaten Erfolg. Der Türkis verleiht mehr Selbstsicherheit und aktiviert deprimierte und zurückhaltende Menschen.

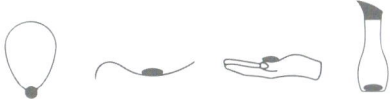
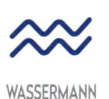
WASSERMANN
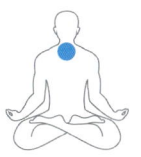

TOURMALIN
SCHÖRL

GELASSENHEIT
SCHUTZ
KREATIVITÄT

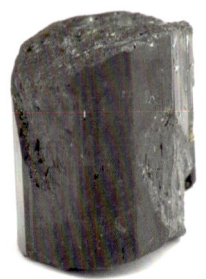

BEDEUTUNG
Der schwarze Turmalin ist eine Mineralgruppe, die aus verschiedenen Mischkristallen besteht, er gehört als Borsilikat zur Mineralklasse der Silikate. Er schützt vor negativen Gedanken und Einflüssen. Er gilt als sehr starker Schutzstein gegen negative Energien. Er vermindert negative Gedanken und hilft bei Stress und Belastungen.

WIRKUNG KÖRPER
Schörl wirkt entspannend, schmerzlindernd und hilft, Strahleneinflüsse zu neutralisieren. Er lindert Arthritis, Legasthenie und Herzkrankheiten. Er stärkt das Muskel-, Lymph- und Nervensystem. Körperlich regt der Turmalin den Energiefluss der Meridiane und den gesamten Stoffwechsel an. Er kann daher bei allen Schwächezuständen und Mangelerscheinungen verwendet werden.

WIRKUNG PSYCHE
Aufgrund seiner hohen energetischen Leitfähigkeit und seinem Reichtum an Mineralstoffen ist Turmalin ein dynamischer, aufbauender und belebender Heilstein. Er hilft, Geist, Seele, Verstand und Körper zu einer harmonischen Einheit zu verbinden. Er ermöglicht, eine gelassene, neutrale Haltung einzunehmen, vermindert negative Gedanken und hilft bei Stress und Belastungen.

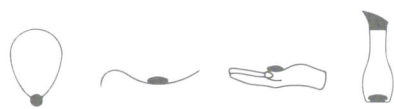

SKORPION
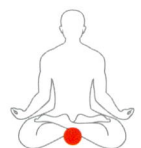

TURMALIN PINK
APYRIT

INNERE HARMONIE
LÖSUNGEN FINDEN

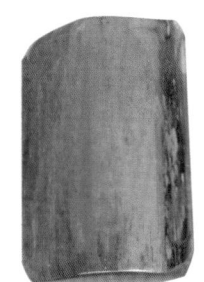

BEDEUTUNG
Turmalin bildet sich aus Magma, er gehört als Borsilikat zur Mineralklasse der Silikate. Apyrit fördert innere Harmonie und eine innige Beziehung zur Umwelt. Er hilft auch dabei, für jedes Problem eine Lösung zu finden.

WIRKUNG KÖRPER
Der violette Turmalin hilft bei Schwindelanfällen, Arthritis, Erkrankungen der Nägel und Nerven, Geschlechtskrankheiten, Unfruchtbarkeit und Menstruationsproblemen. Er aktiviert das Immunsystem, entgiftet die Leber und schützt vor Röntgenstrahlen. Er regt die Durchblutung und Blutreinigung sowie die Funktion der Geschlechtsorgane an.

WIRKUNG PSYCHE
Violette Turmaline dringen sehr stark in unser Gefühlsleben ein und helfen, besser Grenzen zu setzen. Ängstliche Menschen, die sich aufgrund von Verletzungen zurückgezogen haben, erhalten wieder mehr Vertrauen und Mut. Er macht kontaktfreudig, charmant, fördert die Leichtigkeit im Leben und stärkt die Freude an der Sexualität.

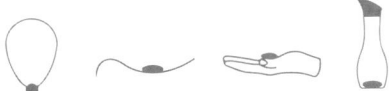

TURMALIN GRÜN
VERDELITH

ERNEUERUNG
NEUE DENKMUSTER

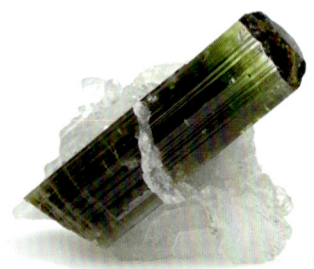

BEDEUTUNG
Turmalin bildet sich in erster Linie, wenn saures Magma mit hohen Anteilen von Bor auf angrenzendes Gestein trifft. Er gehört als Borsilikat zur Mineralklasse der Silikate. Er aktiviert Hormone und Enzyme, die Glück und Zufriedenheit hervorrufen und löst festgefahrene Denkmuster auf. Grüner Turmalin besitzt erneuernde und verjüngende Eigenschaften, welche sich ganz besonders auf Freundschaften, Familie und Partnerschaften auswirken.

WIRKUNG KÖRPER
Verdelith stärkt das Herz und fördert die Entgiftung. Er regt die Ausscheidungsvorgänge des Dickdarms an und hilft sowohl bei Verstopfung als auch bei Durchfall. Der grüne Turmalin regt den Energiefluss der Meridiane und die Tätigkeit des gesamten Stoffwechsels an. Er kann daher bei allen Schwächezuständen und Mangelerscheinungen verwendet werden.

WIRKUNG PSYCHE
Der grüne Turmalin gilt in seinen Überlieferungen als Festigungsstein von Freundschaften und Liebe. Er verleiht in einer eintönigen Lebenslage die Möglichkeit zur Neuorientierung, bringt Klarheit und mehr Flexibilität ins Denken, lässt so alte Ideen oder Ziele wiederfinden und ermutigt zu neuen Lebensabschnitten. Er bringt zusätzlich Entspannung und kann Gemütsschwankungen ausgleichen.

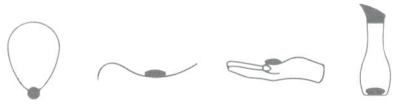

STEINBOCK
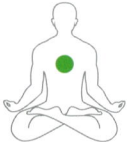

TURMALIN ROT
RUBELLIT
ZIELBEWUSSTSEIN

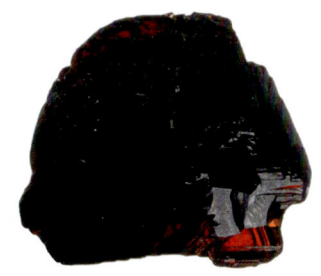

BEDEUTUNG
Turmalin bildet sich in erster Linie, wenn saures Magma mit hohen Anteilen von Bor auf angrenzendes Gestein trifft. Er gehört als Borsilikat zur Mineralklasse der Silikate. Rubellit unterstützt beim entschlossenen Verfolgen der eigenen Ziele. Zusätzlich kann er wieder Lust an der Sexualität verleihen, er lässt vergangene Enttäuschungen bewältigen und kann auf die Weise damit verbundene Schmerzen lösen.

WIRKUNG KÖRPER
Der rote Turmalin hilft bei Schwindelanfällen, Arthritis, Erkrankungen der Nerven, Geschlechtskrankheiten, Unfruchtbarkeit und Menstruationsproblemen. Er aktiviert das Immunsystem, entgiftet die Leber, regt Durchblutung und Blutreinigung an, stärkt die Funktion der Geschlechtsorgane und schützt vor Röntgenstrahlen.

WIRKUNG PSYCHE
Rote Turmaline dringen sehr stark in unser Gefühlsleben ein und helfen, besser die Grenzen zu erkennen, welche Mitgefühl und Selbstlosigkeit von Selbstaufgabe trennen. Die rote Farbvarietät macht geistige Entwicklungen dynamisch und flexibel.

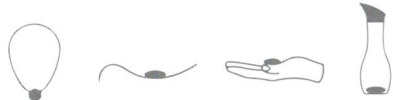
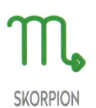
SKORPION
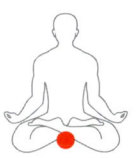

WASSERMELONEN TURMALIN

GEBORGENHEIT
LIEBE

BEDEUTUNG
Wassermelonen-Turmalin kann hydrothermatisch, pneumatolytisch oder pegmatisch entstehen. Er gehört als Borsilikat zur Mineralklasse der Silikate. Er verleiht Verständnis, Liebe sowie Freude, vermittelt das Gefühl von Geborgenheit und beschert mehr Selbstvertrauen. Vorurteile werden dank seiner Hilfe weniger wahrgenommen und Depressionen, Ängste oder Gewissensbisse vertrieben.

WIRKUNG KÖRPER
Wassermelonenturmalin schützt vor Reisekrankheit und bewahrt vor Erschöpfungszuständen. Er stärkt das Herz und den Kreislauf. Mit Wassermelonenturmalin angesetztes Heilwasser soll sehr gut für das Zahnfleisch sein.

WIRKUNG PSYCHE
Wassermelonenturmalin hat eine befreiende Wirkung. Schwächt Schuldgefühle und Melancholie. Dieser Turmalin gibt Menschen Selbstvertrauen einen ersten Schritt zu wagen um mit anderen eine Kommunikation zu suchen. Er befreit von Prüfungsangst und milder Existenzängste.

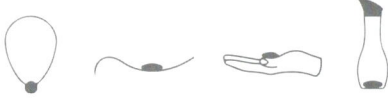

ZWILLING
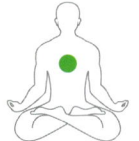

VERSTEINERTES HOLZ
ERHOLUNG
ACHTSAMKEIT

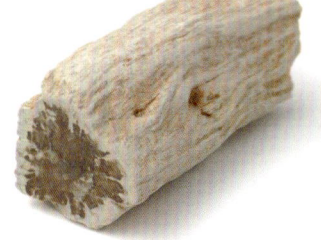

BEDEUTUNG
Versteinertes Holz bildet sich bei der Verkieselung von fossilen Hölzern. Es schenkt Erholung, stärkt die Aufmerksamkeit und hilft dabei, nicht immer wieder den Faden zu verlieren. Dabei verleiht es die Fähigkeit, das Handeln auf ein bestimmtes Ziel auszurichten und Begonnenes zu Ende zu führen.

WIRKUNG KÖRPER
Das versteinerte Holz ist ein klassischer Stein zum Thema Knochen und Gelenke. In jeder Verwendungsform, ob als Trommelstein zum Auflegen, als Schmuckstein oder als Edelsteinwasser, mildert er Störungen wie Arthrose, Arthritis oder Gicht. Er fördert die Entgiftung des Körpers.

WIRKUNG PSYCHE
Versteinertes Holz verleiht uns mehr Ausgeglichenheit und eine ruhigere Lebensführung. Es fördert Bescheidenheit, naturverbundenen Schönheitssinn und Heimatliebe. Liebe zum Vertrauten sind weitere Aspekte. Hilft bei der Beantwortung von Fragen wie: „Wo ist mein Platz im Leben?", „Wie gestalte ich meinen Lebensraum?", „Wie nutze ich meine Lebenszeit?" Versteinertes Holz bietet gleichermaßen Energie als auch Erholung.

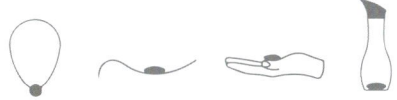
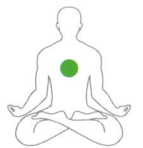

ZIRKON

KEINE VORURTEILE
TRÄUME
PRIORITÄTEN SETZEN

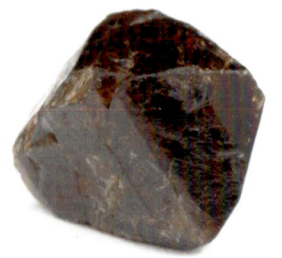

BEDEUTUNG
Zirkon entsteht als frühes Kristallisationsprodukt primär in magmatischen Gesteinen, er gehört in die Mineralklasse der Silikate. Zirkon hilft bei Trennungen oder Verlusten. Er lehrt Wichtiges von Unwichtigem zu trennen. Außerdem befreit dieser Heilstein von Vorurteilen und erstarrten Lebenssituationen. Er kann zu neuen Ideen und Träumen anregen, und hilft, diese zu verwirklichen.

WIRKUNG KÖRPER
Der Zirkon gilt als schmerzlindernd und wirkt positiv bei Menstruationsbeschwerden. Er wirkt beruhigend auf die Schleimhäute und lindert Heuschnupfen und Allergien. Er unterstützt den Körper bei Erkrankungen der Lunge und der Bronchien. Hildegard von Bingen schrieb dem Zirkon eine fiebersenkende und antiseptische Wirkung zu.

WIRKUNG PSYCHE
Der Zirkon stärkt das Selbstbewusstsein, reduziert Minderwertigkeitsgefühle und Selbstzweifel. Er befreit von Traurigkeit und Melancholie, auch hilft er, seelische Schmerzen zu verarbeiten. Der Zirkon beflügelt den Geist, steigert die eigene Kreativität und inspiriert dazu, neue Ideen zu entwickeln und zu realisieren.

 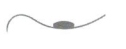 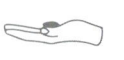 
STIER

SCHÜTZE
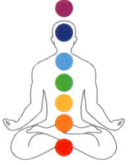

ZITRONEN CALCIT

GEISTIGE ENTWICKLUNG,
STARKES GEDÄCHTNIS

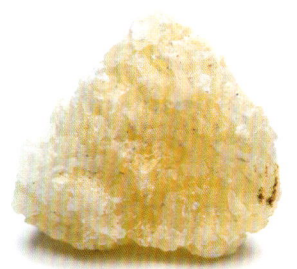

BEDEUTUNG
Calcit ist ein gesteinsbildendes Mineral, er gehört als Calciumcarbonat zur Mineralklasse der Carbonate. Zitronencalcit beschert mehr Lebensfreude und steigert das Selbstbewusstsein. Mit seiner Hilfe werden Gedächtnis und Denkvermögen gestärkt.

WIRKUNG KÖRPER
Zitronencalcit regt den Stoffwechsel an, fördert das Zellwachstum und stärkt das Immunsystem. Verbessert die Blutgerinnung. Verengte Herzkranzgefäße, niedriger Blutdruck, Herzrhythmusstörungen und Herzinfarkt werden durch Zitronencalcit positiv beeinflusst. Er hilft bei Knochenerkrankungen, Knochenbrüchen, Gicht, Rheuma, Arthrose, Arthritis, Osteoporose.

WIRKUNG PSYCHE
Zitronencalcit ist ein Hoffnungsstein, der Herzlichkeit, Nächstenliebe und Frohsinn schenkt. Er beschleunigt die eigene geistige Entwicklung, stärkt Tatkraft und Gedächtnis. Er verleiht Selbstvertrauen und Standhaftigkeit. Seine strahlende Farbe wirkt stimmungsaufhellend.

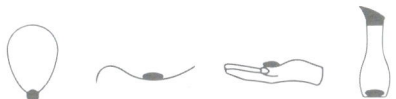
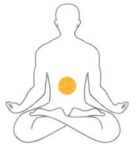

ZOISIT

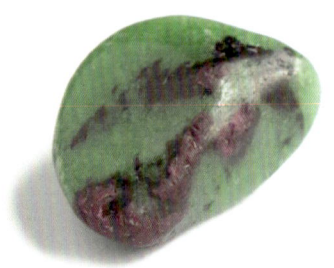

REALITÄTSSINN
NEUE BEDÜRFNISSE
KREATIVITÄT

BEDEUTUNG
Zoisit bildet sich bei der Metamorphose von calciumreichem Gestein, er gehört zur Mineralklasse der Silikate. Zoisit hilft bei geistigen Strapazen, Niedergeschlagenheit und Aggressivität. Dieser Heilstein steigert den Sinn für die Realität und schützt vor Leichtfertigkeit oder unbedachten Aktionen. Zoisit beschert Kreativität und lässt nach neuen Bedürfnissen oder Ideen suchen.

WIRKUNG KÖRPER
Der Stein kann die Fruchtbarkeit steigern. Außerdem ist er durchblutungsfördernd und stützt das Herz-Kreislauf-System. Er wirkt gegen Überanstrengung oder allgemeine Schlappheit und vermittelt ein ganz neues Körpergefühl.

WIRKUNG PSYCHE
Zoisit führt emotionale Befindlichkeiten in einen neuen Bewusstseinszustand. So kann man eigene Gefühle besser einschätzen. Er verhilft in einem besonderen Maße zu einer höheren Kreativität. Für eine künstlerische Neigung oder die Entwicklung der eigenen Persönlichkeit ist Zoisit ein guter Begleiter.

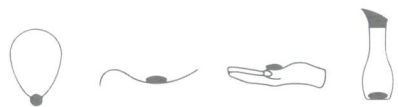
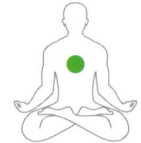

HILFREICHE EDELSTEINE
KÖRPERLICH

INDIKATION	++	+
Akne	Aventurin	Peridot
Arthrose	Calcit grün	Bernstein
Atemwege, Asthma	Bernstein	Aquamarin
Augen	Smaragd	Bergkristall
Blähungen	Jaspis rot	
Blutaufbau, -reinigung	Hämatit	Karneol
Blutdruck senken	Lapislazuli	Sodalith
Blutdruck steigern	Granat	Hämatit
Bronchien	Rutilquarz	Bernstein
Cholesterinwerte senken	Magnesit	
Darm allgemein	Jaspis	Karneol
Durchblutung anregen	Granat	Rubin
Entgiften	Malachit	Karneol
Entzündungen	Malachit	
Erkältung	Bernstein	Aquamarin
Fruchtbarkeit	Chrysopras	Granat
Füße, kalte	Schneeflockenobsidian	
Galle	Jaspis rot	Heliotrop
Gebärmutter	Achat	Jaspis rot
Geburt	Jaspis rot	Achat

INDIKATION	++	+
Gelenke (Schmerzen)	Calcit grün	Bernstein
Geschlechtsorgane	Granat	Karneol
Gicht	Calcit grün	Bernstein
Grippe	Rutilquarz	Heliotrop
Halsschmerzen	Bernstein	Chalcedon
Halswirbel	Calcit grün	Chrysokoll
Haut	Aventurin	Peridot
Herz allgemein	Rosenquarz	Chrysopras
Heuschnupfen	Bernstein	Karneol
Hexenschuss	Hämatit	Bernstein
Hormonstörungen	Chalcedon	Bergkristall
Husten	Bernstein	Chalcedon
Immunsystem	Sugelith	Heliotrop
Impotenz	Granat	
Ischias	Calcit grün	Hämatit
Knochen	Calcit, alle Farben	Aragonit
Kopfschmerz	Amethyst	Dumortierit
Kopfschmerz/Migräne	Rhodochrosit	
Krampfadern	Amethyst	Magnesit
Krämpfe	Amazonit	Malachit
Kreislauf regulieren	Bergkristall	Rhodonit
Kreislauf stärken	Granat	Hämatit
Leber	Jaspis rot	Malachit
Lunge	Rutilquarz	Bernstein

INDIKATION	++	+
Lymphdrüsen-Knoten	Bergkristall	Aquamarin
Magen	Achat	Smaragd
Magersucht	Sugelith	Amethyst
Mandeln	Aquamarin	Bernstein
Menstruationsbeschwerden	Jaspis rot	Mondstein
Nackenverspannungen	Chrysokoll	
Narben	Hämatit	Sugelith
Nasenbluten	Karneol	Bernstein
Nebenhöhlenentzündung	Saphir	Bernstein
Nervensystem	Bergkristall	Rutilquarz
Neurodermitis	Aventurin	Peridot
Nieren	Heliotrop	Jade
Ohren	Bernstein	Onyx
Ohrensausen	schwarzer Turmalin	
Prostata	Schalenblende	schwarzer Turmalin
Rheuma	Bernstein	Malachit
Rückenschmerzen	Calcit grün	Hämatit
Schilddrüse	Bergkristall	Chalcedon
Schlaganfall	Diamant	
Schwangerschaft	Achat	Jaspis rot
Schweißausbrüche	Chalcedon	Mondstein
Schwellungen	Lapislazuli	
Sehkraft	Falkenauge	Beryll
Sehnen	Calcit grün	Bernstein

INDIKATION	++	+
Sexuelle Probleme	Chrysopras	Achat
Sodbrennen	Rutilquarz	Spinell
Stimmbänder	Chalcedon	Topas
Stirnhöhlenentzündung	Bernstein	Saphir
Stoffwechsel	Citrin	Peridot
Übelkeit	Bergkristall	
Unfruchtbarkeit	Granat	Chrysopras
Unterleib	Jaspis rot	Karneol
Venen	Hämatit	Amethyst
Verbrennungen	Calcit grün	Hämatit
Verdauung	Jaspis rot	Karneol
Vergiftung	Malachit	Chrysopras
Verspannung	Amazonit	Chrysokoll
Wachstum, körperlich	Calcit	Aragonit
Warzen	Lapislazuli	Türkis
Wasseransammlungen	Aquamarin	Magnesit
Wechseljahre	Chalcedon	Mondstein
Wirbelsäule	Calcit grün	Magnetit
Wunden, körperlich	Hämatit	Rhodonit
Zähne stärken	Calcit	Fluorit
Zahnende Kinder/Babys	Bernstein	
Zahnschmerzen	Bernstein	Aquamarin
Zwerchfell	Rutilquarz	Citrin

HILFREICHE EDELSTEINE
PSYCHISCH

SITUATION	++	+
Aggressionen abbauen	Rosenquarz	Amethyst
Angst besiegen	Amethyst	Rhodonit
Ärger, Zorn abbauen	Amethyst	Howlith
Ausdauer verbessern	Granat	Rubin
Blockaden abbauen	Bergkristall	Chrysopras
Depressionen verhindern/heilen	Citrin	Lapislazuli
Durchsetzungsvermögen verbessern	Onyx	Rauchquarz
Energie steigern	Granat	Rubin
Entscheidungen treffen	Azurit	Fluorit
Entspannung genießen	Chrysopras	Amazonit
Ermüdungserscheinungen abbauen	Granat	Rubin
Freundlichkeit verbessern	Rosenquarz	
Geborgenheit fühlen	Achat	Tigerauge
Gedächtnis stärken	Fluorit	Lapislazuli
Gefühlshärte abbauen	Rosenquarz	Mondstein
Geistiges Wachstum fördern	Moldavit	Lapislazuli
Gelassenheit gewinnen	Chalcedon	Larimar

SITUATION	++	+
Hemmungen besiegen	Chalcedon	Sodalith
Innere Ruhe stärken	Rosenquarz	Achat
Innere Unruhe mildern	Amethyst	Rosenquarz
Klarheit gewinnen	Bergkristall	Amethyst
Kreativität intensivieren	Feueropal	Imperial-Topas
Lebensfreude gewinnen	Fuchsit	Labradorit
Lernschwäche/Lernstress	Fluorit	Azurit
Minderwertigkeitsgefühl besiegen	Sodalith	Lapislazuli
Mitgefühl & Empathie stärken	Rosenquarz	Mondstein
Müdigkeit vermindern	Granat	Rubin
Negative Gedanken löschen	schwarzer Turmalin	
Nervosität mildern	Amethyst	Aventurin
Neuanfang/Lebenswende einleiten	Sugelith	Amethyst
Panik besiegen	Amethyst	Rhodonit
Partnerschaft verbessern	Milchquarz	
Prüfungsangst mildern	Azurit	Chalcedon
Rauchen abgewöhnen	Botswana-Achat	Rauchquarz
Redefähigkeit, Redefluss verbessern	Chalcedon	
Reizbarkeit & Jähzorn mildern	Rosenquarz	Amethyst

SITUATION	++	+
Ruhiger Schlaf gutes Einschlafen	Amethyst	Rosenquarz
Schock-/Traumaverarbeitung	Rauchquarz	Rutilquarz
Schuldgefühle abbauen	Sodalith	
Schutz aufbauen	schwarzer Turmalin	Türkis
Seelische Wunden heilen	Rhodonit	Malachit
Selbstbewusstsein stärken	Lapislazuli	Onyx
Selbstvertrauen stärken	SodalithQuartz	
Sprachstörungen & Stottern mindern	Chalcedon	Amethyst
Stressabbau	Amethyst	Citrin
Sucht besiegen	Amethyst	Sugelith
Trauerarbeit	Rauchquarz	Rutilquarz
Wahrnehmung verbessern	Sodalith	Azurit

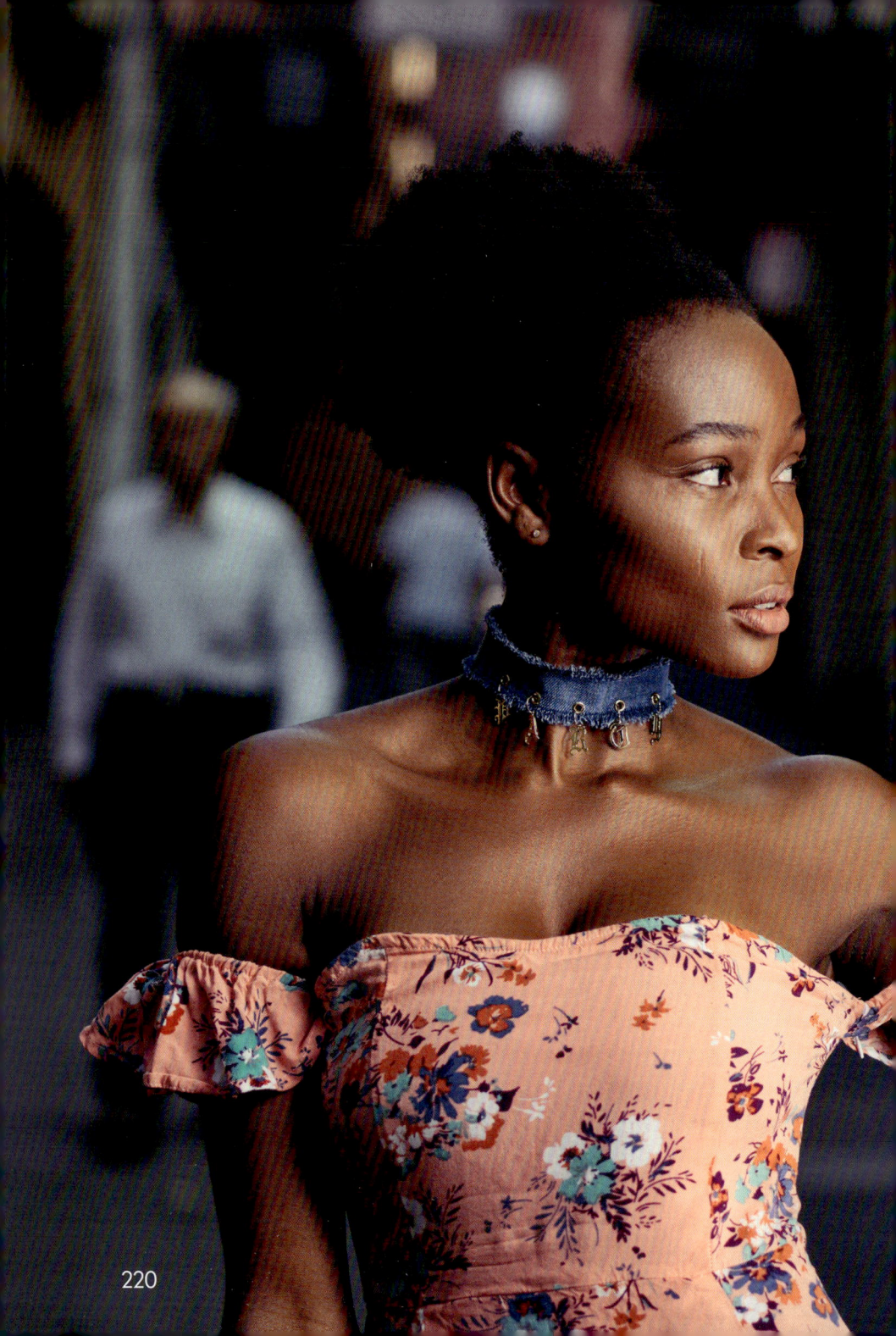

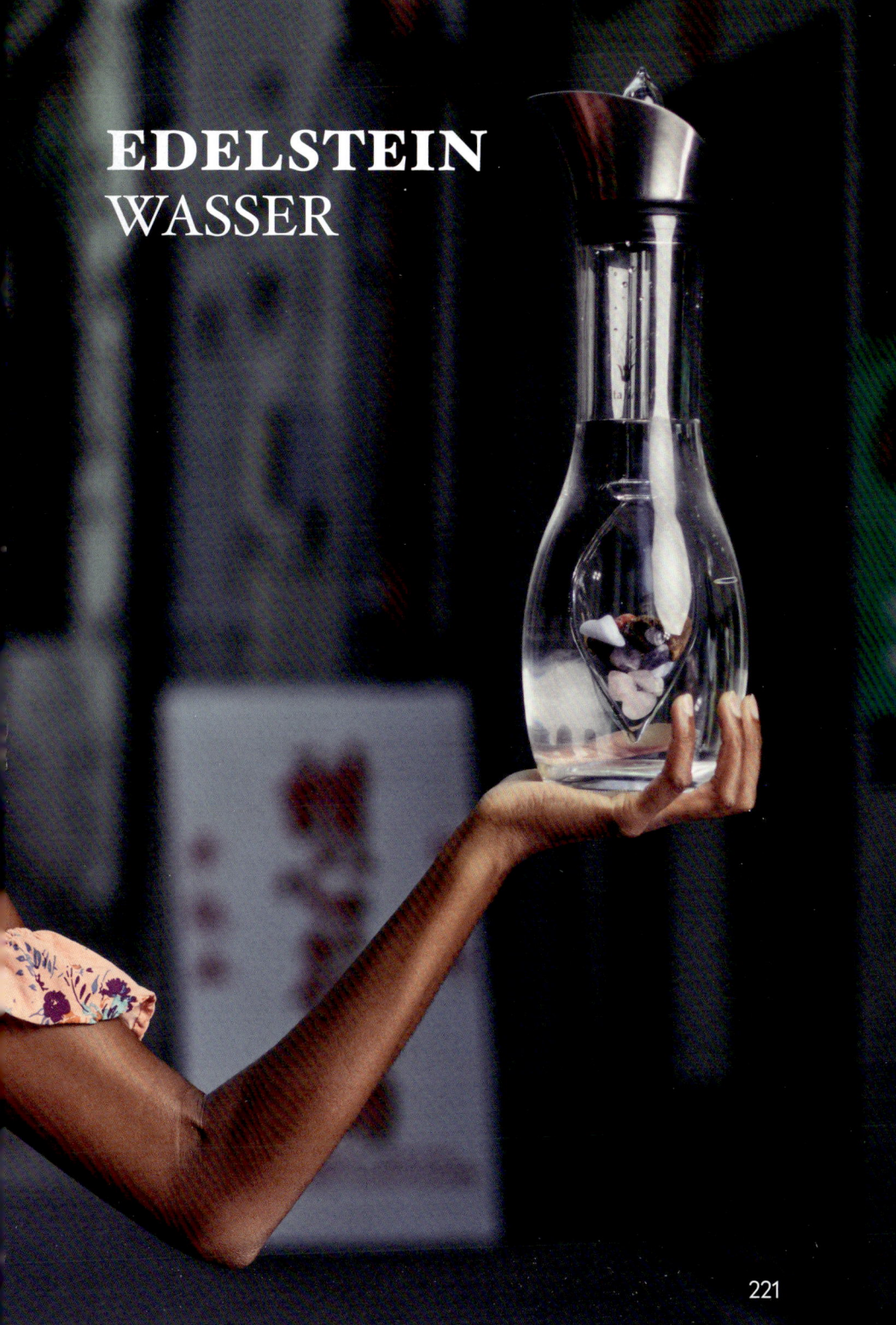
EDELSTEIN
WASSER

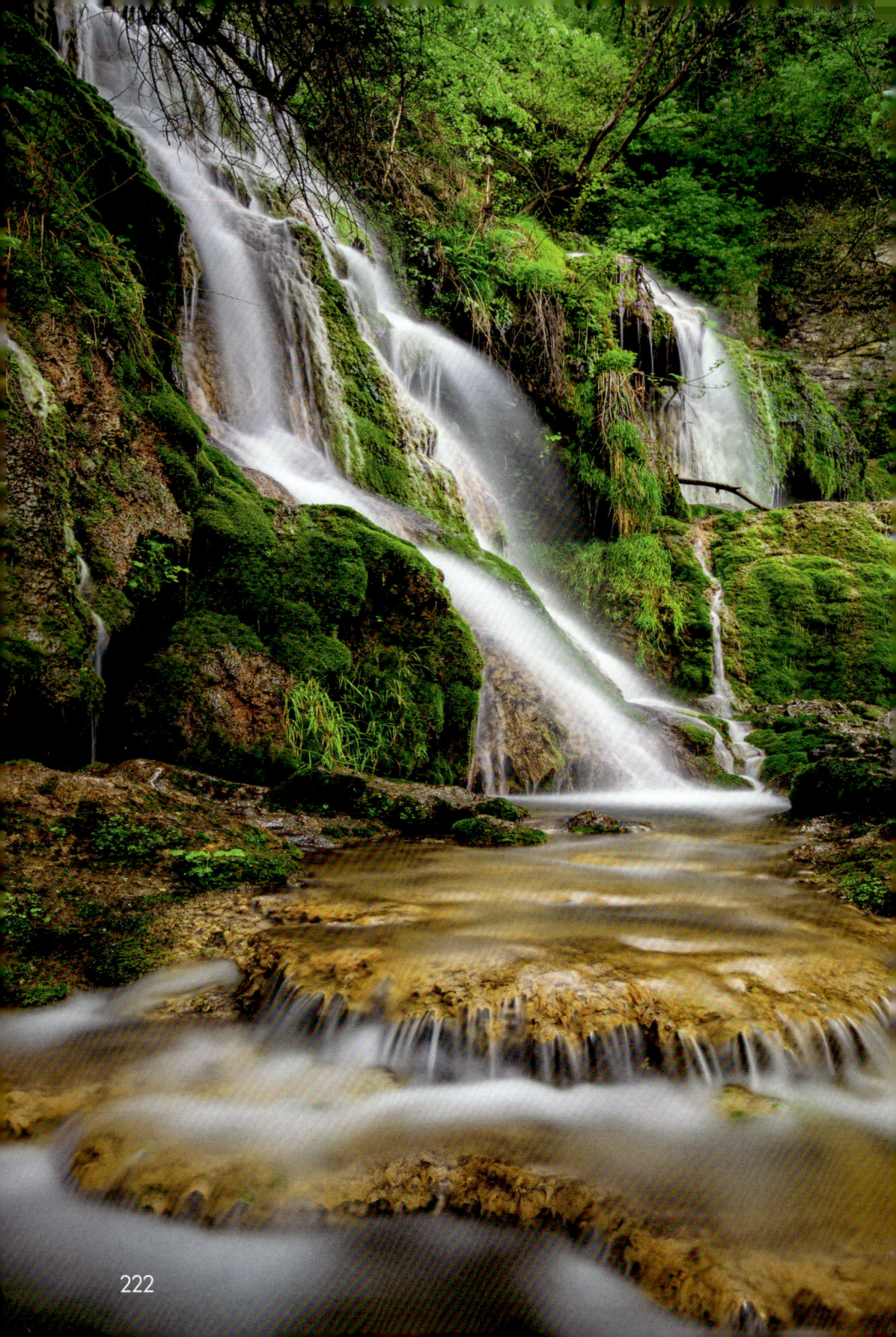

DIE GRÖSSTE WASSERAUFBEREITUNG
DER ERDE

Weltweit arbeiten 24 Stunden, rund um die Uhr, Millionen von Kläranlagen und Wasserwerken, um unser Trinkwasser zu reinigen, damit wir es gesundheitlich unbedenklich genießen können.

Die jedoch mit weitem Abstand größte Wiederaufbereitung von Wasser auf unserem Planeten betreibt unsere Mutter Natur. Sie regeneriert unser Wasser energiereich und gesund. Wir können dieses hervorragende Wasser an jeder Quelle genießen. Es fließt von den Quellen in Bäche, von dort weiter in Flüsse und landet schließlich in Seen oder Wasserreservoirs. Wir wissen, Wasser wird nicht verbraucht, es entsteht nirgendwo ein „neues Wasser", sondern es wird in einem ständigen Kreislauf verschmutzt und wiederaufbereitet:

WASSER WIRD WELTWEIT STÄNDIG VERSCHMUTZT UND AUFBEREITET.

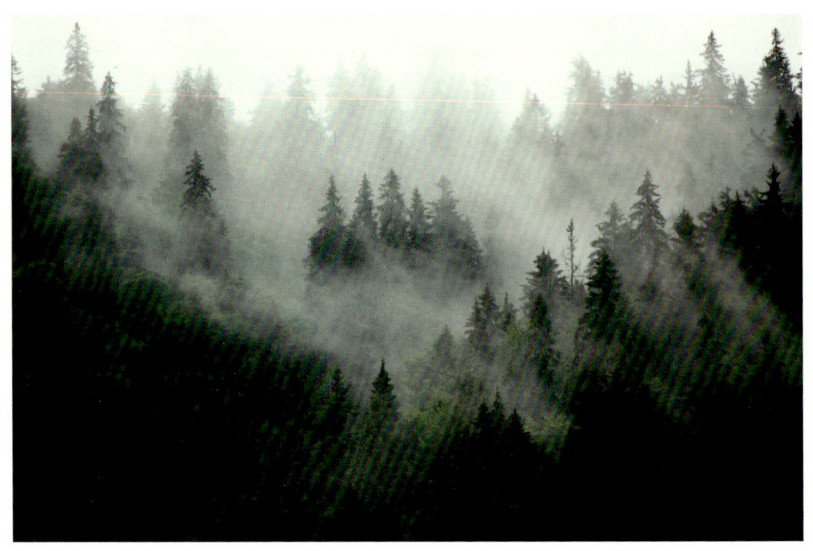

Wasser verdunstet.

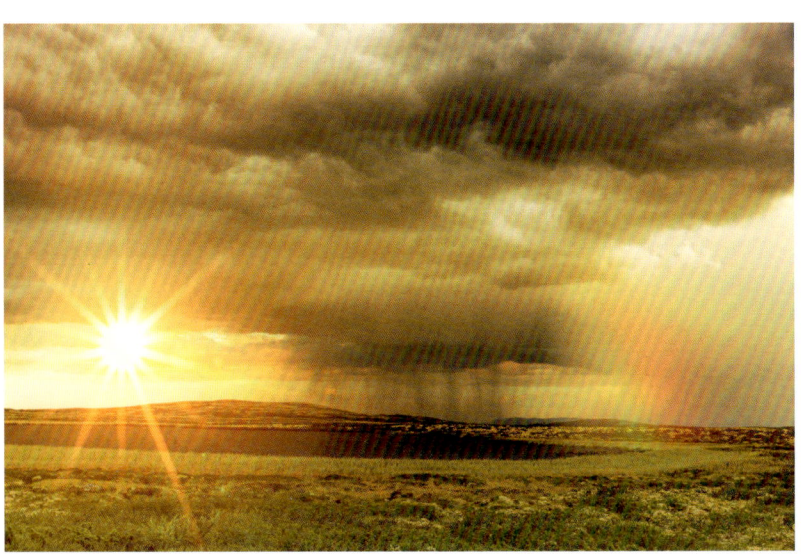

Es bilden sich gigantische Wolken.

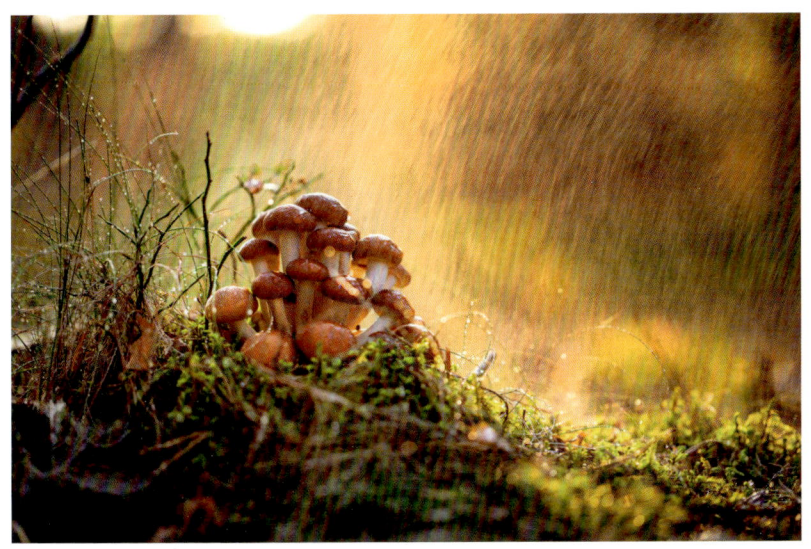

Wasser regnet auf die Erde und versickert im Boden.

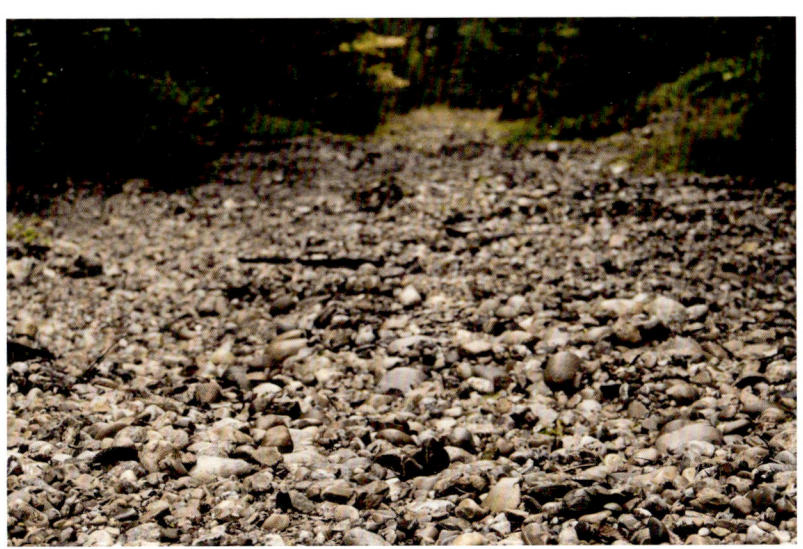

Steine im Erdreich beleben und regenerieren unser Wasser.

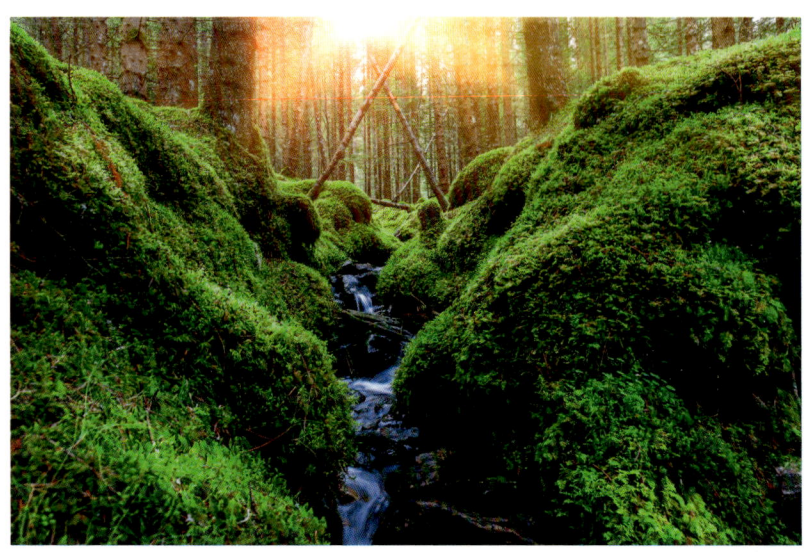

Energiereich und gesund tritt es an Quellen wieder hervor.

Wir alle wissen, dass Quellwasser überall auf unserem Planeten die beste Qualität hat. Es passiert von ganz allein, keiner muss das Wasser in die Erde bringen und es energiereich aufbereiten, alles funktioniert so simpel, weil es die Natur so eingerichtet hat. Deshalb können wir uns das einfache Prinzip der Natur zunutze machen:

URELEMENT STEIN REGENERIERT URELEMENT WASSER

EDELSTEINWASSER
EINE CHANCE FÜR UNSERE GESUNDHEIT

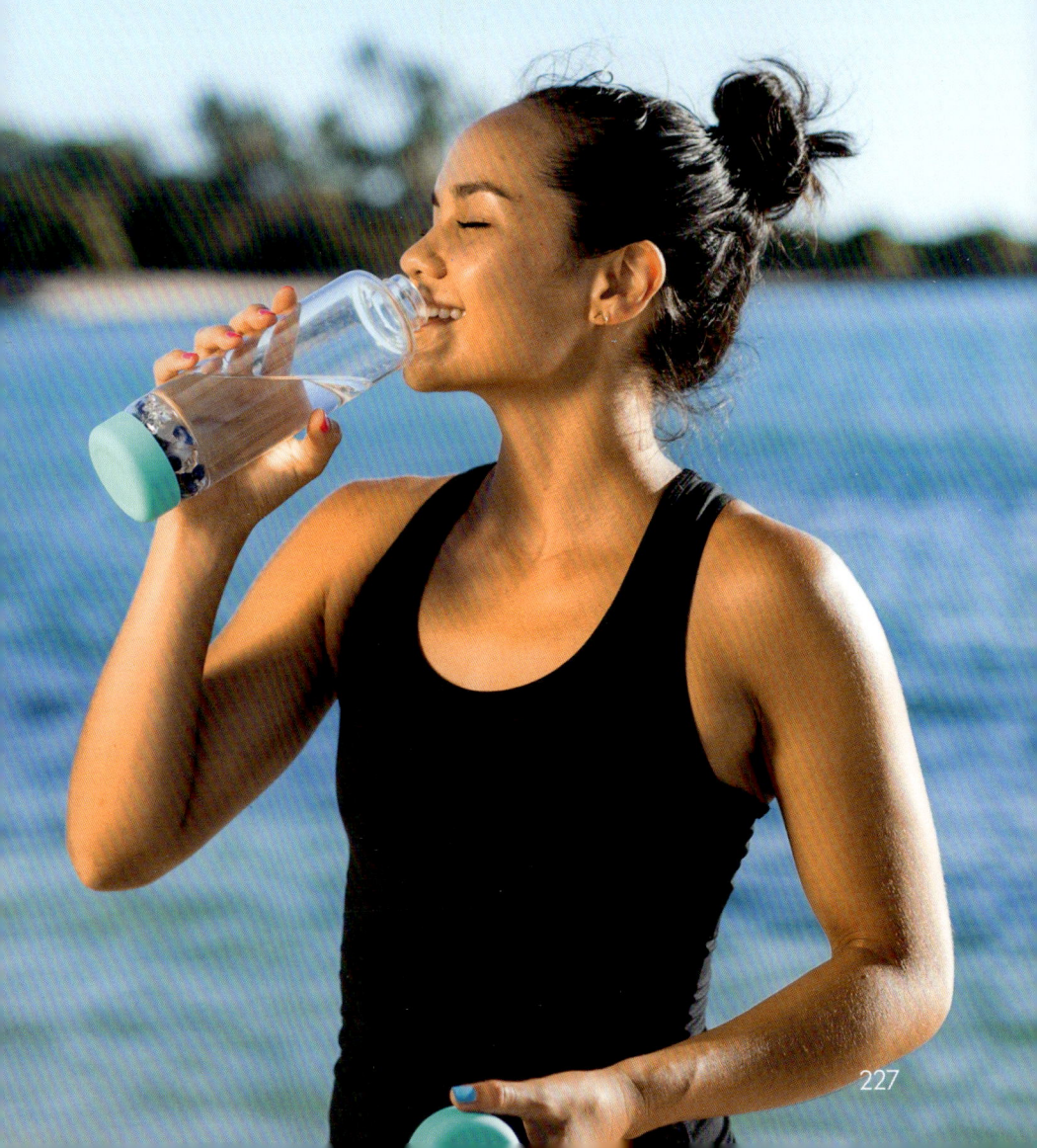

Viele Tausend Lebensmittel und Pflanzen sind in ihrer Wirksamkeit nicht wissenschaftlich getestet. Dennoch bemerken wir, dass sie uns guttun. Auch fühlen wir uns fitter und gesünder, wenn wir sie zu uns nehmen. Wurde Honig schon einmal genauestens wissenschaftlich auf die gesundheitlichen Wirkungen untersucht? Meines Wissens nicht, trotzdem weiß jeder, wie gesund und heilsam Honig ist. So wie alle, die täglich Edelsteinwasser trinken und dessen Wirkung am eigenen Leib erfahren. Sie fühlen und spüren täglich, wie wohltuend und gesund energiereiches Wasser auf den gesamten Lebensbereich wirkt:

- gesteigertes Wohlgefühl
- weniger Infektionen
- höhere Immunität
- besserer Schlaf
- bessere Haut
- besserer Stoffwechsel
- mehr Leistungsfähigkeit
- bessere Konzentration und Lernfähigkeit
- höhere Gedächtnisleistung

Das sind die wesentlichsten Veränderungen, die Edelsteinwassertrinker in ihrem Alltag bemerken. Viele Menschen, die Edelsteinwasser trinken, berichten auch davon, dass sie ihre Medikamente reduzieren oder sogar ganz absetzen konnten, frühere Allergien verschwanden und sie immuner gegen Infektionskrankheiten waren. Warum hat Edelsteinwasser einen solchen Einfluss? Weil Wasser eben den Großteil unseres Körpers ausmacht und wir den Einfluss guten Wassers in jedem Punkt des Alltags – beim Entspannen, Schlafen, Arbeiten – deutlich wahrnehmen.

Wenn man einmal tiefer darüber nachdenkt, ist es einem auch vollkommen klar. Steine geben dem Wasser eine wohltuende und gesunde Molekülstruktur, Edelsteine noch wesentlich stärker als gewöhnliche Steine. Wasser nimmt diese Informationen auf und speichert sie für einen bestimmten Zeitraum. Grund für die herausragende Wirkung von Edelsteinwasser ist sicher, dass die Informationen der Steine das Gedächtnis des Wassers stimulieren, denn Wasser ist eben ein Naturelement und wurde seit Bestehen unseres Planeten mit Steinen informiert, hat also diese gesunden Informationen in seiner Erinnerung.

Edelsteine geben ihre urnatürlichen Informationen an das Wasser weiter. Wasser nimmt diese Informationen auf, die im Körper für wesentliche Korrekturen hin zu mehr Wohlbefinden, besserer Gesundheit und längerer aktiver Lebenszeit sorgen.

INFORMATIONEN BESTIMMEN UND STEUERN ENERGIE.
ENERGIE BESTIMMT UND STEUERT MATERIE.

Ausschlaggebend für die Wirkung von Edelsteinwasser ist die Anordnung der Moleküle im Wasser. Wie lebenswichtig eine gesunde Molekülstruktur für ein gesundes Lebensmittel ist, ja wie sie sogar über Leben und Tod entscheiden kann, haben Forscher an der englischen Universität Oxford untersucht. Neugeborene Kälber werden von der Mutterkuh mit ihrer Muttermilch gesäugt. In einer Oxford-Studie wurde die normale Kuhmilch pasteurisiert, d. h. sie wurde kurzzeitig auf ca. 70 Grad Celsius erwärmt, wodurch sich die Molekülstruktur veränderte. Frischgeborene Kälber, die diese pasteurisierte Milch tranken, überlebten keine drei Wochen. So viel zur Auswirkung eines grundlegend veränderten Lebensmittels auf den Organismus eines Säugetieres.

Nachdem für uns Menschen Wasser das wichtigste Lebensmittel ist, hat eine gesunde Molekülstruktur im Wasser ganz besonders positive Folgen für Gesundheit, Fitness, Wohlgefühl und vieles mehr.

DIE MOLEKÜLSTRUKTUR UNSERER LEBENSMITTEL ENTSCHEIDET ÜBER GESUND ODER KRANK – ÜBER LEBEN UND TOD.

Mittlerweile bieten manche Unternehmen eigene, selbst programmierte Energetisierungssysteme für Wasser an: Informationen, die meist auf Siliziumplättchen aufgebracht oder über Magnete übertragen werden. Sie sind von einem menschlichen Geist entsprechend modifiziert. Wie wir aber schon oft erfahren mussten, kann kein Mensch, kein Computer die Kraft der Natur nur annähernd simulieren. Nur die Natur sorgt für die optimale Molekülstruktur, nichts und niemand kann dies verbessern, denn wir haben schon öfters aus der Vergangenheit erfahren, welche unheilvollen Auswirkungen menschliche Manipulationen an der Natur bedeuten können. Wir alle bekommen die verhängnisvollen Auswirkungen von Fracking mit, wie die Kernspaltung unsere gesamte Existenz bedroht oder Flussbegradigungen verheerende Überschwemmungen verursachen.

Ein großer Vorteil von Edelsteinwasser ist, dass die Wirkung der Steine nicht auf gewisse Stellen am Körper begrenzt ist, sondern immer den gesamten Körper umfasst.

Gleichzeitig verbessern Edelsteine grundsätzlich die Wasserqualität unseres Trinkwassers:

- Sie halten Trinkwasser frisch und verbessern den Geschmack.

- Sie neutralisieren negative Folgen einer technischen Trinkwasseraufbereitung.

- Sie beleben „totes Wasser", das durch sehr hohen Druck und Gifte in den Leitungen zerstört wurde.

- Sie fördern die Bioverfügbarkeit im Wasser gelöster Nährstoffe und deren lebenswichtige Eigenschaften.

- Sie eignen sich, um spezielle Heilwässer herzustellen.

NICHTS KANN WASSER GESÜNDER UND ENERGIEREICHER FORMEN ALS EDELSTEINE.

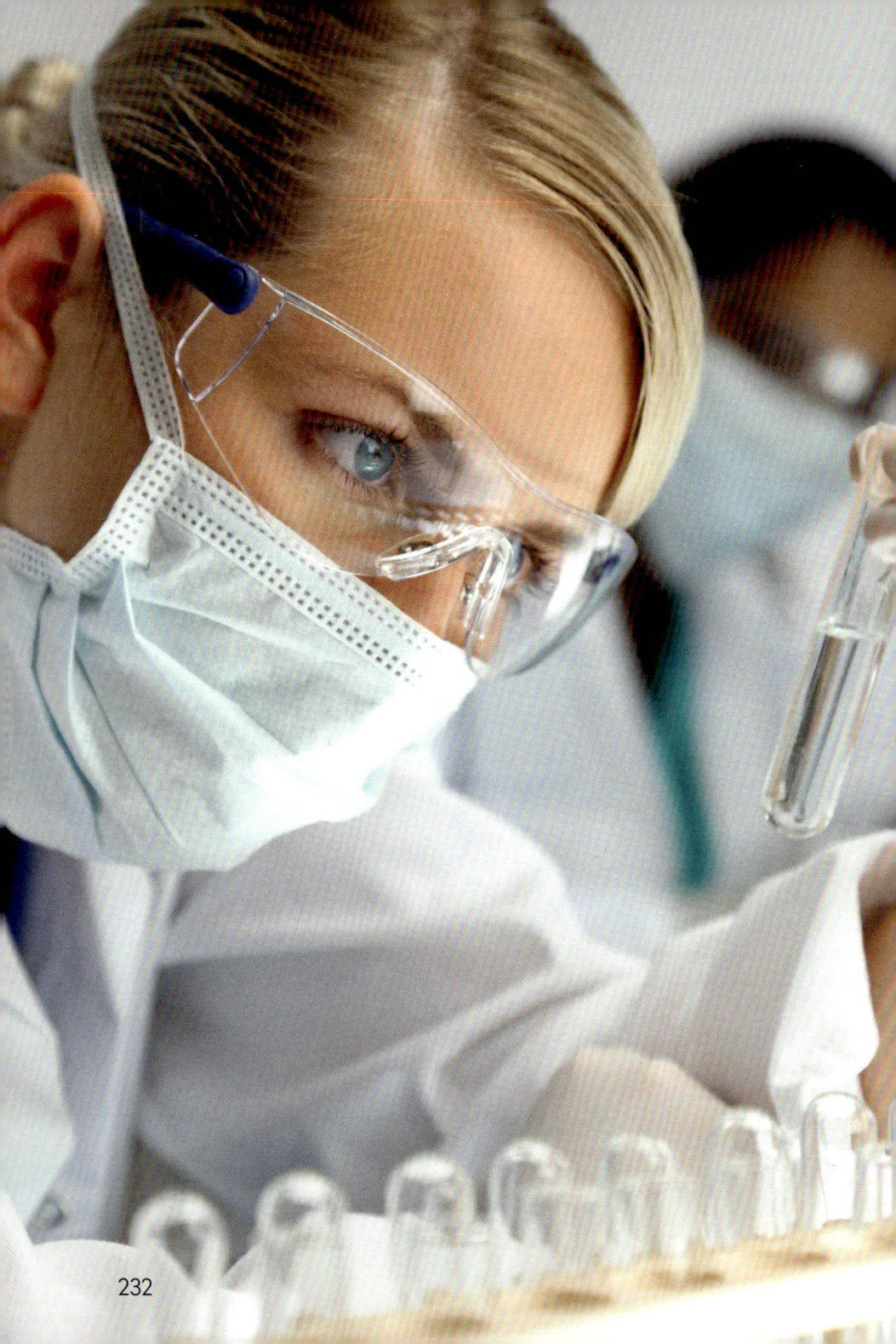

LABORERGEBNISSE ZU EDELSTEINWASSER

Mehrere Institute haben Edelsteinwasser wissenschaftlich hinterfragt: Das international forschende Labor Hagalis in Überlingen am Bodensee hat Edelsteinwasser mit normalem Leitungswasser verglichen und aufsehenerregende Erkenntnisse gewonnen. Die Ergebnisse im Einzelnen:

- deutliche Verbesserung der Leitungswasserqualität
- Neutralisierung aller Schadstoffinformationen
- Verbesserung des pH-Wertes und des Sauerstoffgehaltes
- verbesserte Bioverfügbarkeit der Mineralien
- Zunahme der Vitalkräfte beim Trinkenden

Nachweis für Schadstoffe unter dem Mikroskop:

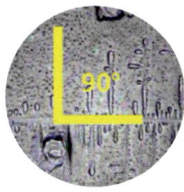

Biologen sehen allein an der Molekülanordnung, ob Schadstoffe die Materie belasten. Schadstoffe lassen sich identifizieren, wenn Molekülstrukturen im 90-Grad-Winkel angeordnet sind.

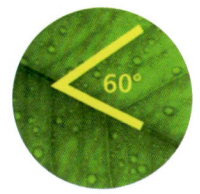

In der Natur ordnen sich schadstofffreie, unbelastete Moleküle immer, wie in der Abbildung, im 60-Grad-Winkel an

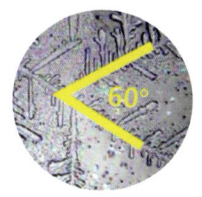

Die vergrößerte Darstellung der Edelsteinwassermoleküle unterm Mikroskop zeigt eindeutig eine natürliche, schadstofffreie und unbelastete Molekülanordnung. Das ist der Nachweis, dass Edelsteinwasser Schadstoffinformationen neutralisiert.

Zusammenfassende Bewertung vom Analyseinstitut Hagalis:

Sowohl in biologischer als auch in lebensmitteltechnischer Hinsicht hat sich eine deutliche Steigerung der Wasserqualität nach der Behandlung durch Edelsteine ergeben. Gegenüber der Neutralprobe (Leitungswasser) zeigt sich ein signifikanter Qualitätssprung. Damit erreicht die Wasserprobe ein Qualitätsniveau, dass sonst nur von Quellwasser bekannt ist.

EDELSTEINWASSER NEUTRALISIERT ALLE SCHADSTOFFINFORMATIONEN.

Hado-Labor, Tokio

Auch das weltweit bekannte Hado-Institut in Tokio hat Untersuchungen von Edelsteinwasser vorgenommen. Es führt das Lebenswerk von Dr. Masaru Emoto weiter. Das Labor gefriert Wasser bei minus 30 Grad Celsius ein und fotografiert den auftauenden Wassertropfen mit einem Elektronenmikroskop.

Fotografiert wurden normales Leitungswasser und Edelsteinwasser:

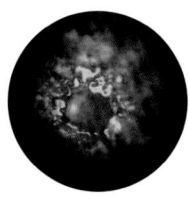

Leitungswasser aus Tokio

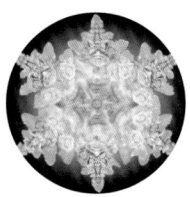

Edelsteinwasser

Ich denke diese Bilder bedürfen keiner weiteren Kommentare! Man kann sich nun vorstellen, wie gut Edelsteinwasser dem Körper tut und positiv auf ihn wirkt.

Ein weiterer Beweis dafür, dass Steine unser Wasser beeinflussen: Viele Mineralwasserunternehmen beziehen ihr Wasser aus „steinreichen" Gebieten. Hier einige Beispiele:

San Pellegrino
Quelle im Val Brembana an den Ausläufern der italienischen Alpen

Evian
Quelle im Herzen der französischen Alpen in Evian-les-Bains

Volvic
Quelle in der französischen Auvergne unter dem Vulkan „Puy de Dome"

Plose
Quelle in Brixen nahe der Dolomiten, Südtirol

Gerolsteiner
Quelle in der Vulkaneifel, Deutschland

Vitell
Quelle in den Vogesen, Frankreich

Adelholzener
Quelle im Chiemgau, bayerische Alpen, Deutschland

DIE QUELLEN ALLER NAMHAFTEN MINERALWASSER-UNTERNEHMEN ENTSPRINGEN IN „STEINREICHEN" GEBIETEN.

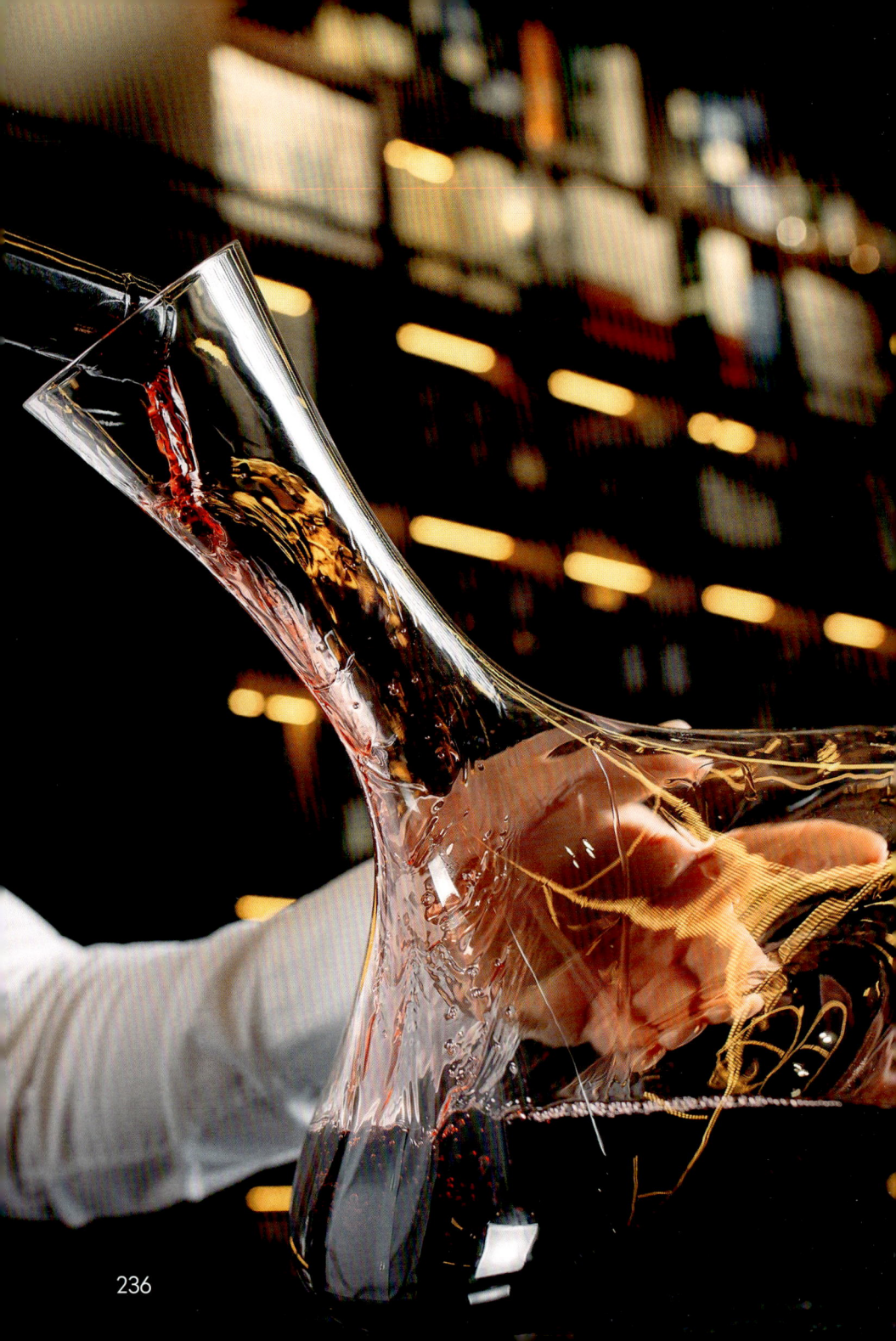

WEIN UND EDELSTEINE

Durch reinen Zufall habe ich die Wirkung von Edelsteinen auf den Wein entdeckt. Ein befreundeter Weinbauer, Augusto aus Italien, besitzt in der Emilia-Romagna ein wunderschönes Weingut und lud mich zu sich ein. Bei einer abendlichen Weinprobe holte ich einen Amethyst, den ich immer bei mir trage, aus meiner Hosentasche und legte ihn in mein Weinglas. Diesen Abend werden alle Beteiligten nicht vergessen, denn nach ca. zehn Minuten schmeckte der Sangiovese wesentlich milder. Das typische Tannin, also der Stoff, der den Wein etwas bitter macht, war gänzlich verschwunden. Es schien, als hätte der Amethyst die Tannine reduziert und die Fruchtaromen verstärkt. Dieses Erlebnis war wie eine Offenbarung. Mein Freund war derart begeistert, dass er am folgenden Wochenende sämtliche Weinbaukollegen aus der Genossenschaft zu einer sensorischen Weindegustation einlud. Auch ich war noch Gast in dieser Runde, wir waren alle auf der einen Seite überrascht und auf der anderen enorm erfreut. Wieder zu Hause angekommen, wollte ich natürlich wissen, ob es dafür einen vernünftigen Hintergrund gibt und habe meinen Freund Michael Gienger angerufen und gefragt, ob er eine Erklärung hat. Er wusste, dass der Name Amethyst aus der altgriechischen Sprache stammt. Damals wurde ihm auch die Bedeutung „der Unberauschbare" gegeben. Michael erklärte mir, dass die Weinbauern in Griechenland vor ca. 5000 Jahren ihren Wein über Amethyste gossen und ähnliche Phänomene feststellten, als wir Jahrtausende später in Imola. Wenn man sich mit der Wirkung von Edelsteinen beschäftigt, ist der Effekt leicht zu erklären: Nachdem Wein zu 99 Prozent Wasser ist und Edelsteine Wassermoleküle uminformieren, ist es natürlich klar, dass Edelsteine auch den Wein verändern.

AMETHYST MACHT WEIN MILDER UND FRUCHTIGER.

Für mich und meine „Edelsteinfreunde" war es nochmal eine fantastische Bestätigung, da diese Umwandlung der Molekülanordnung im Wein noch intensiver zu schmecken ist als im Wasser. Natürlich kann man so aus einem mäßigen Wein nicht das Bouquet eines „Jahrhundertweins" zaubern. Jedoch ist die geschmackliche Veränderung so intensiv, dass jeder, selbst mit einer geringen Sensorik der Zunge und des Gaumens, diese Umformung schmeckt und den Wein hin zu mehr Fruchtigkeit genießen kann.

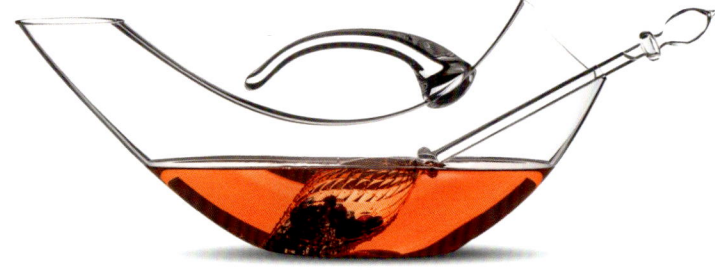

VitaJuwel - Weindekanter & Edelsteinstab Vino

„Wer Wein trinkt, schläft gut. Wer gut schläft, sündigt nicht. Wer nicht sündigt, wird selig. Wer also gut Wein trinkt, wird selig."

— William Shakespeare

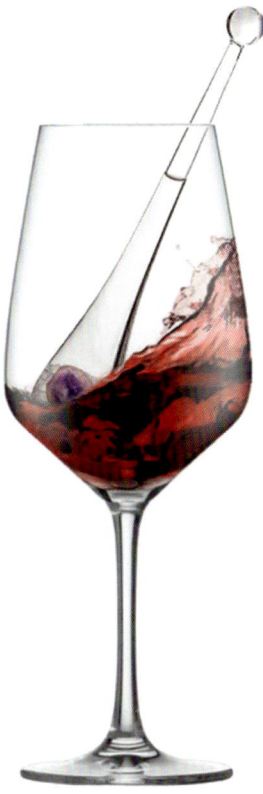

VitaJuwel - Phiolino

„Was ist des Lebens höchste Lust?
Die Liebe und der Wein."

— Joachim Perinet —

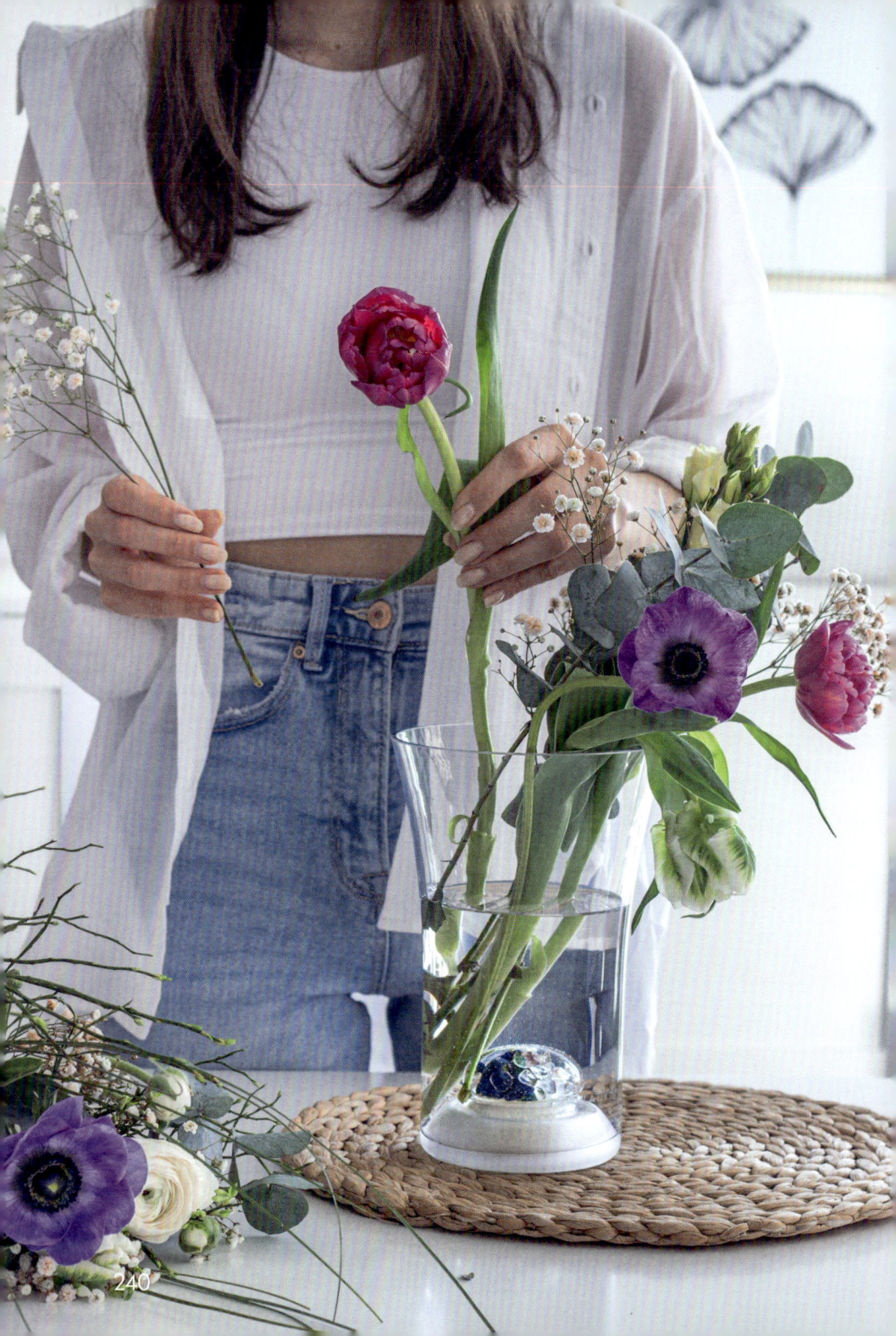

PFLANZEN UND EDELSTEINWASSER

Wasser ist Hauptbestandteil aller Pflanzen. Für die gesamte Pflanzenwelt ist Wasser als Elektronendonator unentbehrlicher Reaktionspartner in der Fotosynthese. Wasser ist vor allem auch Transportmittel für Nährsalze bzw. für von der Pflanze gebildete Assimilate an die entsprechend wichtigen Stellen. Diese Funktionen des Wassermoleküls machen deutlich, dass eine ausreichende Versorgung des pflanzlichen Organismus mit Wasser die wichtigste Voraussetzung für ihr Überleben ist.

Nachdem Edelsteinwasser das natürlichste aller Gebrauchswässer ist, war es spannend zu entdecken, ob dieses Wasser Auswirkungen auf das Wachstum, die Haltbarkeit und das Aussehen von Pflanzen haben kann.

Mishari Al Faraj betreibt einen exklusiven Blumenhandel in Kuwait-City.

Der Shop verkauft täglich Hunderte von Blumensträußen, zudem betreut er viele Stammkunden, deren noble Wohnhäuser er mit Floristik ausstattet. Viele große Events werden von Al Faraj dekoriert.

Seit Jahren forscht er in seinem Labor, wie sich unterschiedliche Wässer auf die Blumen auswirken, vor allem, ob Wasser die Lebensdauer beeinflussen kann.

Ein Experiment, das er mit Bambuspflanzen und Rosen in Edelsteinwasser durchgeführt hat, erbrachte erstaunliche Resultate: Rosen in Leitungswasser entwickelten bereits nach vier Tagen braune Ränder, wohingegen die Rosen in Edelsteinwasser noch nach sieben Tagen frisch und gesund aussahen. Der Bambus in Leitungswasser wurde nach einer Woche braun. In Edelsteinwasser hingegen bildeten sich beim Bambus nach einer Woche sogar neue Wurzeln!

Die Ergebnisse von Mishari Al Faraj sind zwar aufsehenerregend, ich hatte sie aber auch so erwartet. Edelsteinwasser stärkt Blumen, verlängert ihre Blütezeit und bringt Blüten großartig zur Entfaltung. Pflanzen haben kein Designempfinden, reagieren nicht auf den Placebo-Effekt und verfügen natürlich auch nicht über menschliches, emotionales Empfinden. Trotzdem wirkt Edelsteinwasser auf ganz natürliche Art und Weise. Es verlängert ihre Lebenszeit und verleiht ihnen ein beispielloses Aussehen. So zeigt sich auf eine weitere Art, wie großartig die Natur unser Leben bereichert.

MIT EDELSTEINWASSER BLÜHEN SCHNITTBLUMEN LÄNGER UND SCHÖNER.

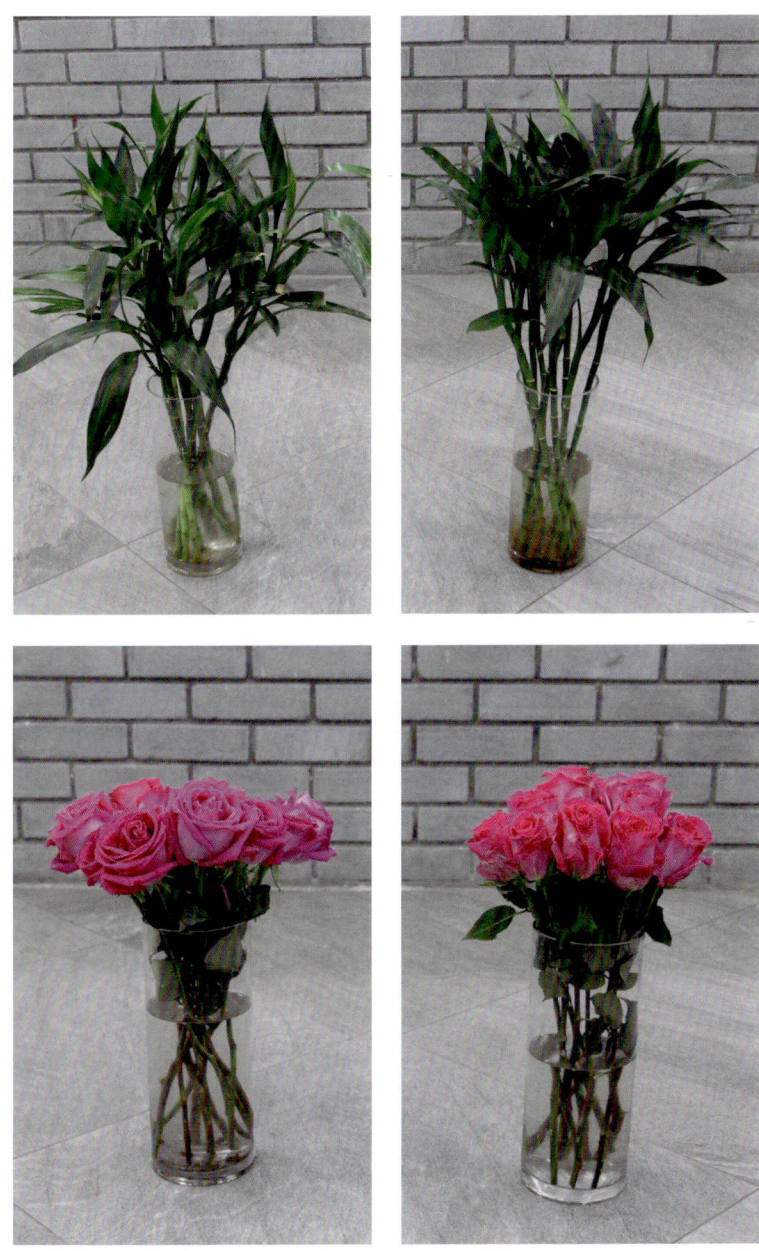

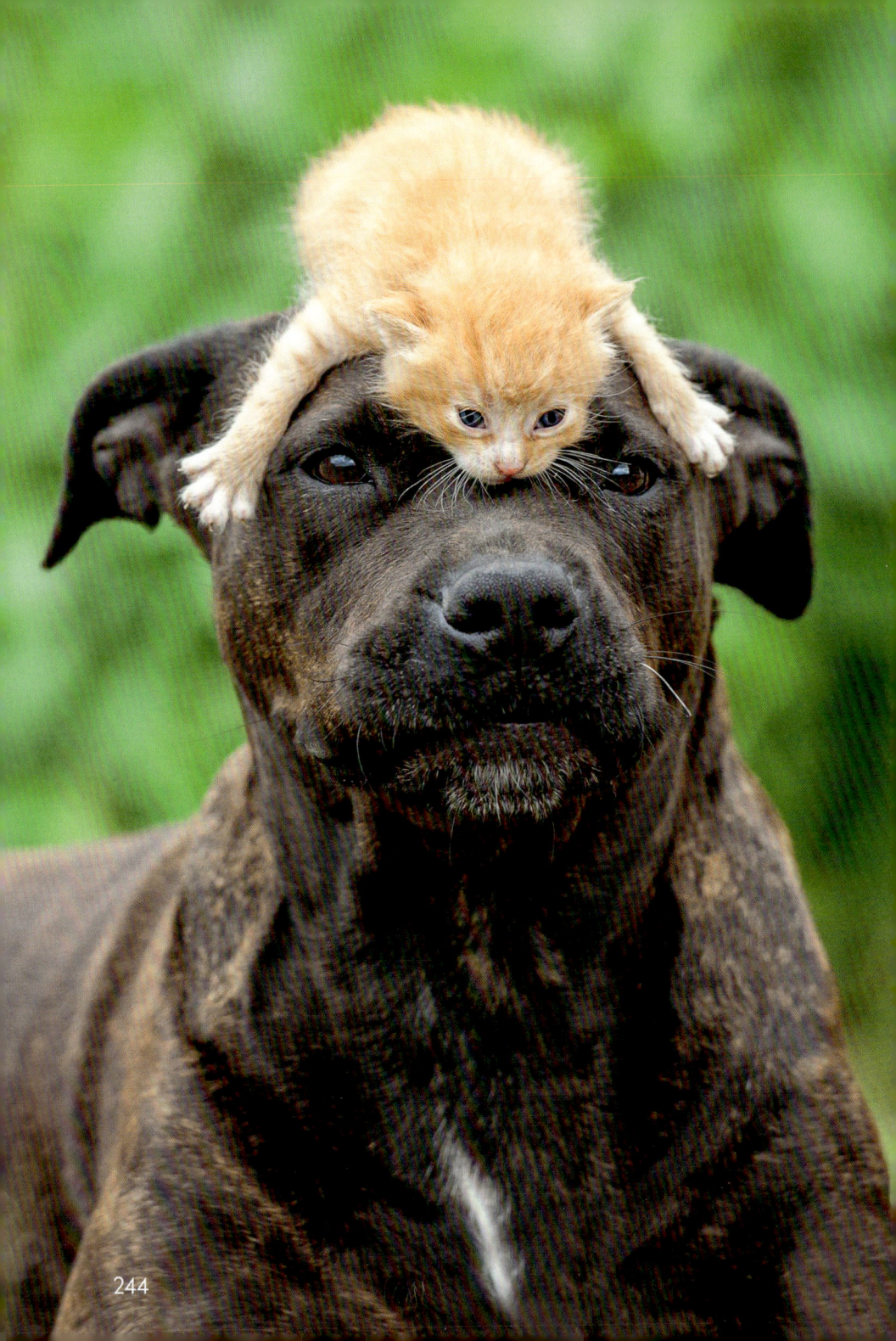

DER "SIEBTE SINN" DER TIERE

Ist dir schon aufgefallen, dass Hunde beim Gassi gehen liebend gerne Wasser aus Pfützen, Bächen oder Seen trinken? Würden wir das auch tun?

Nein! Warum nicht? Weil wir nicht die Sensorik wie Tiere haben. Ein Tier ist ein erklärter Opportunist, denn alle seine Aktionen haben immer nur ein einziges Ziel: „Wie geht es mir besser?" So besitzen sie im Spektrum ihrer Instinkte eben auch den Instinkt, das beste Wasser für sich zu erkennen. Katzen wie Hunde haben diesen Instinkt.

TIERE BESITZEN EINEN NATÜRLICHEN INSTINKT FÜR GESUNDES WASSER.

Bei uns zu Hause leben zwei Bichon-Frisé-Hunde, die Rüden Picco und Tiger. Wenn wir nicht aufpassen, springen sie auf den Tisch und trinken aus unseren Edelsteinwassergläsern, wie Tiger im oberen Bild. Nachdem wir das bemerkten, gaben wir ihnen Edelsteinwasser aus unserer Karaffe in ihren Trinknapf. Dabei konnten wir eine großartige Veränderung feststellen: Unser Picco hatte früher immer Probleme mit Dehydrierung. Unsere Tierärztin empfahl uns, immer wieder mit einer Spritze Wasser zwischen die Lefzen zu spritzen, damit er so sein Wasser bekam. Seit wir unseren Hunden Edelsteinwasser zu trinken geben, trinkt auch Picco wie ein Weltmeister.

Freunde von uns haben eine Katze und sie trinken auch Edelsteinwasser. Letzthin hat uns unsere Freundin erzählt, dass ihre Katze nun schon zum wiederholten Male die Edelsteinwasserkaraffe aus Gier umgestoßen und zerbrochen hat.

Auch bei Tieren ist der dominante Anteil der Körpermasse Wasser, und gesundes Wasser wirkt sich auf ihre Gesundheit ähnlich aus wie auf die unsere. Mittlerweile trinkt unsere Tierärztin auch Edelsteinwasser und sie empfiehlt es auch ihren Kunden/Patienten. Kürzlich erzählte sie, dass sie eine Hündin ständig wegen deren Nierenproblemen behandelt hatte. Seit fast zwei Monaten trinkt nun das Hündchen auch Edelsteinwasser und die Nierenprobleme sind geringer, ja nahezu verschwunden.

Ohne Wasser kein Leben. Dieses Motto gilt nicht nur für den Menschen, auch Tiere unterliegen diesem Naturprinzip. Damit alle Stoffwechselvorgänge normal ablaufen und problemlos funktionieren, muss der Wassergehalt im Körper der Tiere stimmen. Schon geringe Schwankungen können die Leistungsfähigkeit extrem einschränken oder sogar zum Zusammenbruch des gesamten Systems führen.

Viele Haustiere mögen kein frisches Leitungswasser, wie die Tierschutzorganisation PETA mitteilt. Besser ist dann sauberes Regenwasser, oder eben Edelsteinwasser. Besonders Katzen mögen gern fließendes Wasser – dann kann ein Trinkbrunnen mit Steinen sinnvoll sein.

Sollten Sie den Verdacht haben, dass Ihr Tier nicht ausreichend trinkt oder sogar dehydriert ist, gibt es ein paar Tests, die Sie machen können. Verlassen Sie sich nicht auf die Temperatur oder die Feuchtigkeit der Nase. Die Schleimhäute sollten feucht und rosafarben sein. Bei Dehydrierung werden sie trocken und klebrig. Wenn man die Haut im Schulter- und Nackenbereich langsam zu einer Falte hochzieht, sollte sie sich beim Loslassen wieder sofort zurückbilden. Falls sich die Falte nur langsam oder gar nicht zurückbildet, ist das Tier dehydriert und braucht mehr Wasser.

Falls ein Tier nicht so viel trinkt, wie es trinken sollte, könnte es sein, dass es beim Wasser sehr penibel ist. Man sollte dem Tier zu jedem Zeitpunkt eine ausreichende Menge an frischem Wasser zur Verfügung stellen und das Wasser mindestens einmal am Tag wechseln – vorzugsweise natürlich Edelsteinwasser. Im Durchschnitt sollte ein Tier täglich ungefähr 60 ml pro Kilogramm Körpermasse trinken.

Mittlerweile bietet die Firma VitaJuwel einen Trinknapf für Haustiere an. Vor der Einführung hatte das Unternehmen an 200 Tieren Tests durchgeführt. Den Tieren wurden zwei Trinknäpfe angeboten, einer mit normalem Leitungswasser, der andere mit Edelsteinwasser. In 200 von 200 Möglichkeiten bevorzugten Katzen und Hunde das Edelsteinwasser. Beim Versand von Trinknäpfen legt das Unternehmen einen Hinweiszettel bei, auf dem empfohlen wird, den neuen Trinknapf neben den bisher genutzten zu stellen. In vielen Rückmeldungen der Kunden wird bestätigt, dass die Tiere nun ausschließlich aus dem Edelsteinwassernapf trinken.

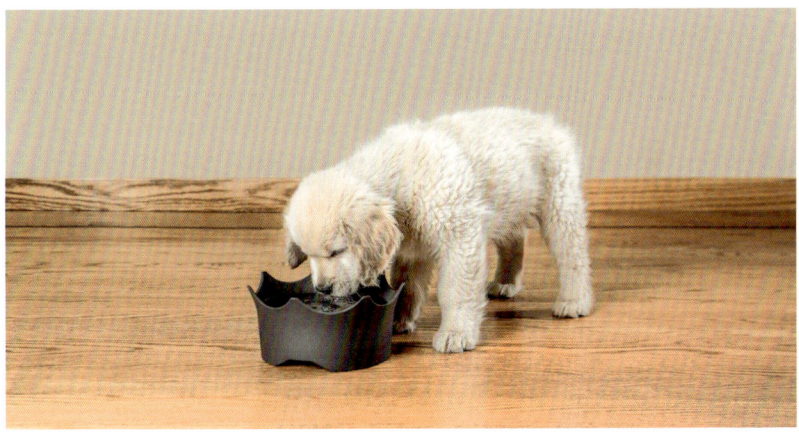

„Wenn die Gans Wasser sieht, zappelt ihr Schwanz."

——— Deutsches Sprichwort ———

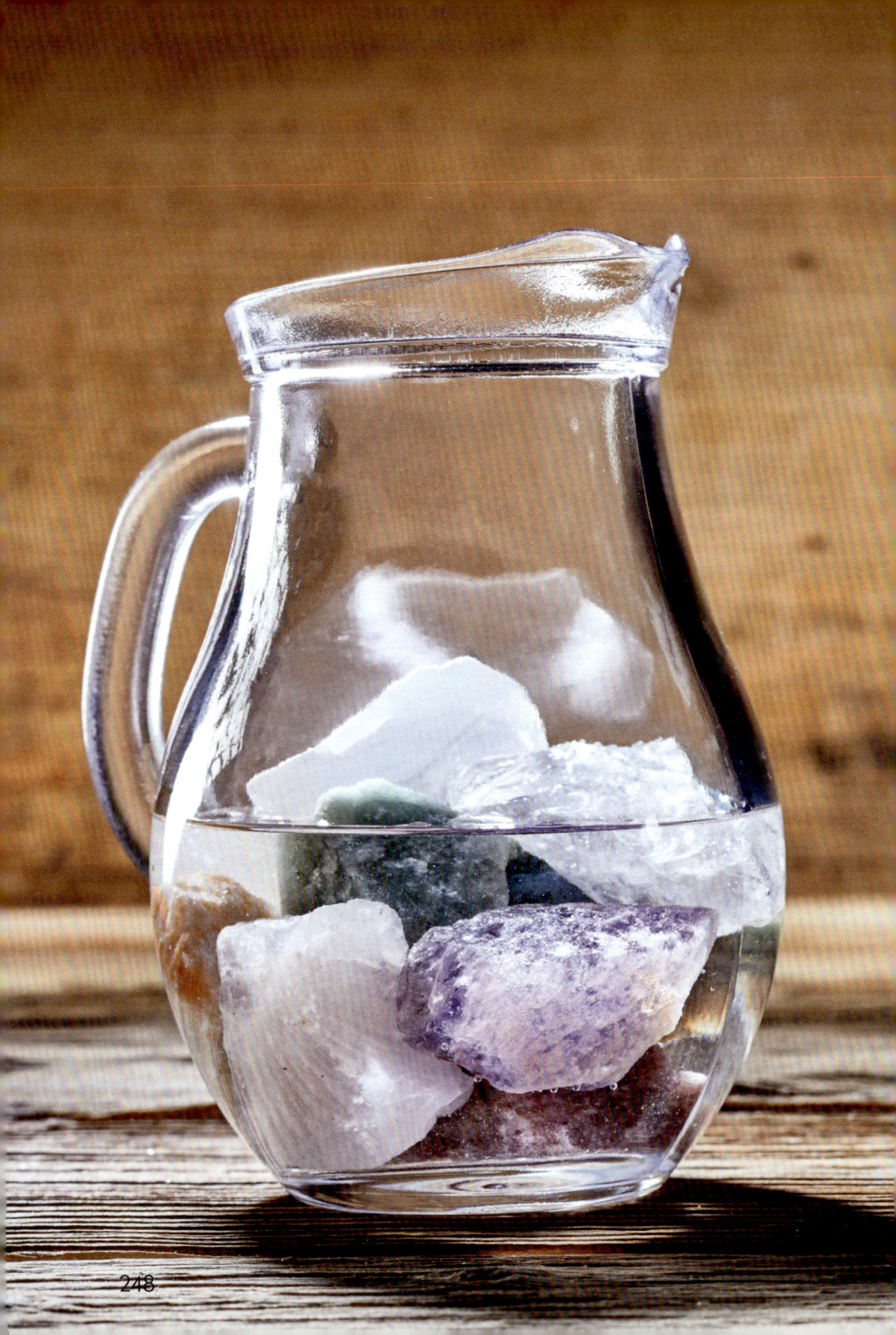

ZUBEREITUNG VON EDELSTEINWASSER

Zur Herstellung von Edelsteinwasser benötigt man Edelsteine seiner eigenen Wahl (Informationen über deren jeweilige Wirkung im Edelsteinteil), Wasser und ein Gefäß, vorzugsweise eine Glaskaraffe. Als Wasser kann man, wenn vorhanden, Quellwasser, Mineralwasser oder Leitungswasser verwenden.

Der Anwendung von Heilsteinen zur Herstellung von Edelsteinwasser sind zwar grundsätzlich keine Grenzen gesetzt und die Herstellung von Steinwasser ist auf den ersten Blick denkbar einfach. Doch gibt es einige Besonderheiten, die berücksichtigt werden sollten:

- Man sollte die einzelnen Steine vorab genau auf Unbedenklichkeit prüfen, denn manche Steine können giftige Substanzen ins Trinkwasser abgeben. Im Zweifel sollten Sie einen Stein oder Mischungen lieber nicht für Edelsteinwasser gebrauchen bzw. mit einem alternativen Herstellungsverfahren arbeiten. Hier eine Übersicht von Steinen, die nicht zur Herstellung von Edelsteinwasser geeignet sind (ohne Anspruch auf Vollständigkeit):

    - Türkis
    - Azurit
    - Malachit
    - Fluorit
    - Vanadinit
    - Zinnober

- Die Anzahl der einzelnen Steine innerhalb des gleichen Behältnisses sollte sieben Sorten nicht übersteigen.

- Zur Auswahl von Edelsteinmischungen sollte die mineralogische Verwandtschaft und möglichst viele übereinstimmende Eigenschaften der einzelnen Steinsorten berücksichtigt werden. Man kann Steine auf verschiedenen Wegen auswählen:

Der empirische Weg

Steine, mit denen du schon früher besondere Erfahrungen gemacht hast, stehen hier an erster Stelle. Gleichzeitig gibt es eine große Literaturauswahl, wo man sich neues Wissen über Steine aneignen kann. Vielleicht hast Du in deinem Freundes- und Bekanntenkreis Menschen, die schon Edelsteinerfahrung haben – auch die kannst du konsultieren.

Der intuitive Weg

Am besten verwendest du die Steine, die dich besonders ansprechen, dir wohltuend erscheinen oder die sich angenehm anfühlen. Dieser Weg, der uns bisher mit unserem „Bauchgefühl" schon oft erfolgreich geführt hat, kann dich auch bei der Wahl der Steine unterstützen.

Der analytische Weg

Dazu ist Wissen über Entstehung, Struktur, Substanz und Farbwirkung eines Steines erforderlich. Wissenschaftler aus der analytischen Steinheilkunde sind dafür die richtigen Ansprechpartner. Exponierte Heilsteinexperten geben oft sehr ausführlich Auskunft in diversen Veröffentlichungen. Hier kann ich zwei Autoren besonders empfehlen:

- Walter von Holst, Steinkreis Stuttgart
- Michael Gienger, Tübingen, gest. 2014

**ES GIBT MEHRERE WEGE,
DIE IDEALEN EDELSTEINE ZU FINDEN.**

Schritt für Schritt zum fertigen Edelsteinwasser

Erster Schritt ist, die Edelsteine tadellos zu reinigen, unter laufendem Wasser mit einer Bürste. Eventuell kann man diese sogar auskochen, falls der Stein keine giftigen Substanzen enthält.

Dann legt man den Stein in ein Gefäß und gießt Wasser darüber. Nach ca. ein bis zwei Stunden, eventuell auch nach längerer Zeit, kannst du reines, gesundes Edelsteinwasser genießen.

Nach zwei bis drei Tagen bildet sich um die Steine eine Schleimschicht, die Keime enthalten kann. Deshalb müssen sie in regelmäßigen Abständen wieder entnommen und erneut gereinigt werden.

Man sollte beim Trinken Vorsicht walten lassen, weil es immer wieder vorkommen kann, dass sich Splitter von den Steinen lösen, die dann im Wasser schwimmen und eventuell mitgetrunken werden.

Reagenzglasmethode

Nachdem Steine durch ihre elektromagnetischen Frequenzen wirken, ist eine 100-prozentige Informationsübertragung durch das Glas in das Wasser gewährleistet. Um Edelsteinwasser mittels der Reagenzglasmethode herzustellen, benötigst du ein geeignetes

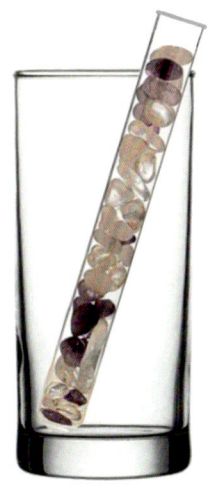

Reagenzglas und die jeweiligen Wassersteine in einer entsprechenden Größe. Man legt sie einfach in das Reagenzglas. Das Reagenzglas mit den Wassersteinen stellst du wiederum in eine Glaskanne oder in ein Glas mit Quellwasser, Mineralwasser oder Leitungswasser. In das Reagenzglas können neben Ministeinen oder anderen kleinen Wassersteinen auch Edelsteine gegeben werden, die für das direkte Einlegen ins Wasser ungeeignet sind. Hierzu gehören u. a. Edelsteine mit Muttergestein und poröse Edelsteine. Tests haben gezeigt, dass die Edelsteinwirkung in zwei bis drei Stunden vollständig erreicht ist.

Edelsteinplatten als Glasuntersetzer

Mit einer Edelsteinplatte als Glasuntersetzer kann sehr einfach und unproblematisch ein wirkungsvolles Edelsteinwasser hergestellt werden. Der indirekte Kontakt mit dem Stein bewahrt davor, dass giftige, geölte oder gewachste Steine das Wasser verunreinigen. Leider ist die Auswahl von geeigneten Steinplatten sehr begrenzt. Auch die Informierung von Wasser dauert wesentlich länger als beim direkten Einlegen der Steine oder bei der Reagenzmethode bzw. VitaJuwel-Methode.

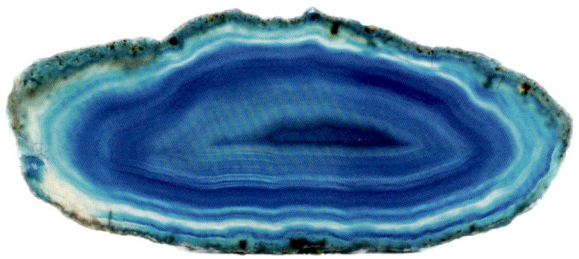

Wasser in Edelsteinschalen

Edelsteine oder Mineralien, die eine entsprechende Größe oder Stabilität aufweisen, eignen sich als Schalen. Dies ist eine der einfachsten Methoden, Edelsteinwasser herzustellen. Leider ist die Wassermenge durch die Größe der Schale begrenzt. Die Informationsübertragung gelingt in einer ähnlichen Zeit als beim direkten Einlegen der Steine ins Wasser.

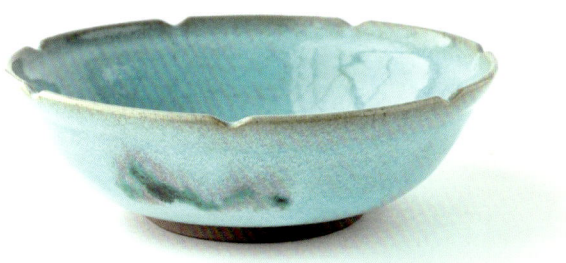

Einleiten mit Bergkristall

Natürlich gewachsene und unbehandelte Bergkristalle wirken wie Laser: Sie nehmen Informationen an der Basis und an den Seiten auf und leiten sie zur Spitze. Wenn man nun einen Stein an die Basis des Bergkristalles legt und die Spitze auf ein Wassergefäß richtet, so strömt die Information des Steins schnell in das Wasser. Der Bergkristall sollte möglichst keine Trübungen aufweisen, also nahezu klar sein und an den Seiten und der Spitze nicht geschliffen sein.

Man kann das Wassergefäß vorzugsweise auf eine naturbelassene Holzplatte stellen und den Bergkristall seitlich mit der Spitze zum Gefäß anlegen. Die Informationszeit ist vier- bis sechsmal schneller, als wenn Steine in Wasser eingelegt werden. Ein weiter Vorteil: Die Edelsteine haben keinen direkten Kontakt zum Wasser.

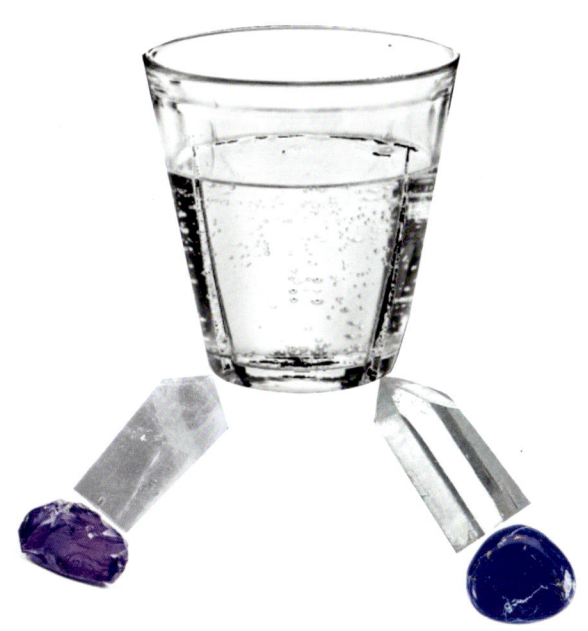

Die VitaJuwel-Methode

Bei der herkömmlichen Methode zur Herstellung von Edelsteinwasser werden die Edelsteine direkt in das Trinkwasser gelegt. Dabei sollten die Steine vor dem ersten Gebrauch gründlich gereinigt und desinfiziert werden, um Verschmutzungen zu entfernen. Auch in der weiteren Anwendung sollten die Edelsteine in kurzen Zeitabständen regelmäßig gesäubert und desinfiziert werden, da sie andernfalls verkeimen oder unerwünschte Schmutzpartikel abgeben. Trotz sorgfältiger Reinigung können vor allem Steine mit geringem Härtegrad regelmäßig Substanzen an das Trinkwasser abgeben, die dann mitgetrunken werden. Mit der VitaJuwel-Methode muss man sich darüber keine Gedanken mehr machen. Die bei VitaJuwel verwendeten Edelsteine werden vor ihrer Verwendung getrommelt und in einem speziellen Ultraschall-Verfahren mehrfach gereinigt. Anschließend werden sie in die VitaJuwel-Phiolen und -Flaschen gefüllt, in welchen sie sanft und gut verschlossen in einer speziell hierfür entwickelten Lösung schwimmen.

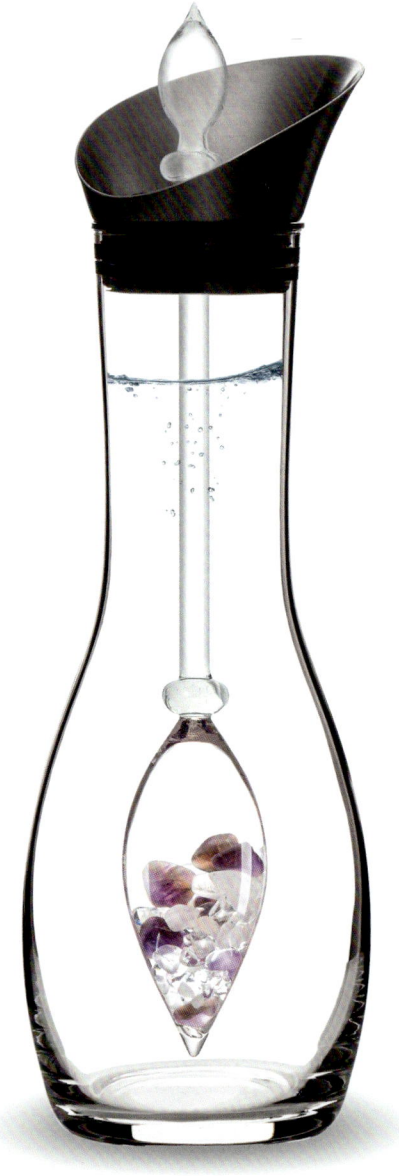

Die Vorteile der VitaJuwel-Methode

- Die Edelsteine müssen nicht mehr direkt ins Wasser gegeben werden.
- VitaJuwel bewahrt das Trinkwasser vor möglichen chemischen Verunreinigungen durch Edelsteine oder vor Gesteinssplittern.
- Ein aufwendiges Reinigen der Edelsteine entfällt.
- VitaJuwel ist hygienisch. 2008 wurde die Methode mit dem Gastrovisionspreis als hygienischste Herstellung von Edelsteinwasser ausgezeichnet.
- Es wird hochwertiges, nahezu bruchfestes Borosilikatglas verwendet.
- Die Edelsteine werden überall auf der Welt von Edelsteinspezialisten ausgewählt und in einem mehrstufigen Reinigungsverfahren gereinigt.
- Bei der Auswahl der Steine spielt nicht nur die Qualität eine Rolle; es wird auch darauf geachtet, ob alle sozialen Aspekte an den Minen gewährleistet sind und die Fairtrade-Richtlinien eingehalten werden.
- VitaJuwel bietet schon fertige Mischungen an, die von Edelsteinwissenschaftlern zusammengestellt wurden.
- Die Resultate sind beispiellos; innerhalb von sieben Minuten ist das Wasser vollkommen informiert. Die Gründe sind zum einen die Qualität der Steine, die Lösung, in der die Edelsteine schwimmen, und die Form der Gefäße, die eine gebündelte Informationsübertragung ermöglichen.
- Letztendlich fördern die ästhetisch designten Gefäße ein positives Bewusstsein zu Wasser, wodurch wir inspiriert werden, mehr zu trinken. Gleichzeitig wissen wir, dass unser Bewusstsein beim Trinken die Wirkung auf den Körper beeinflussen kann.

Mit der VitaJuwel-Flasche hat man außerdem die außerordentliche Möglichkeit, auch unterwegs Edelsteinwasser zu genießen. Die Flasche kann man sowohl oben als auch unten öffnen. Dadurch ist sie gut zu reinigen und man kann nach Bedarf unterschiedliche Edelsteinmodule einschrauben und nutzen. Die Idee von VitaJuwel entstand 2007.

Mittlerweile genießen Millionen von begeisterten Menschen diese Methode. In guten Hotels oder Spas, bei ganzheitlichen Therapeuten und Medizinern, in Fitness- und Kosmetikstudios, im Handel und natürlich in vielen Privathaushalten finden sich Karaffen oder Flaschen von VitaJuwel.

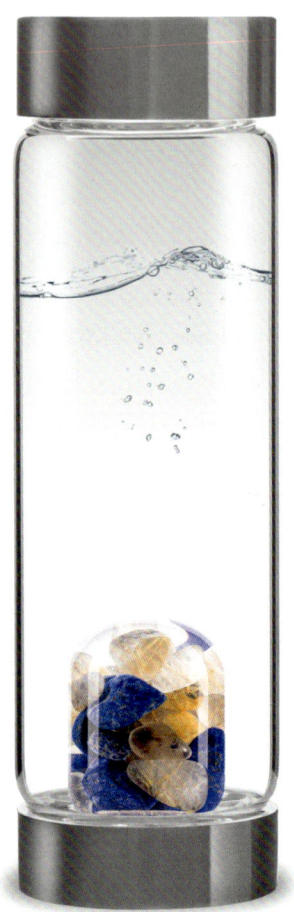

„VitaJuwel ist die hygienischste Methode, um Edelsteinwasser herzustellen."

— Ewald Eisen —

Seit Kurzem bietet VitaJuwel auch Pump- und Sprayflaschen für Körperöle oder Erfrischungswässer an. Ich nutze dieses Sortiment für mein Speiseöl und den Essig mit einem sensationellen Ergebnis. In der Essigflasche sind Amethysten, mein Essig ist so mild wie ein sehr milder Balsamico. Ähnlich wie bei Wein nimmt der Amethyst die Schärfe und Bitterkeit und bringt sämtliche Fruchtaromen hervor. Ich kann den Geschmack meines Olivenöles sogar auf dem einzelnen Salatblatt noch schmecken, so intensiv entwickelt sich das Aroma des Öles. So zeigt sich selbst im kulinarischen Segment, wie außergewöhnlich Edelsteine auf die umgebenden Medien wirken.

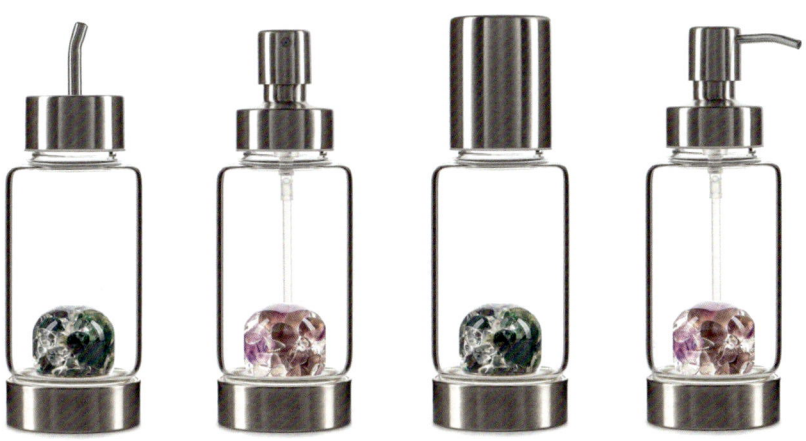

„Es ist ein ungeheures Glück, wenn man fähig ist, sich freuen zu können."

— George Bernard Shaw

ANWENDUNGSSYMBOLE

Die folgenden Mischungen sind im Handel
in den untenstehenden Varianten erhältlich:

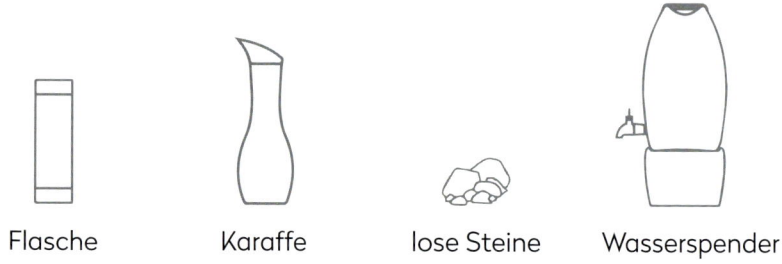

Flasche   Karaffe   lose Steine   Wasserspender

CHAKRA-ENERGIEZENTREN

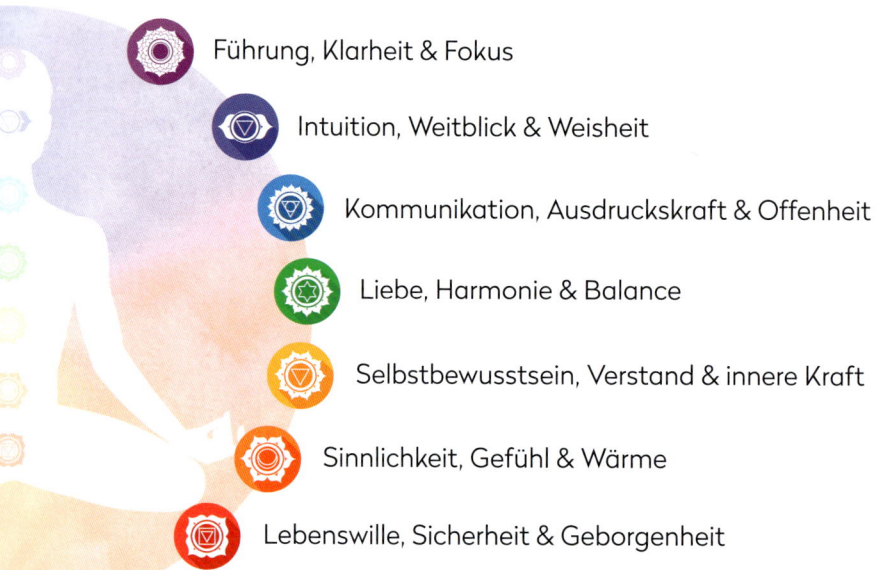

Führung, Klarheit & Fokus

Intuition, Weitblick & Weisheit

Kommunikation, Ausdruckskraft & Offenheit

Liebe, Harmonie & Balance

Selbstbewusstsein, Verstand & innere Kraft

Sinnlichkeit, Gefühl & Wärme

Lebenswille, Sicherheit & Geborgenheit

Mit Chakra (Sanskrit für „Rad" oder „Kreis") werden im Hinduismus, auch im Yoga, die angenommenen ursprünglichen Energiezentren zwischen dem physischen Körper und dem feinstofflichen Körper des Menschen bezeichnet. Laut dieser Lehre sind beide Körper durch Energiekanäle verbunden.

Die indische Chakren-Lehre umfasst sieben Chakren. Die sieben Haupt-Chakren sind von besonderer Bedeutung und stehen für das ganze Spektrum unserer Lebensthemen. Die Chakren befinden sich in ständiger Kreisbewegung, was bewirkt, dass Energie ins Innere der Chakren hineingezogen wird.

Sie sind Knotenpunkte für Seelisches und Körperliches. Hier liegt auch der Ursprung für die Erkenntnis, dass die Seele, sofern sie leidet, den Körper krank machen kann. Wenn nur eines dieser Chakren blockiert ist, kann es zu einer Behinderung des gesamten Energieflusses kommen. Wenn Chakren kräftig entwickelt und möglichst frei von derartigen Blockaden sind, erscheinen sie geöffnet und strahlen ihre Energie intensiv aus.

Blockaden reifen oft unbemerkt über Jahre schleichend heran und können am Glücklichsein hindern, weil sie Charakter und Gesundheit erheblich beeinträchtigen. Sie sorgen oft zunehmend für Pessimismus und Ängste und führen bei Nichtbehandlung zwangsläufig zu körperlichen Beschwerden.

Edelsteine können vorhandene negative Blockaden auflösen und somit den Körper regenerieren. Chakraaktive Edelsteine haben sich seit Tausenden von Jahren als sichere Helfer bewährt.

Deshalb gehe ich bei meinen Empfehlungen auf die Wirkung der Edelsteine und vor allem des Edelsteinwassers ein und nenne die Chakren-Empfehlung als zusätzlichen Hinweis.

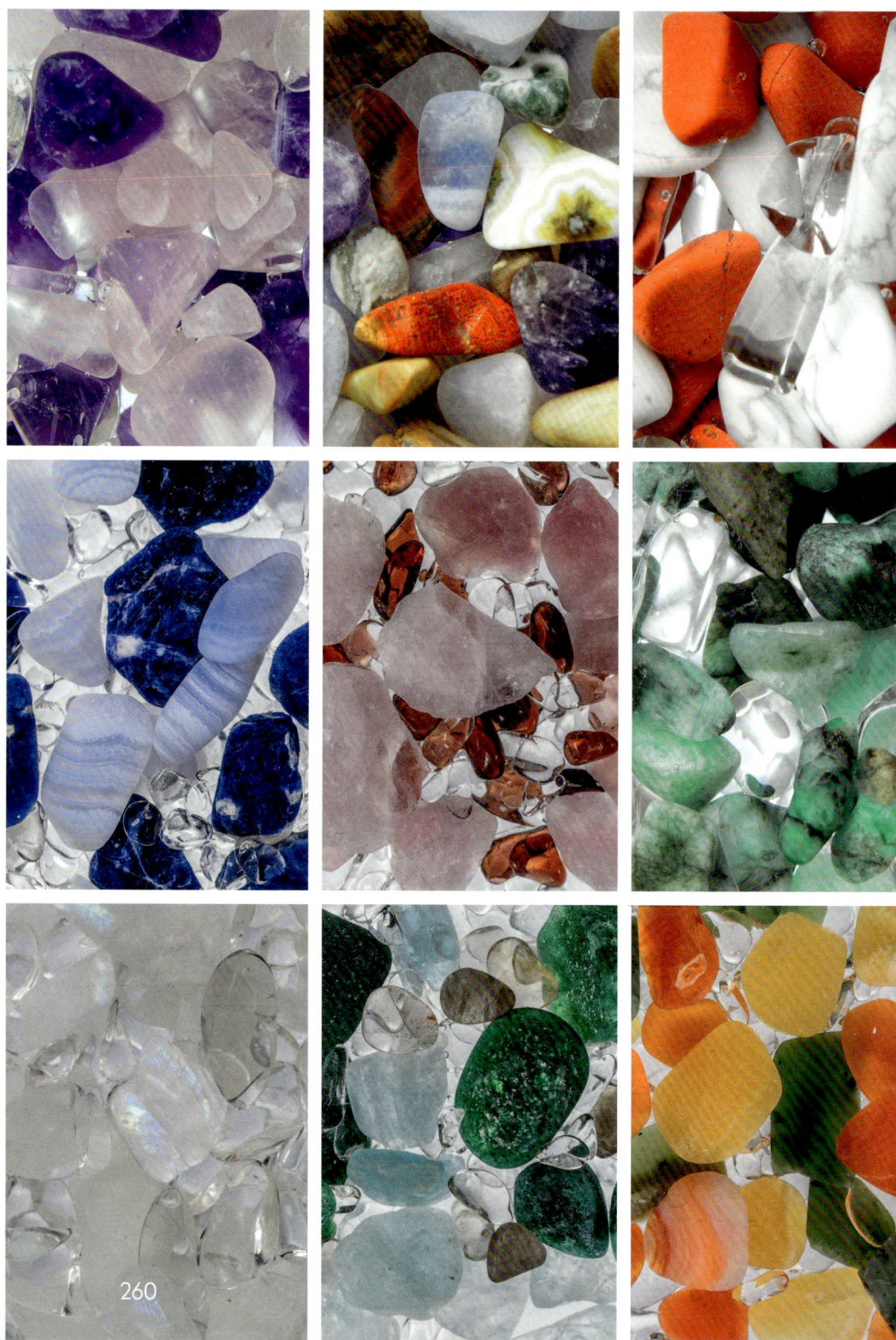

SPEZIELLE EDELSTEINWASSER
REZEPTUREN

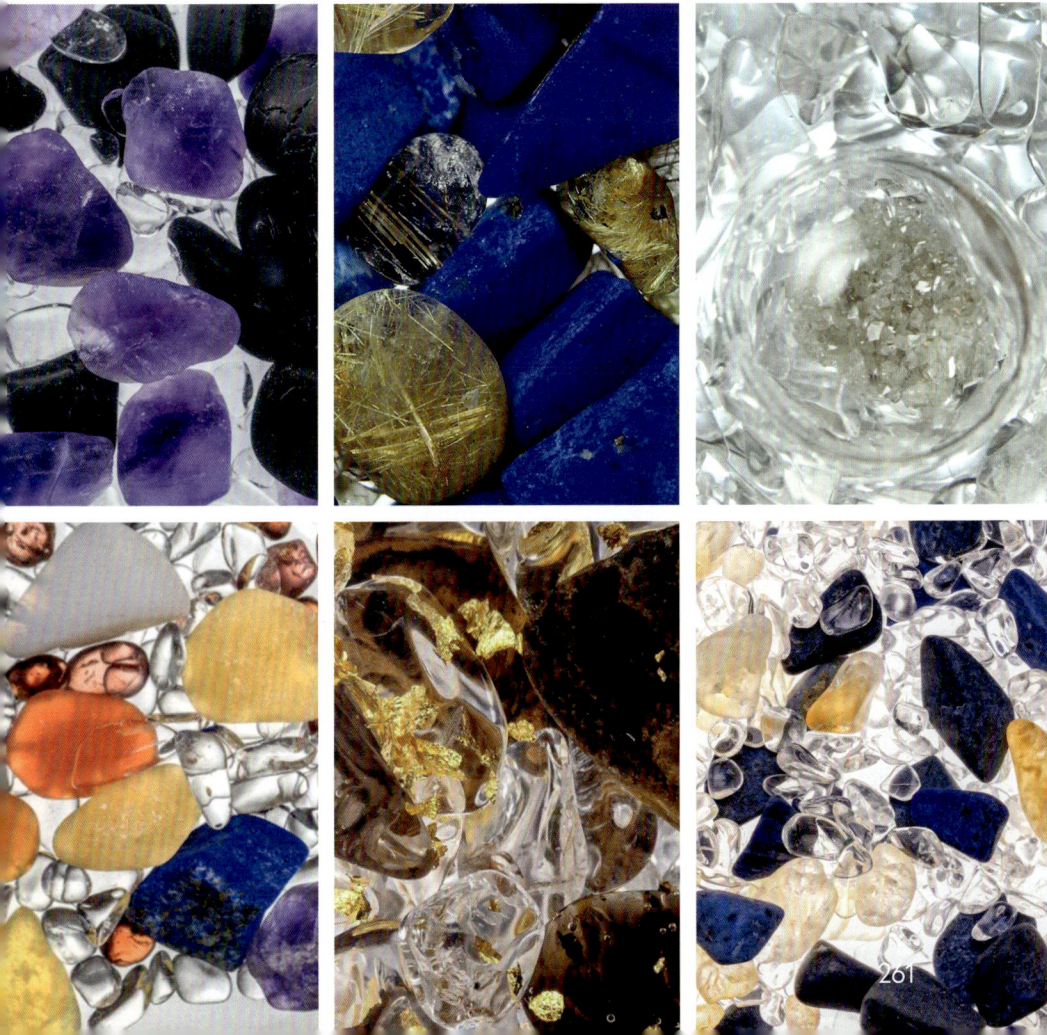

WELLNESS

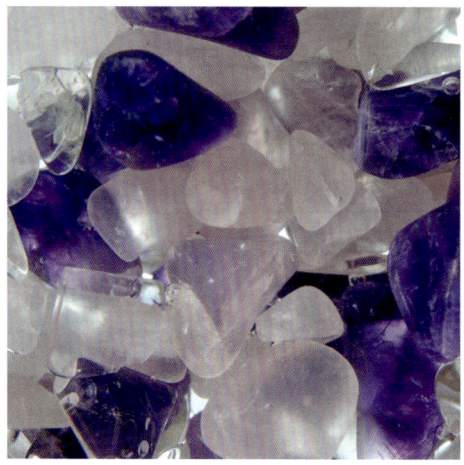

AMETHYST

ROSENQUARZ

BERGKRISTALL

EIGENSCHAFTEN

Diese belebende und vitalisierende Edelsteinmischung ist seit Jahrhunderten bekannt und soll traditionell dabei helfen, Wahrnehmung, Intuition und Einfühlungsvermögen zu verbessern. Gleichzeitig fördert sie eine stabile innere Mitte und schafft Wohlbefinden. Amethyst und Rosenquarz stehen wie keine anderen Edelsteine für inneren Frieden und Herzenskraft. Bergkristall gilt als Stein der Klarheit und Wahrnehmung und verstärkt die Wirkung der anderen Edelsteine. „Wellness" für die Sinne erleben mit jedem Schluck dieser ausgewogenen und altbewährten Mischung!

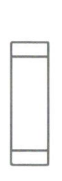 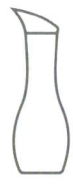 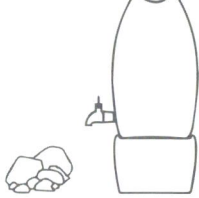

FITNESS

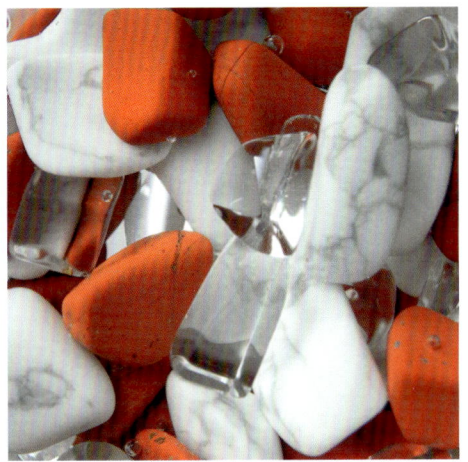

JASPIS ROT

MAGNESIT

BERGKRISTALL

EIGENSCHAFTEN
Gegensätze ziehen sich an – so auch die scheinbar adversativen Eigenschaften dieser Fitness-Mischung. In der modernen Edelsteintherapie steht der rote Jaspis für Stabilität und Tatkraft, der Magnesit für Gelassenheit und Entspannung. Doch eben diese Verbindung in Kombination mit der Klarheit des Bergkristalls verleiht Vitalität und zugleich innere Ausgeglichenheit. In diesem Fall ist neben Bewegung und einer gesunden, ausgewogenen Ernährung nichts hilfreicher, als viel reines und lebendiges Wasser zu trinken. Diese Edelsteinmischung überrascht mit geschmacklich starkem Trinkgefühl.

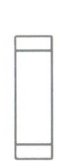
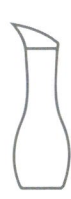
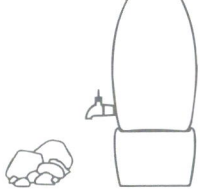

FIVE ELEMENTS

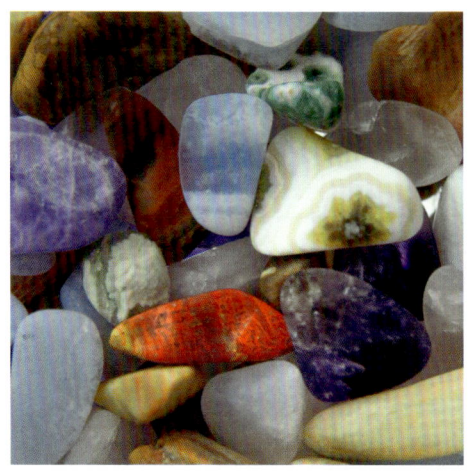

AMETHYST

ROSENQUARZ

CHALCEDON BLAU

VERSTEINERTES HOLZ

OZEANJASPIS

EIGENSCHAFTEN

Die traditionelle chinesische Medizin geht auf das 1. Jahrtausend v. Chr. zurück und sieht das Leben als einen ewigen Wandel. Gesundheit – so die TCM – wird wesentlich durch die Fähigkeit bestimmt, mit veränderten Situationen umzugehen. Krank werden wir nur dann, wenn wir nicht mehr wandlungsfähig sind. Jede Wandlung im Leben durchläuft fünf Phasen, die durch die Elemente Holz, Feuer, Erde, Metall und Wasser geprägt sind. Diese Mischung beinhaltet für jedes dieser Elemente einen repräsentativen Quarzstein, der die Charakteristik des jeweiligen Elements (Neubeginn, Entwicklung, Gleichgewicht, Rückzug und Lebenskraft) verkörpert und dadurch harmonisierend auf den Verlauf der Wandlungen einwirken kann.

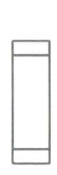 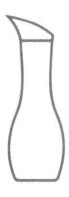 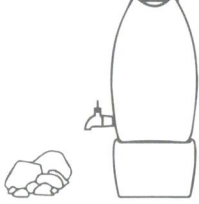

BALANCE

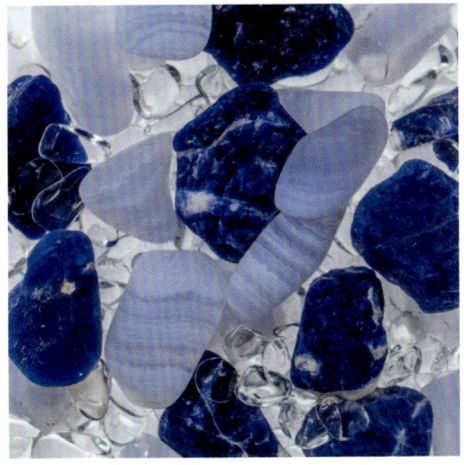

SODALITH

CHALCEDON BLAU

BERGKRISTALL

EIGENSCHAFTEN

Sodalith steht in der Steinheilkunde seit jeher für Balance, Weisheit und inneren Frieden. Wie auch der Chalcedon soll er zudem die zwischenmenschliche Kommunikation stärken und wird daher auch „Poetenstein" genannt. Was könnte hilfreicher in der heutigen Zeit sein, die von ständiger Unruhe, Hast und Hektik geprägt wird? Jeder Schluck dieses Edelsteinwassers kann dabei helfen, dieser intensiven Zeit mit Offenheit, Verständnis, mentaler Ruhe und innerer Kraft zu begegnen. Gelassenheit und Ausgeglichenheit beruhigen nicht nur den Geist, sondern verhelfen auch dem Körper zu einer angenehmen und gesunden Balance.

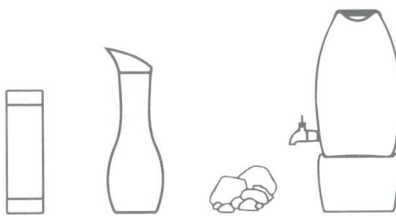

LOVE

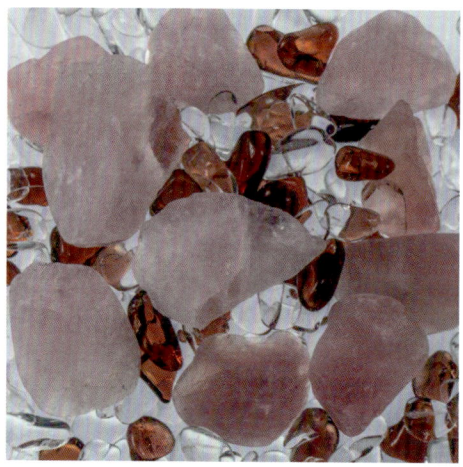

GRANAT

ROSENQUARZ

BERGKRISTALL

EIGENSCHAFTEN

Liebe ist die höchste Energie im Universum und das schönste Gefühl, das uns durchdringen kann. Liebe zu mir und meinen Mitmenschen fördert Frieden auf der Erde. Liebe zur Arbeit und zu unseren Aufgaben schenkt Erfüllung. Liebe zur Natur schenkt uns Sicherheit und optimale Versorgung für unser Leben. Liebe zum Leben fördert das Wohlgefühl und die Gesundheit. Diese Energie und dieses Gefühl erleben wir mit jedem Schluck dieses edlen Wassers. Rosenquarz steht wie kein anderer Stein für Empfindsamkeit und Romantik. Der feurige Granat steht für Sinnlichkeit und Zuversicht. Beides vereint schafft eine einzigartige emotionale Dynamik: Liebe.

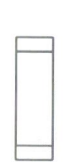 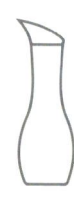 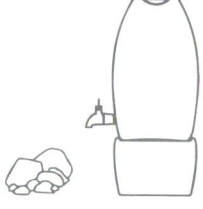

FOREVER YOUNG

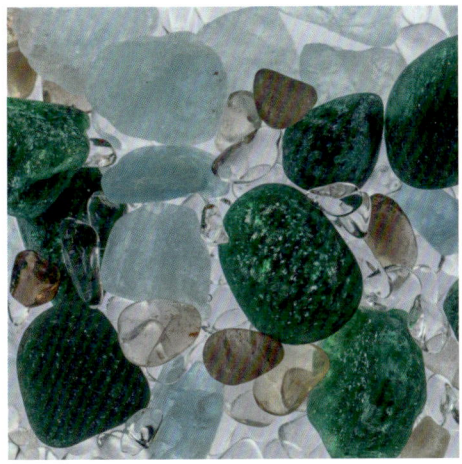

AQUAMARIN

AVENTURIN

RAUCHQUARZ

BERGKRISTALL

EIGENSCHAFTEN

Wasser ist das Elixier des Lebens! Wasser zur Entgiftung und Entlastung des Körpers ist sehr wirkungsvoll. Eine ausreichende Menge frisches und reines Forever-Young-Wasser unterstützt die Entgiftung und Verjüngung der Zellen, denn Wasser ist das beste Transportmittel, um Schlackenstoffe auszuscheiden und den Körper zu reinigen. Die Edelsteinkunde empfiehlt Aventurin für Entspannung und Kräftigung, Aquamarin für die nötige Gelassenheit und Rauchquarz für die aktive Stressbewältigung. Ein entspannter Körper ist die beste Voraussetz-ung für jugendlichen Schwung. Alle enthaltenen Edelsteine unterstützen und stärken unsere Ausscheidungs- und Entgiftungsorgane wie Leber, Niere und Galle. Bergkristall verstärkt die Wirkung der Heilsteine in dieser Mischung.

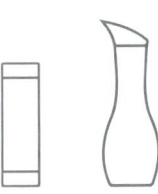 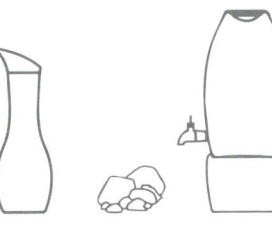

AYURVEDA

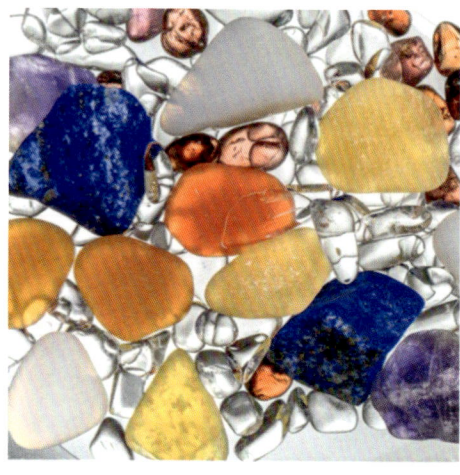

AMETHYST

MILCHOPAL

KARNEOL

LAPISLAZULI

GRANAT

ORANGENCALCIT

BERGKRISTALL

EIGENSCHAFTEN

Ayurveda, die traditionelle indische Heilkunst, bedeutet „Wissen vom Leben". Im Mittelpunkt dieser etwa 3000 Jahre alten Lehre steht ein ganzheitliches Heilungskonzept, das auf der Einheit von Körper, Verstand, Seele und den Sinnen beruht. Diesen ganzheitlichen Ansatz, der von Millionen von Menschen tagtäglich praktiziert wird, teilt Ayurveda mit der modernen Steilheilkunde. Diese besonders farbintensive Mischung feiert die weltweit enorm steigende Akzeptanz ganzheitlicher, alternativer Heilansätze: Gesundes Wasser für einen gesunden Geist! Die Komposition aus sieben verschiedenen Edelsteinen orientiert sich dabei an der ayurvedischen Lehre Dhatu von den sieben Gewebegruppen des menschlichen Körpers.

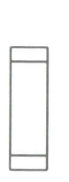 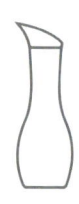 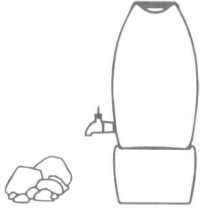 

LUNA

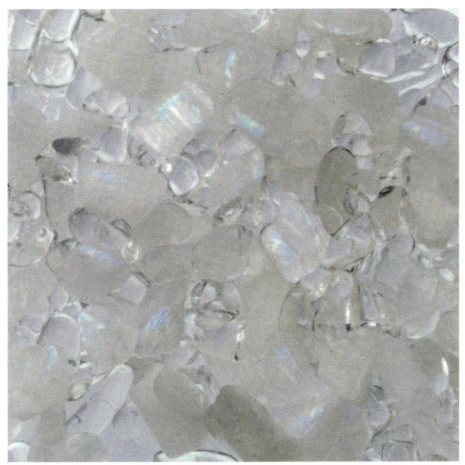

LABRADORIT WEISS

BERGKRISTALL

EIGENSCHAFTEN

Wie der Name bereits sagt, ist der Mondstein (Labradorit) eng mit den zyklischen Energien des Mondes verbunden; sein buntes Schillern verheißt Wandlung und Fülle. Ebbe und Flut zeigen uns, welchen Einfluss der Erdbegleiter auf unser Leben und unsere Umwelt hat. Vor allem Frauen wissen um die Wirkung des Mondes auf ihren Körper. Der Labradorit kann unterstützend und ausgleichend auf die natürlichen Zyklen des Lebens wirken und steht für Weiblichkeit, Intuition und Kreativität.

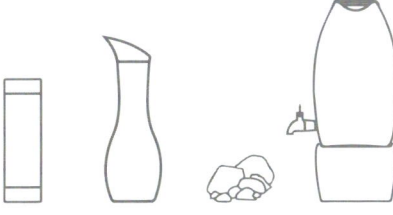

HAPPINESS

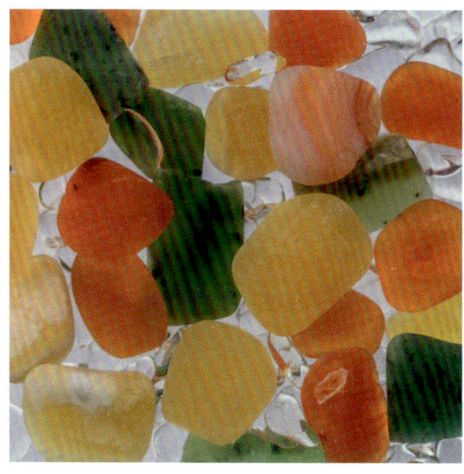

KARNEOL

NEPHRIT

ORANGENCALCIT

BERGKRISTALL

EIGENSCHAFTEN

Eine von Glück geprägte Einstellung ist Voraussetzung dafür, unserem Leben eine positive Richtung zu geben. Morgens, sofort nach dem Aufstehen ein Glas Happiness auf nüchternen Magen und der Tag gestaltet sich freudig und entspannt. Vertraue auf die Kraft der inneren Einstellung, programmiere dich auf „Glück"! Die Mischung Happiness wird dich darin unterstützen. Laut Edelsteinkunde macht Karneol kontaktfreudig und hebt die Stimmung, Orangencalcit wirkt wie ein Sonnenstrahl auf die Seele und Jade (Nephrit) verschafft laut fernöstlicher Mythologie das notwendige Quäntchen Glück.

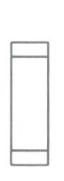 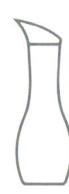 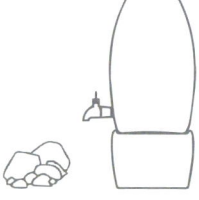

GUARDIAN

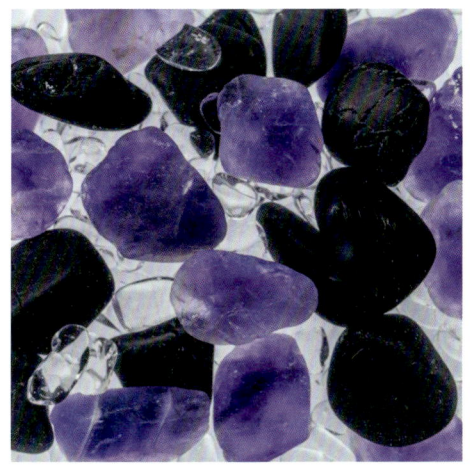

AMETHYST

TURMALIN (SCHÖRL)

BERGKRISTALL

EIGENSCHAFTEN
So wie ein offener Geist eine wichtige Voraussetzung für neue Ideen, Wachstum und Fortschritt bedeutet, so wichtig ist es auch, sich vor unerwünschten Einflüssen zu schützen. Die eigene innere Mitte zu finden und eine gute Verbindung von Körper, Seele, Verstand und Geist zu schaffen, gelingt mit dem Amethysten und dem Turmalin blendend. Bergkristall verstärkt die Wirkung der anderen beiden Steine. Mithilfe dieser Edelsteinmischung entsteht ein Schutzschirm, der einen Sicherheit und Freiheit entwickeln und genießen lässt.

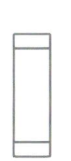 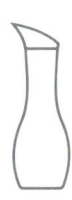 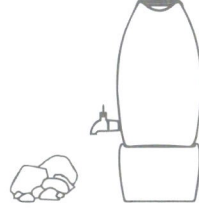

INSPIRATION

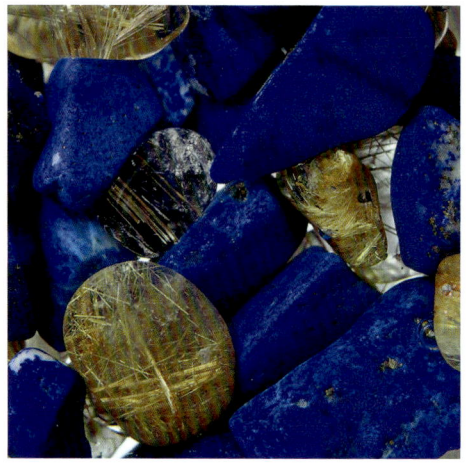

LAPISLAZULI

RUTILQUARZ

EIGENSCHAFTEN

Kreative Ideen, geistige Größe und eine offene Aussprache können die Welt positiv verändern. Diese Mischung verleiht das Gefühl von Weite und Freiheit, inspiriert von der Farbintensität des tiefblauen Lapislazuli und der einzigartigen Leuchtkraft des Rutilquarzes. Sowohl der Anblick der handverlesenen Edelsteine als auch der Genuss des Edelsteinwassers regen dazu an, mit neuen Hoffnungen und Visionen innere Barrikaden aufzulösen und neue Horizonte zu entdecken. Ideen sind wie Sternschnuppen, sie kommen plötzlich und gehen in der gleichen Geschwindigkeit wieder – die Mischung „Inspiration" hilft dabei, sie wahrzunehmen.

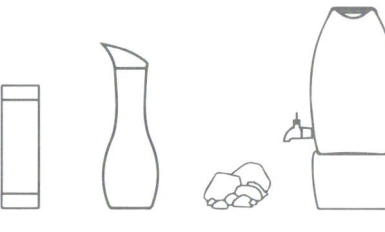

VITALITY

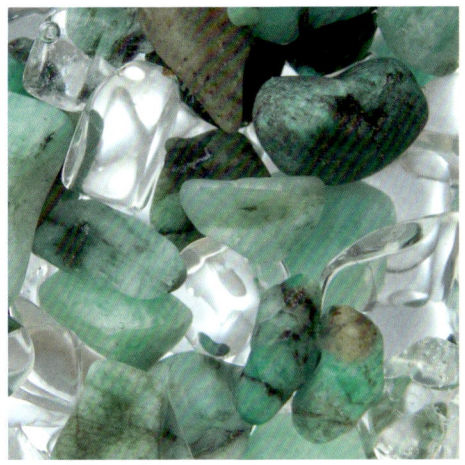

SMARAGD

BERGKRISTALL

EIGENSCHAFTEN

Der menschliche Körper besteht zum größten Teil aus Wasser. Was könnte es also Wichtigeres geben, als ihm täglich ausreichend frisches Wasser zuzuführen? Am besten mit natürlich belebtem Edelsteinwasser, das gleichzeitig die ureigenen Selbstheilungskräfte entfaltet. Der Smaragd spielte bereits in den Aufzeichnungen der Äbtissin Hildegard von Bingen eine außergewöhnliche Rolle in Bezug auf das Immunsystem. Er aktiviert das Immunsystem, verjüngt und regeneriert. Sein Chromgehalt wirkt entgiftend, leberanregend und entsäuernd.

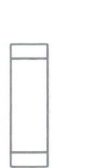 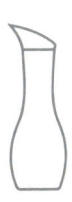 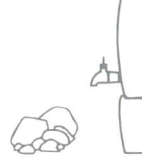

DIAMANT

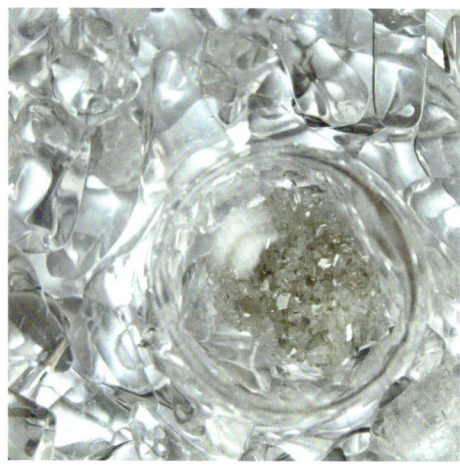

DIAMANT

BERGKRISTALL

EIGENSCHAFTEN

Der Diamant wurde bereits in der Antike als König aller Edelsteine verehrt. Es hieß, er verleihe seinem Besitzer „göttlichen Glanz, höchste Reinheit und Erleuchtung". Mit der einzigartigen Kombination aus Diamant und Bergkristall entsteht eine Kraftquelle, die alles in den Schatten stellt, was man bislang mit Wasser in Verbindung brachte. Die Klarheit und Reinheit beider Edelsteine potenzieren sich zu einem unbezwingbaren Streben nach geistiger Freiheit. Keine faulen Kompromisse mehr, hin zu einer dauerhaften inneren Ordnung. Diamant hilft bei Schlaganfall und Herzinfarkt oder ähnlichen Kreislauferkrankungen.

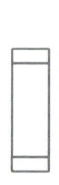 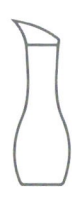 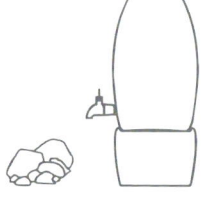

HERO

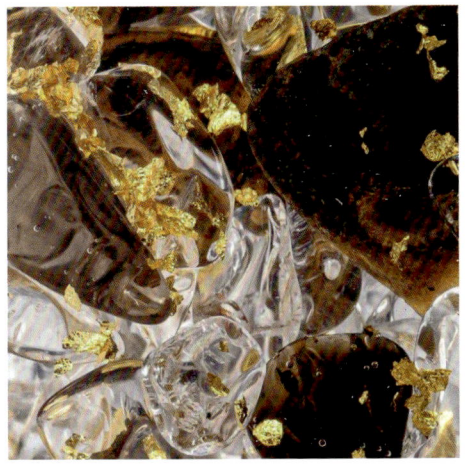

GOLD

TIGERAUGE

RAUCHQUARZ

BERGKRISTALL

EIGENSCHAFTEN

Die Hero-Mischung deutet schon in ihrem Namen Mut, Selbstvertrauen, Zielstrebigkeit und Furchtlosigkeit an. Mit 24-karätigem Blatt-gold, Tigerauge, Rauchquarz und Bergkristall steckt diese Mischung voller unbändiger Energie. Eine wahrhaft animalische Kombination vereint alle Attribute, die Helden des Alltags brauchen: Entschlossenheit, Wachsamkeit und ein Gespür für Chancen.

DANKBARKEIT

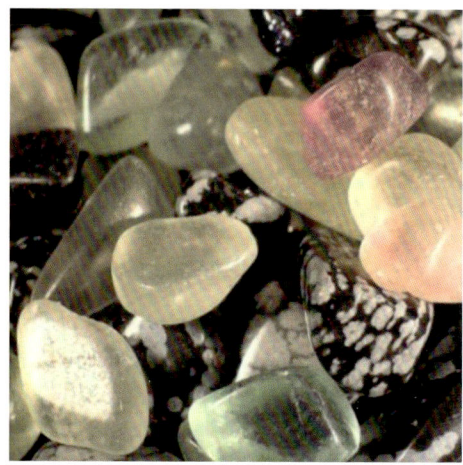

FLUORIT

SCHNEEFLOCKEN-OBSIDIAN

EIGENSCHAFTEN

Dankbarkeit macht einem oft bewusst, welche Möglichkeiten und Chancen wir geschenkt bekommen haben. Durch Dank sehen wir all die Dinge, die unser Leben glücklicher machen. Trinke das Wasser und betrachte die Schönheit der Steine, die als Symbol für all die Dinge stehen, die unser Leben bereichern. Der Obsidian mit seinen Schneeflockeneinschlüssen führt uns zu einem bewussten, starken Dankbarkeitsgefühl. Fluorit, einer der stärksten Heilsteine, wirkt körperlich und geistig befreiend und fördert neue Gedanken- und Verhaltensmuster. Betrachte Deine momentane Situation als Geschenk und blicke optimistisch und selbstbewusst in die Zukunft.

GELASSENHEIT & VERZEIHEN

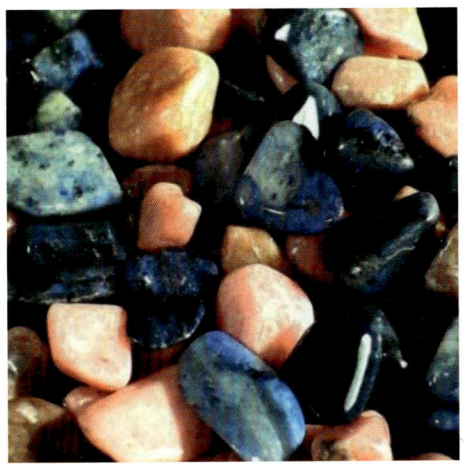

DUMORTIERIT

RHODONIT

EIGENSCHAFTEN

Verzeihen ist das schönste Geschenk, das wir uns selbst machen können. Befreie dich von innerem Harm und Hass, lebe wieder frei und unbeschwert. Erleichtere deine Seele und freue dich über viele Freunde um Dich herum. Dumortierit stärkt das Vertrauen in die eigene Größe, macht toleranter und fördert eine positive, gelassene Lebenseinstellung. Der Rhodonit verstärkt diese Wirkung, er ist ein Edelstein für Versöhnung, Verständnis und Besonnenheit.

TAKE IT EASY

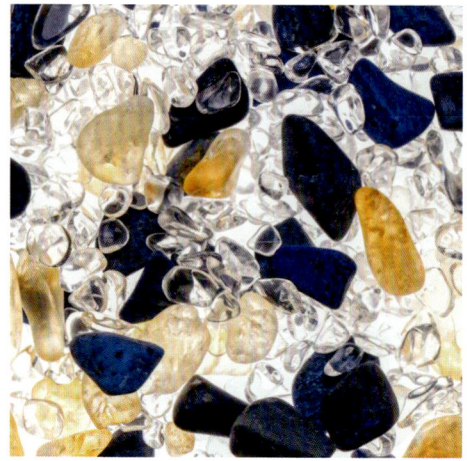

DUMORTIERIT

CITRIN

BERGKRISTALL

EIGENSCHAFTEN
Wie oft beherrschen Sorgen und Ängste unser Denken und blockieren uns? Studien haben bewiesen, dass 80 Prozent aller Sorgen unbegründet sind oder nicht zutreffen. Citrin steigert die Lebensfreude, hilft bei Stress und Ängsten. Er ist ein Muntermacher und lässt Sorgen nicht aufkommen. Dumortierit schafft Vertrauen in die eigene Größe, macht toleranter und fördert eine positive, gelassene Lebenseinstellung. So unterstützt diese Mischung ein sorgenfreies Leben.

SELBSTBEWUSSTSEIN

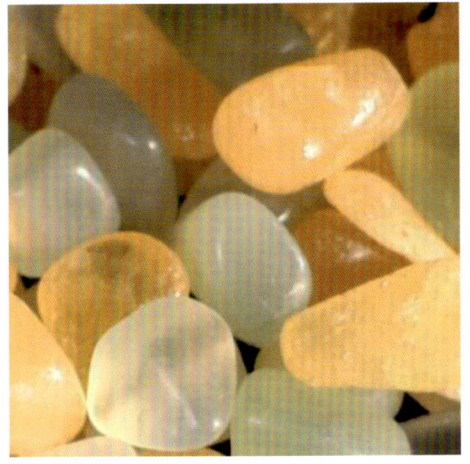

ORANGENCALCIT

JADE

EIGENSCHAFTEN

Diese Edelsteinmischung bringt das Ego wieder in die richtige Balance, denn dieses Wassers fördert „Selbst-bewusst-sein". Mit einem neuen Selbstwertgefühl in eine neue Zukunft ohne Angst, mit Mut und Enthusiasmus das Leben erleben. Orangencalcit und Jade in Edelsteinwasser fördern eine einzigartige Ausstrahlung und sind eine Quelle für mehr Selbstbewusstsein, innere Balance, Mut und Zuversicht.

OPTIMISMUS

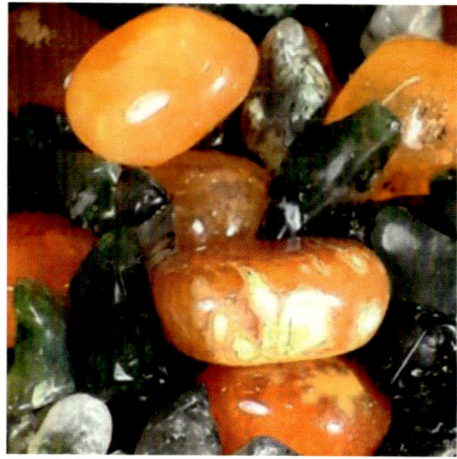

KARNEOL

MOOSACHAT

EIGENSCHAFTEN

Oft ist es eine Kunst, das Leben leichter zu nehmen, beschwingt und mit Begeisterung nach vorne zu blicken. Karneol motiviert mit Schwung und Begeisterung, Zukünftiges in Angriff zu nehmen. Schwierigkeiten werden überwunden, Mut und Standfestigkeit machen alles leichter. Der Moosachat trennt von alten Bindungen und Zwängen und lässt uns zuversichtlich, inspiriert von neuen Ideen, nach vorne schauen. Wir lassen Ängste, Belastungen und seelischen Druck hinter uns und blicken in eine optimistische Zukunft.

KNOCHEN & GELENKE

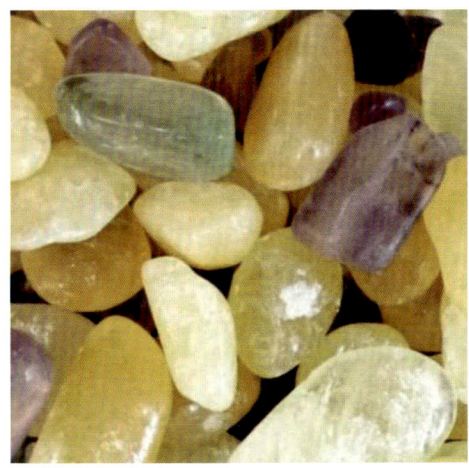

ORANGENCALCIT

FLUORIT

EIGENSCHAFTEN

Wasser transportiert wichtige Nährstoffe zu unseren Gelenken und Knochen, und es entsorgt Gift- und Abfallstoffe aus unserem Körper. Unsere Knochen bestehen zu 80 Prozent aus Wasser und sollen bis ins hohe Alter biegsam und geschmeidig bleiben. Fluorit stärkt Gelenke, Zähne und Knochen. Gleichzeitig macht er nervensstark, fördert die Konzentration und die Aufnahmefähigkeit. Orangencalcit regt den Stoffwechsel an und fördert die Heilung von Sehnen und Knochen. Außerdem ist er ein Stimmungsaufheller, macht optimistisch und zuversichtlich. Dieses Wasser ist sehr gut für ältere und sporttreibende Menschen geeignet.

INNERE STÄRKE & FÜHRUNGSQUALITÄTEN

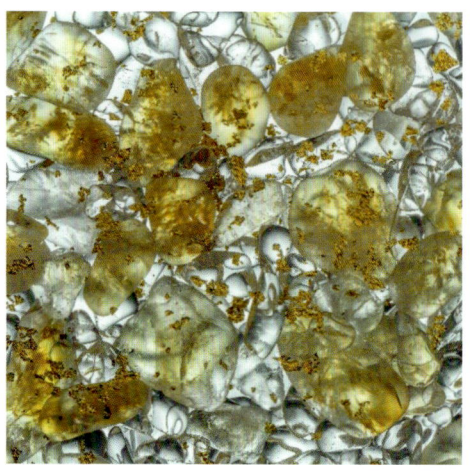

CITRIN

AQUAMARIN

BERGKRISTALL

EIGENSCHAFTEN

Eine starke Persönlichkeit zeichnet sich durch einen klaren Blick und innere Stärke aus. Eigene Standpunkte werden mit sicherem Auftreten vorgetragen. Der Citrin stärkt diese Eigenschaften. Er ist ein klärender Stein, der zielstrebigen und entschlossenen Menschen hilft, ihren Karriereweg zu finden und Führung zu übernehmen. Der Aquamarin spendet nicht nur Weitblick und Besonnenheit, sondern auch Ausdauer, um gesteckte Ziele zu erreichen.

THINK POSITIV

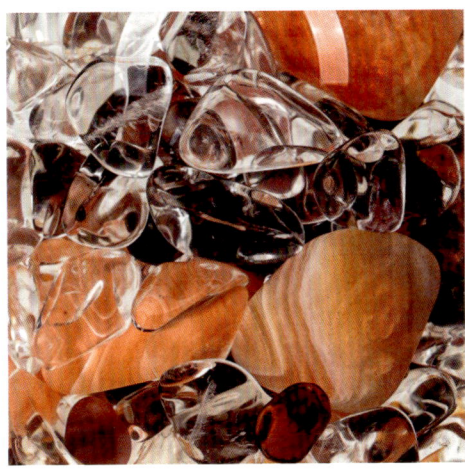

KARNEOL

GRANAT

BERGKRISTALL

EIGENSCHAFTEN

Dem Glücklichen gehört die Welt. Eine positive Lebenseinstellung fördert nicht nur körperliche Eigenschaften wie eine starke Immunität, sie öffnet Türen, fördert eine gelungene Kommunikation und bringt neue, positive Freunde. Karneol verleiht eine optimistischere Sichtweise, um das Leben aus einem erfreulichen Blickwinkel zu betrachten. Granat fördert Lebensfreude, hilft gegen Schwermut und Depressionen, macht lebenslustig und zuversichtlich. Trinkt man diese Mischung, wird man feststellen, dass einem die Welt entgegenlächelt und manches leichter gelingt.

BODY & SOUL

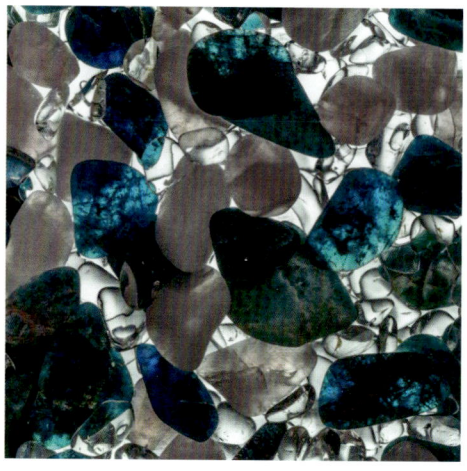

ROSENQUARZ

SAPHIR

BERGKRISTALL

EIGENSCHAFTEN

Wohlfühlen hat auch immer mit einem gesunden Körper, einem hohen Selbstwertgefühl sowie einer guten Balance von Seele und Körper zu tun. Rosenquarz macht empfänglich für das Schöne im Leben, für Genuss, Sinnlichkeit und Ästhetik. Saphir hilft, in sich hineinzufühlen, sich seiner eigenen Schönheit bewusst zu werden. Er unterstützt dabei, sich selbst zu verzeihen und fördert die Eigenliebe. Diese Mischung nimmt die Beklemmung in der Öffentlichkeit und beschert ein sicheres Auftreten auch in der Menge.

INNIGKEIT

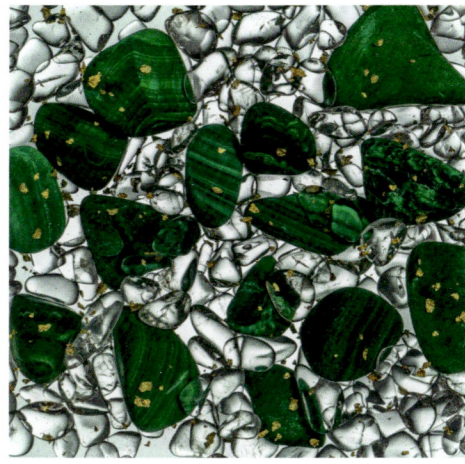

MALACHIT

GOLD

BERGKRISTALL

EIGENSCHAFTEN

Es gibt zu einer innigen Zweisamkeit, einer tiefen Verbindung, keine Alternative. Geborgenheit, Vertrauen, Zuneigung, Liebe geben einer Paarbeziehung solide Festigkeit. Gold wird am häufigsten für Eheringe gewählt – nichts symbolisiert die außergewöhnliche Verbindung zweier Menschen besser als das seltene Metall. Der Malachit beflügelt die Liebe zu einem geliebten Menschen und stärkt Zuneigung und Vertrauen für eine harmonische Partnerschaft. Gemeinsam kuscheln und zusammen aus einem Glas diese Mischung trinken – der Himmel auf Erden.

INDIVIDUELLES
EDELSTEINWASSER

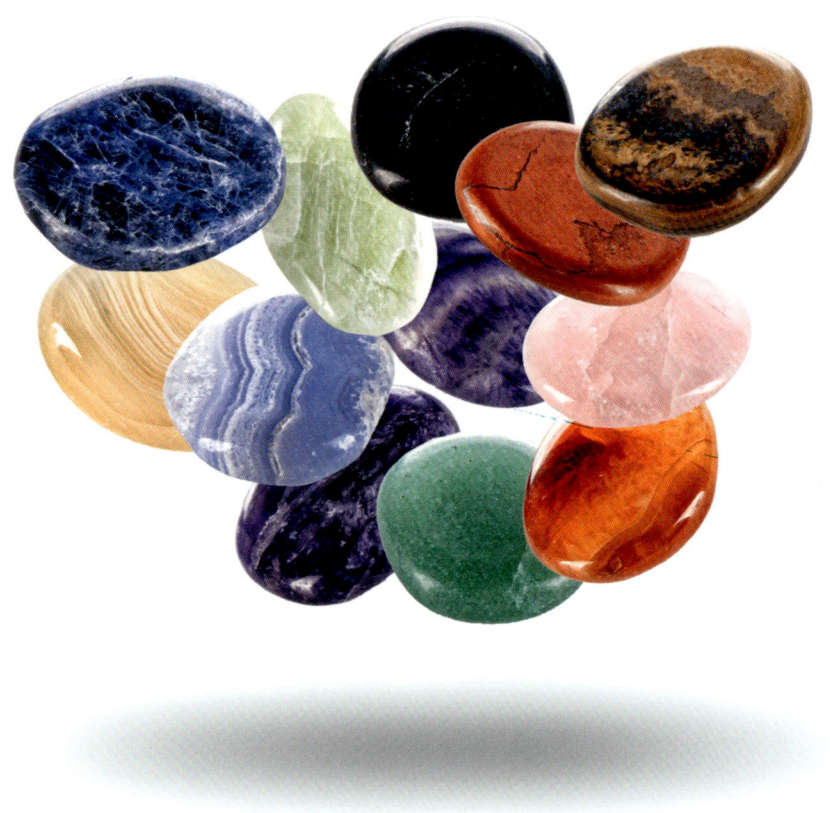

Das Konzept ist einmalig. Verwende einen kraftvollen und energiegeladenen Bergkristall und fülle ca. 70 Gramm in das untere Edelsteindepot der Flasche. Voilà, fertig ist dein eigenes Edelsteinwasser. Warum Bergkristall? Weil er nicht nur ein sehr kraftvoller Stein ist, sondern weil er vor allem die Wirkung aller anderen Edelsteine verstärkt. Ferner kann man einen weiteren Stein oder auch mehrere, je nach Wirkung oder Neigung, in das Depot legen. So gelingt schnell ein selbst kreiertes, individuelles Edelsteinwasser.

Bei Lust auf Veränderung kann man die Flasche mit eigenen Lieblingssteinen füllen. Natürlich können die Edelsteine je nach Situation ausgetauscht werden.

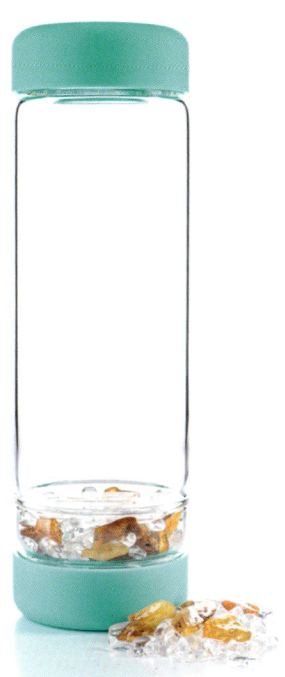

Die Flasche hat einen separaten Raum, das sog. Edelsteindepot, wo man die Steine einfüllen kann und sie somit nicht direkt mit dem Trinkwasser in Berührung kommen. Damit ist gewährleistet, dass weder Verunreinigungen noch Gifte der Steine mitgetrunken werden. Allein die Information der Steine fließt in das Getränk.

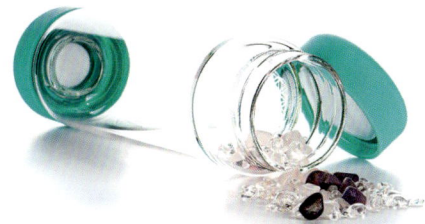

Mit dieser Flasche kann der eigenen Individualität unbegrenzt Raum gegeben werden. Sie eignen sich perfekt zur persönlichen Heilsteintherapie, körperlich wie geistig. Auch die Vorliebe für Edelsteinwasser eines besonderen Steins, dessen Farbe, Wirkung etc., kann mit dieser Flasche verwirklicht werden.

Gleichzeitig kann man seinem Sternzeichen mit dem entsprechenden Edelstein mehr Kraft und Ausdruck verleihen.

Die signifikanten Edelsteine für jedes Sternzeichen sind:

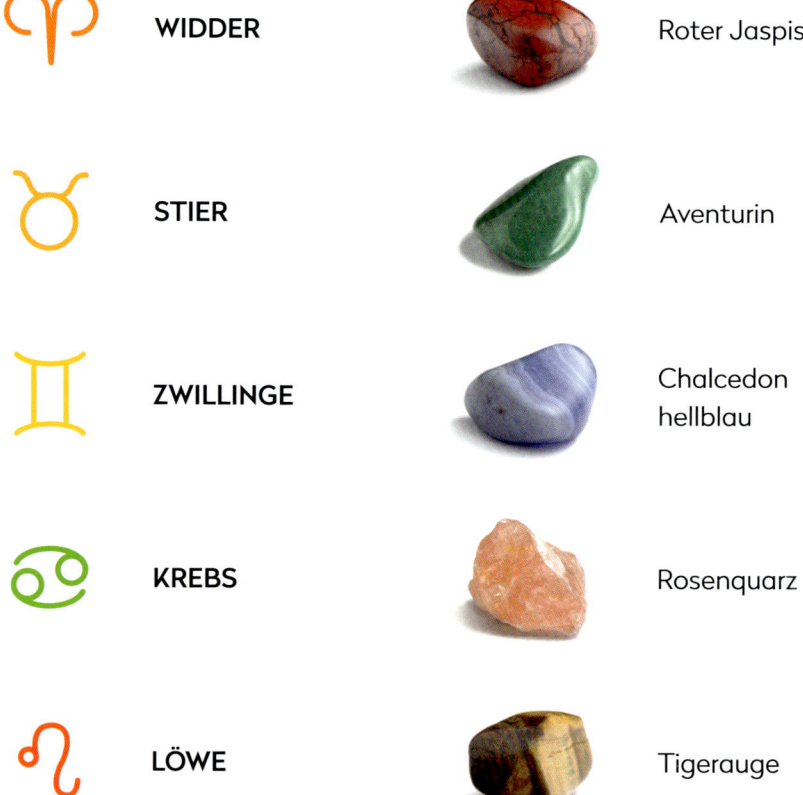

♈	**WIDDER**	Roter Jaspis
♉	**STIER**	Aventurin
♊	**ZWILLINGE**	Chalcedon hellblau
♋	**KREBS**	Rosenquarz
♌	**LÖWE**	Tigerauge

	JUNGFRAU	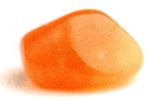	Karneol
	**WAAGE**		Serpentin
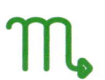	**SKORPION**	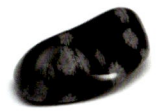	Obsidian
	SCHÜTZE	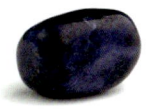	Sodalith
	STEINBOCK	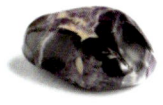	Amethyst
	**WASSERMANN**	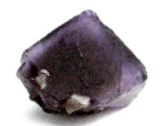	Fluorit
	FISCHE	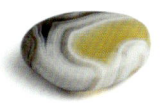	Achat

EDELSTEIN-MISCHUNGEN
FÜR INU-FLASCHEN

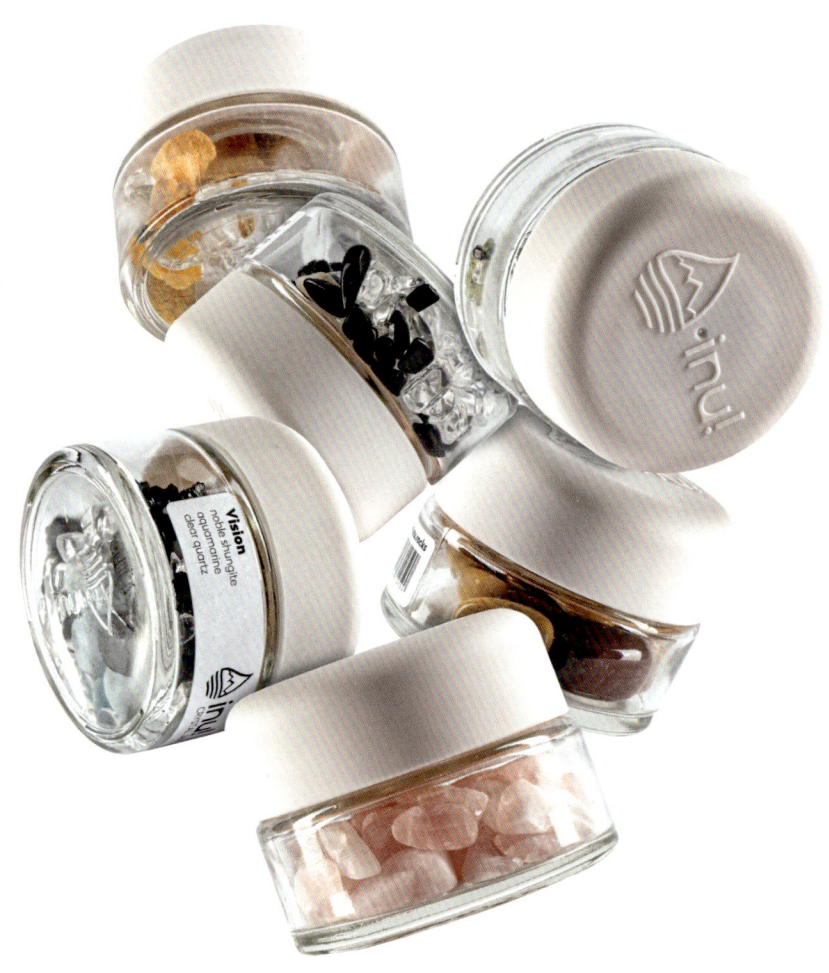

SIEBEN CHAKREN
NUTZE ALL DEINE INNEREN FÄHIGKEITEN

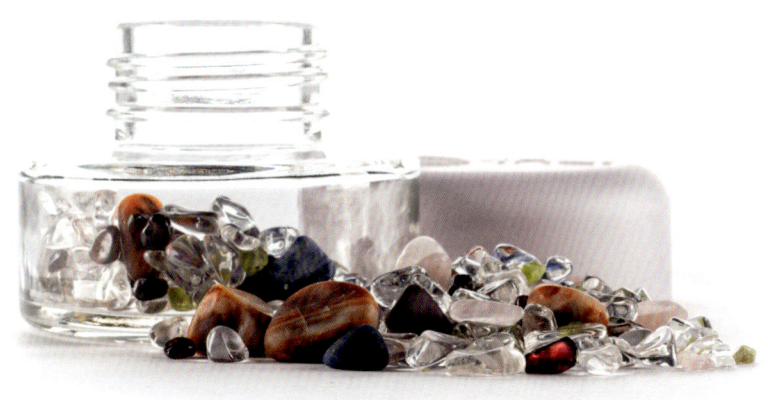

AMETHYST, SODALITH, ROSENQUARZ, PERIDOT
KARNEOL, GRANAT, BERGKRISTALL

Diese farbenfrohe Edelsteinmischung beinhaltet zu jedem der Hauptenergiezentren, der sogenannten Chakren, einen passenden Stein. Die Chakren gelten als Schaltstelle zur universellen Lebensenergie und beeinflussen damit das allgemeine Wohlbefinden. Bewusste Atemübungen im Yoga und in der Meditation helfen dabei, diese Energiezentren zu öffnen. Den richtigen Rahmen dafür bieten eine gesunde Ernährung und ausreichend frisches und lebendiges Edelsteinwasser.

YIN YANG
DIE DUALITÄT DES SEINS

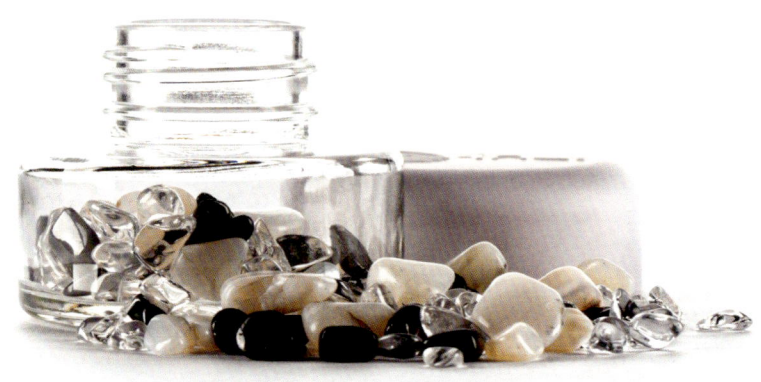

SCHWARZER TURMALIN, MILCHOPAL, BERGKRISTALL

Yin und Yang stehen in der chinesischen Philosophie für einander entgegengesetzte Kräfte, die sich jedoch nicht bekämpfen, sondern einander bedingen. Ohne Yin kein Yang und umgekehrt. Stehen die beiden Kräfte in einem ausgewogenen Verhältnis zueinander, können die Energien ungehemmt fließen. Der schwarze Turmalin und der weiße Milchopal verkörpern in einzigartiger Weise das Prinzip von Yin und Yang und informieren das Wasser mit der vollkommenen Energie aus Tag und Nacht, Bewegung und Stille, Abenteuerlust und Zurückhaltung.

LOVE
LIEBE UMGIBT UNS VON ALLEN SEITEN

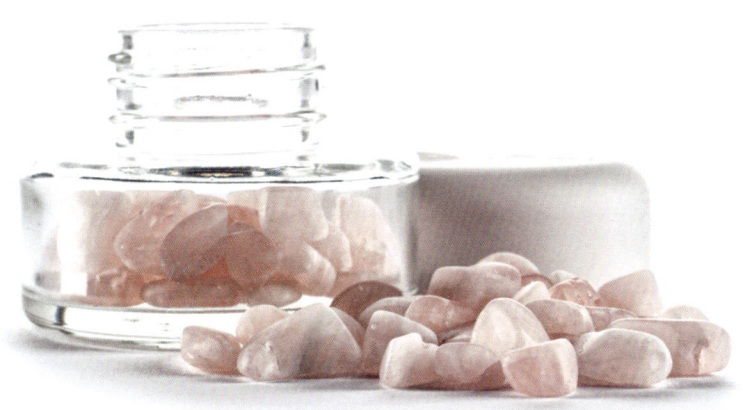

ROSENQUARZ

Liebe ist die höchste Energie im Universum und das schönste Gefühl, das uns durchdringen kann. Diese Energie und dieses Gefühl verkörpert der Rosenquarz auf ideale Weise. Rosenquarz ist der Stein der Harmonie und der Empfindsamkeit. Man sagt, er könne auch Beziehungsängste und -sorgen vertreiben und seelische Verbundenheit mit dem Partner fördern. Perfekt gegen Liebeskummer!

VISION
VISIONEN RESULTIEREN IN ERSTAUNLICHEN ERRUNGENSCHAFTEN

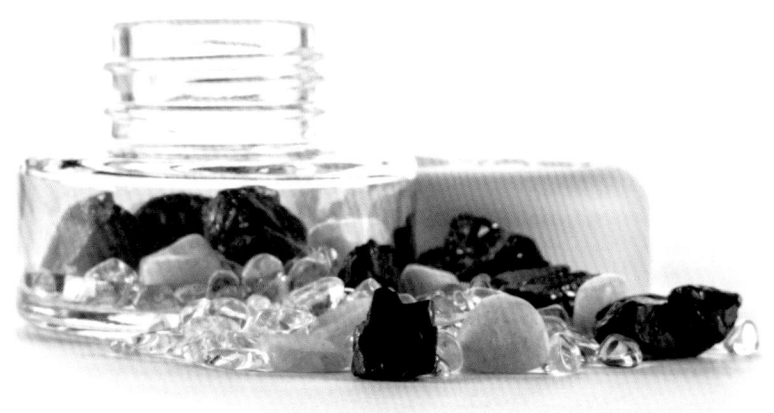

EDELSCHUNGIT, AQUAMARIN, BERGKRISTALL

Was wären wir ohne Visionen? Und was würden uns diese nützen, wenn wir sie nicht mit aller Kraft umzusetzen versuchten? Die Mischung hilft, der Sehnsucht zu folgen, Ziele zu verwirklichen und sich von niemandem aufhalten zu lassen. Die Edelsteinmischung VISION belebt das Trinkwasser in einzigartiger Weise und versorgt den Körper täglich mit dem besten Wasser. Spürbar ist die schützende Hand des Edelschungit und die positive Energie des Aquamarin in puncto Weitblick, Dynamik und Ausdauer.

AMBER
DIE LEICHTIGKEIT DES SEINS

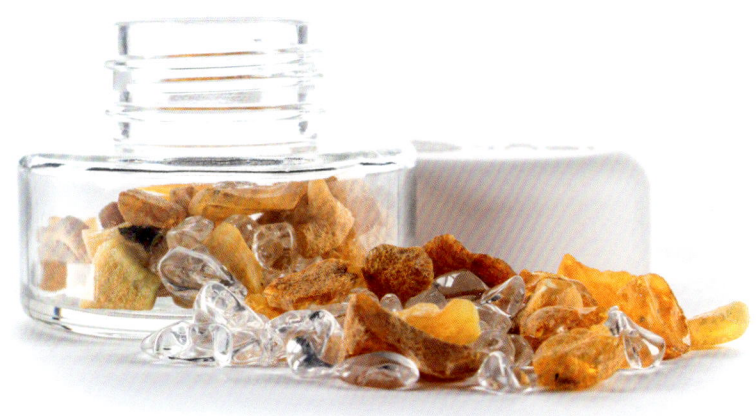

BERNSTEIN, BERGKRISTALL

In dem weithin als Schmuck bekannten Bernstein steckt viel mehr, als man vielleicht vermutet. In der Steinheilkunde wird er vor allem für seine positive Wirkung auf unser Gemüt geschätzt. Er sorgt für Harmonie und Selbstvertrauen, vermittelt Kontaktfreude und Spontanität. Bernstein und Bergkristall verleihen dem Trinkwasser unvergleichliche Leichtigkeit und Frische. Was gibt es Schöneres, als mit einer Flasche voll Glück in den Tag zu starten!

LARIMAR
GRENZENLOSE LEBENDIGKEIT

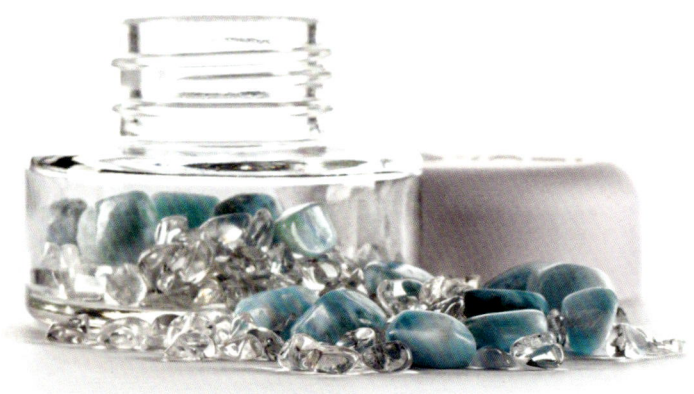

LARIMAR, BERGKRISTALL

Der ausschließlich in der Dominikanischen Republik gewonnene Larimar erscheint wie ein Blick in die Seele der Karibik. Türkisblau, mit einem Netz aus feinen, weißen Linien versetzt, ist er unverwechselbar. Er vermittelt innere Ruhe und wirkt inspirierend. Dabei lässt er neue Perspektiven erkennen und ermutigt uns, unser Leben selbst in die Hand zu nehmen. Mit dieser Mischung genießt man die pure Frische und Lebendigkeit eines außergewöhnlichen Juwels.

ORIGINS - AUSTRALIA
BELEBE DEINE SINNE

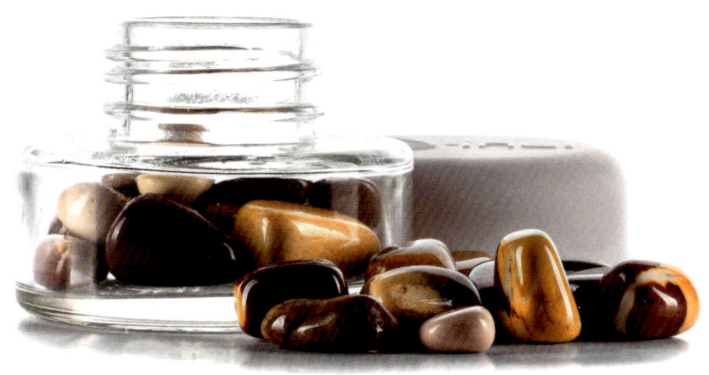

MOOKAIT

Die Energie der Edelsteine ist für immer mit der besonderen Atmosphäre ihrer Herkunft verbunden. Der Kontinent Australien steht in erster Linie für unberührte Weite, Abenteuer und Ursprünglichkeit. Er ist auch die Heimat des Mookait. Benannt nach seinem Fundort, dem Mooka Creek in Westaustralien, bedeutet sein Name unter den Aborigines so viel wie „fließendes Wasser". Mit diesem Wasser kann man die Energie dieser ursprünglichen Orte spüren, sie helfen für eine kleine Auszeit mit magischen Momenten voller Exotik und Energie. Gleichzeitig weckt der Stein Bewegungsfreude und Abenteuerlust. Ein treuer Begleiter für alle, die neue Wege gehen wollen, ohne dabei ihre Wurzeln zu vergessen.

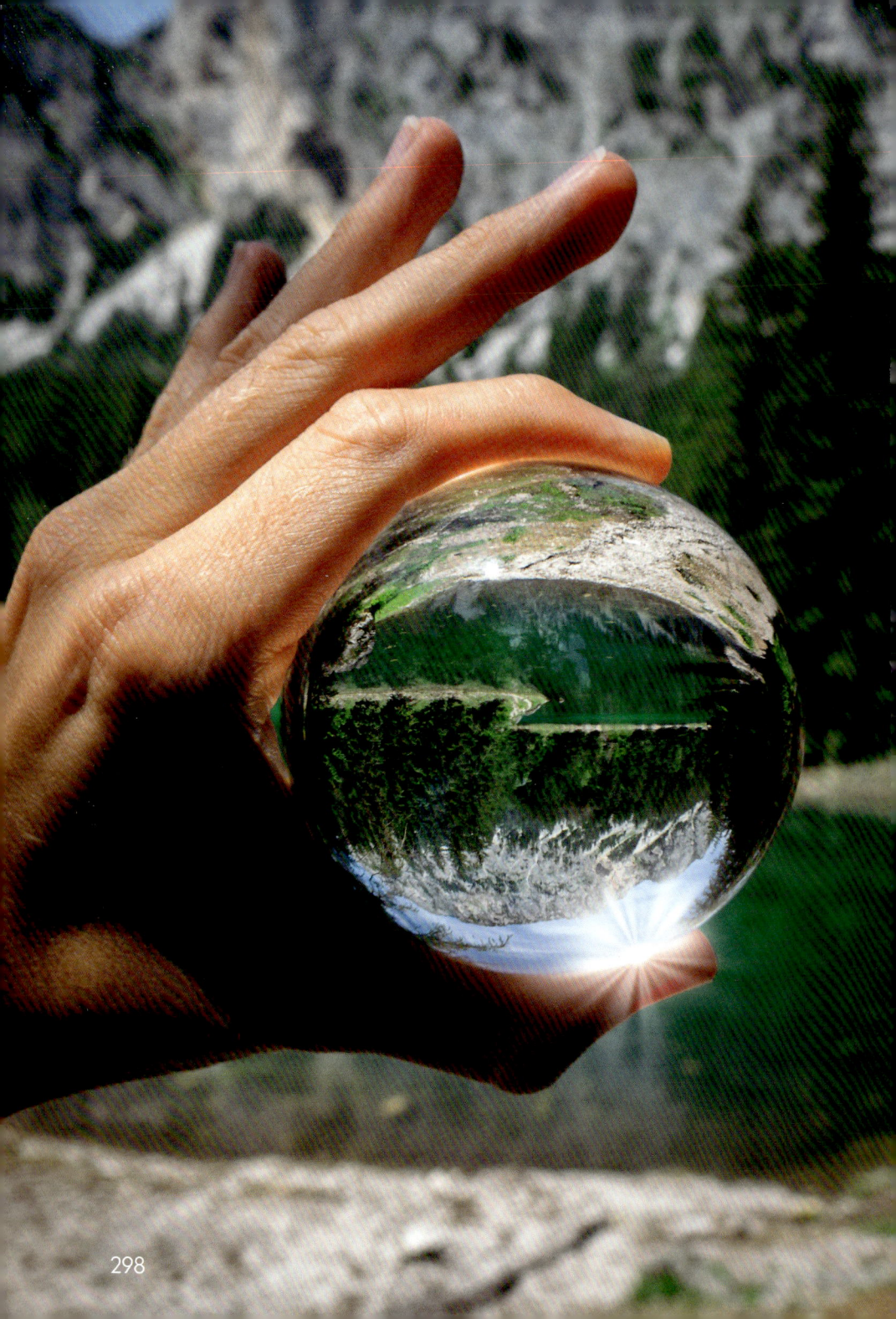

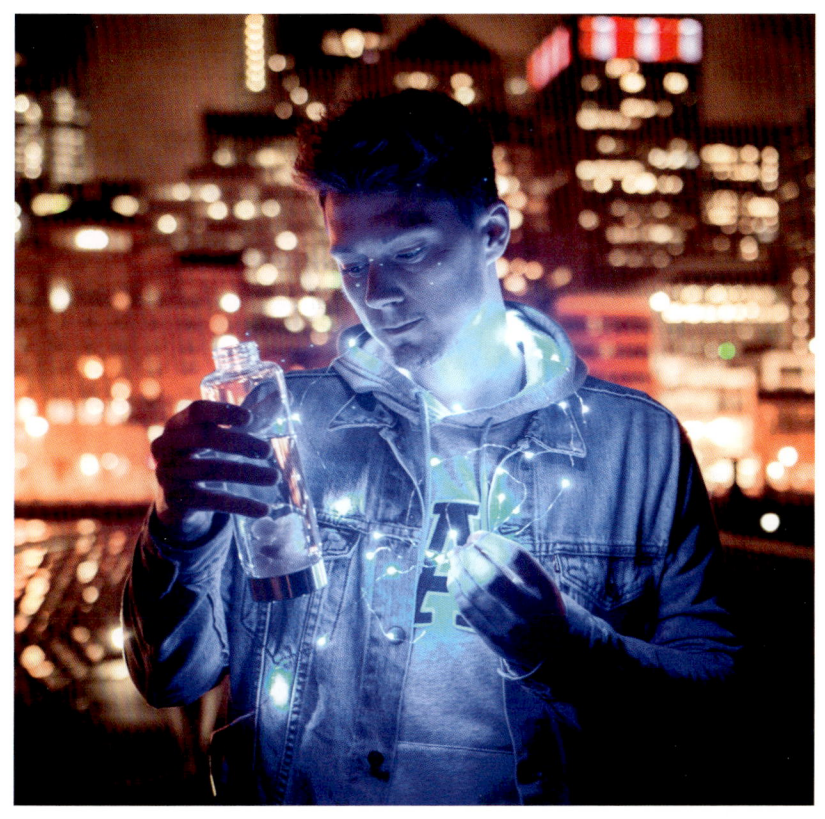

Edelsteinwasser ist für unsere Gesundheit, unser Wohlbefinden die beste Wahl, es schenkt uns ein langes und aktives Leben. Es schmeckt und wirkt!."

Ewald Eisen

QUELLENNACHWEIS

Selbstverständlich habe ich dieses große Spezialwissen auch nur aus Unterhaltungen mit befreundeten Wissenschaftlern, Seminaren oder aus Publikationen erworben.

Zu erwähnen sind:

Meine Freunde:

Masaru Emoto
Michael Gienger
Monika Grundmann
Walter von Holst
Peter Lind
Marco Schreier

Die für mich wichtigsten Publikationen:

Hendel, Barbara und Ferreira, Peter:
Wasser und Salz, Herrsching 2001

Emoto, Masaru:
Die Botschaft des Wassers, Dorfen 2010

Pollack, Gerald H.:
Wasser, viel mehr als H2O, Kirchzarten 2014

Holst, Walter von und Kühni, Werner:
Enzyklopädie der Steinheilkunde, Aarau 2003

Holst, Walter von und Kühni, Werner:
Gesund durch Heilsteine und Öle, Aarau 2005

Gienger, Michael und Goebel, Joachim:
Edelsteinwasser. Herstellung – Anwendung – Wirkung
Saarbrücken 2006

Gienger, Michael:
Healing Crystals. The A–Z Guide to 555 Gemstones
Baden-Baden 2014

Gienger, Michael:
Lexikon der Heilsteine. Von Achat bis Zoisit
Saarbrücken 1997

Meine wichtigsten Websites:

www.edelsteine.net
www.energymuse.com
www.heilsteine-ratgeber.net
www.heilsteinwiki.de
www.marcoschreier.de
www.steinheilkunde-ev.de
www.ruebe-zahl.de

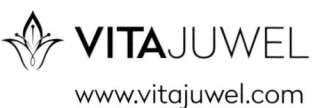

www.vitajuwel.com

Weitere
Informationen

Nachdem ich mich nun schon selbst über 40 Jahre mit diesen Themen beschäftige, weiß ich, wie viel Arbeit, Zeit und Leidenschaft hinter all diesem Wissen stecken. Deshalb möchte ich mich bei allen meinen Lehrern und Freunden und bei den genannten Autoren von ganzem Herzen für all die herrlichen Erkenntnisse bedanken und wünsche ihnen ein wertvolles und glückliches Leben.

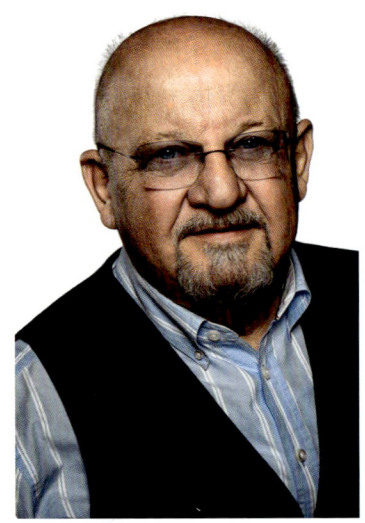

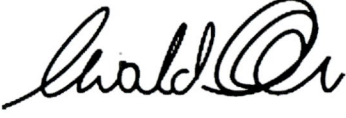

Ewald Eisen